慢性高原病

Chronic Mountain Sickness

主 编

贾守宁 朱 亮 李军茹

U0214807

海峡出版发行集团 | 福建科学技术出版社
THE STRAITS PUBLISHING & DISTRIBUTING GROUP | FUJIAN SCIENCE & TECHNOLOGY PUBLISHING HOUSE

图书在版编目（CIP）数据

慢性高原病 / 贾守宁，朱亮，李军茹主编. —福州：福建科学技术出版社，2022.3

ISBN 978-7-5335-6648-7

Ⅰ.①慢… Ⅱ.①贾… ②朱… ③李… Ⅲ.①高山病 – 研究 Ⅳ.①R594.3

中国版本图书馆CIP数据核字（2022）第030741号

书　名	慢性高原病
主　编	贾守宁　朱亮　李军茹
出版发行	福建科学技术出版社
社　址	福州市东水路76号（邮编350001）
网　址	www.fjstp.com
经　销	福建新华发行（集团）有限责任公司
印　刷	福州德安彩色印刷有限公司
开　本	787毫米×1092毫米　1/16
印　张	14.75
图　文	236码
版　次	2022年3月第1版
印　次	2022年3月第1次印刷
书　号	ISBN 978-7-5335-6648-7
定　价	58.00元

书中如有印装质量问题，可直接向本社调换

编委会

主　编

贾守宁　　朱　亮　　李军茹

副主编

苏晓聆　　马春花　　陈文娟　　邹小云

编　委

（以姓氏笔画为序）

马春花	王双玺	朱　亮	刘月珍	刘　静
祁永福	苏晓聆	李亚伟	李军茹	邹小云
张巍云	陈文娟	周　鹍	赵国福	索南求培
贾守宁	徐智玮	高　东	黄红英	窦　萱
魏民敏				

前　言

慢性高原病，国际上习称慢性高山病，多发生于海拔 2500 m 以上的世居者或久居者，主要特征为红细胞过度增多、严重的低氧血症。全球约有 1.4 亿人口世居高原，我国青藏高原是世界海拔最高、面积最大的高原，以寒冷、缺氧、低压、干燥、强紫外线为主要气候特征。慢性高原病患病率较高，严重影响高原居民的健康。

慢性高原病发病机制复杂，缺氧环境暴露是发病的主要原因，机体处于缺氧状态，新陈代谢效率降低，能量不足以维持各脏器的功能，从而引起一系列症状。慢性高原病发病与高原习服不良、红细胞增多、肺动脉高压、心功能衰竭、遗传等因素密切相关。

慢性高原病的防治是众多高原医学工作者研究的主要内容，转移至低海拔地区，吸氧、放血，以及乙酰唑胺、氨茶碱、酚妥拉明、培哚普利、硝苯地平等药物可用于慢性高原病的治疗。中药、藏药对慢性高原病的防治具有独特的优势，如口服复方党参片、复方天棘胶囊、红景天及其复方制剂等可以改善组织缺氧，促进睡眠，从而减少慢性高原病的发生。

青海省中医院长期从事慢性高原病的基础和临床研究，在国内首先建立慢性高原病大鼠疾病模型，为高原病研究提供了实验平台。通过蛋白质组学、分子、基因等技术，阐释了慢性高原病红细胞的过度增殖分化机制，为慢性高原病预防、诊断和多靶点治疗提供依据。开展了红景天、手掌参等高原道地药材及藏药复方防治慢性高原病的药理和临床研究，制订了中医药防治慢性高原病的方案，因人施治，提高了慢性高原病的诊断准确率、治疗有效率，降低医疗成本，效果显著。

本书较为系统地总结了青海省中医院科研团队防治慢性高原病的研究成果，并梳理了近年来国内外高原医学研究者的最新研究报道。全书主要包括慢性高原病流行病学、发病机制、病理生理、并发症、预防、诊断和治疗等主要内容，以期为广大读者，尤其是相关医务工作者和科研人员提供较为全面的慢性高原病研究资料。

尊重科学、力求通俗是本书编写的总体方针。本书既呈现了慢性高原病的理论研究成果，又展现了中医中药、预防保健等简便实用的方法，是一部理论与实践并举的慢性高原病研究专著。该书的出版，对深入研究慢性高原病，服务高原民众的健康，推进"健康中国"建设具有深远意义。

编者

2021 年 8 月

目 录

CONTENTS

绪 论

■ 一、慢性高原病概述

慢性高原病（chronic mountain sickness，CMS），国际上习称慢性高山病，曾用名有高原红细胞增多症或红细胞增生、过度红细胞增生、高原病理性红细胞增多症、多血症，常发生于海拔2500 m以上的世代居住者（简称世居者）或久居者。主要特征为红细胞过度增多、严重的低氧血症，部分病人伴有中度或重度肺动脉高压，可发展为肺心病和充血性心力衰竭，当病人转至低海拔地区，症状逐渐消失，重返高原又会复发[1]。红细胞过度增多的指征是血红蛋白（hemoglobin，HGB）偏高，女性HGB≥190 g/L，男性HGB≥210 g/L。

慢性高原病可发生于世界各高原地区，如南美洲的秘鲁、玻利维亚、智利，北美洲的美国科罗拉多，中亚的吉尔吉斯斯坦，印度的近喜马拉雅地区和我国的青藏高原、帕米尔高原、天山、喀喇昆仑山地区。全球约有1.4亿人世居高原，发病率在不同海拔地区、不同人群之间有所不同。青藏高原平均海拔4000 m以上，寒冷、缺氧、低压、干燥、强紫外线为其主要气候特征，严酷的自然条件对人类生存造成不利影响，青藏高原流行病学调查研究显示有4%~5%的居民患有慢性高原病[2]，此外慢性高原病在人群中的发病率具有明显的差异性，这些差异可能与海拔、遗传、性别、劳动强度及生活习惯等因素有关。慢性高原病患病率随海拔升高而增高，海拔2500 m以下对人体健康几乎不会产生影响或仅产生轻微影响，海拔2980 m慢性高原病发病率约为1.05%，海拔4128~3968 m发病率为3.75%，海拔4006~5226 m发病率达到5.83%。高原世居藏族与平原移居者相比，胸廓更为宽大，肺总量增加，所以藏族人较少发生红细胞过度增多和严重的低氧血症。基因组学研究显示，高原世居藏族人群的高原适应表现出显著的遗传性，包括藏族适应模式下的EPAS1基因和EGLN1基因，这两种基因的变异可显著降低藏族人群在高原环境中血红蛋白浓度，另外，不同民族人群在ANGPTL4基因的单核苷酸多态性方面有较大不同，因此，遗传基础不同的人群对缺氧环境适应力也不同，并显著影响慢性高原病的患病率，此外，藏族和汉族人群间的较大差异，如遗传和进化问题，仍待科学家进一步探究。慢性高原病的发生需较长的高原居住时间，一个健康的汉族人持续居住高原到发病需数年，藏族人发病通常要更长时间。慢性高原病男性的发病率约为女性的4倍，女性的月经在一定程度上减少了红细胞（red blood cell，RBC）数量，此外，在妊娠期间，女性HGB水平也会降低。劳动强度高的人群患慢性高原病风险显著高于劳动强度低的人群，慢性高原病患者中，高强度劳动者占53.9%，研究还显示，吸烟人群患慢性高原病的概率是不吸烟人群的3倍。中医认为体质作为疾病发生的内在因素，在慢性高原病发生、发展与转归的整个过程都起着重要作用，虚性体质是慢性高原病的易感体质，气虚体质、瘀血体质和气郁体质患者临床表现较重，且随着病情的加重，患者对缺氧的代偿调节发生障碍，气虚表现更加严重[3-6]，随着疾病的发展，表现出虚实夹杂、以虚为主、先虚后实。

慢性高原病是严重影响高原移居者健康的疾患，会造成血黏度增加，微循环和小静脉压力增高，长期缺氧会导致毛细血管损害，通透性增加，甚至出现毛细血管渗漏，水分由血管进入组织间隙，血浆量明显减少，血液处于浓缩状态，红细胞比容（red blood cell specific volume，HCT）维持较高水平，还会导致肾动脉收缩，肾血流灌注减少，另外，慢性高原病可导致脂质代谢紊乱，表现为总胆固醇增高，甘油三酯、高密度脂蛋白、胆固醇降低等[7]，随病情进展可能进一步影响血液、心肺功能、神经、心脏、呼吸功能，影响人体感觉、睡眠，损害记忆和认知功能，严重者出现多脏器功能衰竭，发展成严重的系统性疾病。

慢性高原病发病机制复杂，缺氧环境暴露是发病的主要原因。高原地区空气稀薄，机体处于缺氧状态，新陈代谢效率降低，能量不足以维持各脏器的功能，从而引起一系列症状，近年来国内外主流观点认为，慢性高原病发病与高原习服不良、红细胞增多、肺动脉高压、心力衰竭、遗传等关系密切[8]。

目前，国际上统一应用"青海慢性高山病记分系统"（Qinghai CMS Score）作为慢性高原病的诊断标准，并于2005年6月由国际高山医学协会（International Society for Mountain Medicine，ISMM）正式发布，同时停用中华医学会高原分会1995年提出的诊断标准，使慢性高原病由定性标准进入量化标准。该标准描述的慢性高原病临床症状有头痛、头晕、气短及心悸、睡眠障碍、疲乏、局部发绀、手心及脚底灼烧感、静脉扩张、肌肉及骨关节疼痛、食欲不振、记忆减退、精神不集中；临床表现为红细胞过度增多、严重的低氧血症、显著的肺动脉高压（不是必定的）及心力衰竭（不是必定的）；危险因素包括既往有慢性高原病史、有低通气及对低氧通气缺乏呼吸易感性、睡眠呼吸暂停及其他呼吸不全、肥胖和闭经期后。通过评估呼吸、心悸、睡眠、发绀、静脉扩张、局部感觉异常、头痛、耳鸣以及对应性别的红细胞水平记分，从而确诊慢性高原病及其患病严重程度[1]，另外，由于慢性高原病的病理生理涉及呼吸、血液及心血管等多方面，临床上分为两个类型，即红细胞增多型及肺动脉高压型，但是，到了疾病后期，可能同时出现红细胞增多及肺高压的综合表现，因此，"青海慢性高山病记分系统"中尚缺乏对慢性高原病的进一步分型。

长期以来，我国高原医学研究人员对慢性高原病防治进行了深入研究。对于确诊的患者，应尽早采取治疗措施，有效的方法是将患者转至平原并不再返回高原，如果不脱离高原环境，患者很难治愈，然而，有不少患者由于家庭和经济状况，特别是高原世居者，仍需留居高原，对这类患者实施血液稀释疗法，如行放血术或单独放血或同时输入等容量液体，虽然可以暂时降低患者RBC和HGB，但在血液稀释疗法后数日至数周亦可能出现"反跳"现象。吸氧是治疗慢性高原病的首选疗法，供氧治疗可降低促红细胞生成素（erythropoietin，EPO）水平，从而降低慢性高原病的发生率，乙酰唑胺是治疗高原病的较好药物，可以提高氧合水平，改善缺氧状况，有助于解决慢性高原病患者红细胞代偿性增多的状况，另外，氨茶碱、酚妥拉明、培哚普利、硝苯地平等药物可以降低肺动脉压，从而缓解慢性高原病症状[9]。

近年来，中药、藏药对慢性高原病的防治显示出较好的作用，如口服复方党参片、复方天棘胶囊、红景天及其复方制剂等可以改善组织缺氧，促进睡眠，从而降低慢性高原病的发生率，其他中藏药，如黄芪、唐古特青兰和人参总皂苷等也有一定的防治作用，还可指压百会、涌泉、劳宫等穴位，通过放松身心，促进患者睡眠缓解慢性高原病，另外，让患者获得充分休息、进行心理治疗等辅助手段在一定程度上可使慢性高原病患者获益[10-12]。

■ 二、慢性高原病研究的重要性

健康是人类永恒的追求，人类历史既是人类与疾病不断抗争的历史，也是人类为寻求健康不断奋斗的历史，同时也是适应环境、提高生存质量的探索史。医学上的"高原"是指海拔3000 m以上的高原或高山地区，近年来，主流观点认为海拔标准应降至2500 m[10]。高原地区由于海拔较高，气压、气温、水分、日照等气候条件对人类有很大的影响，恶劣的环境给人类生存与繁衍带来了极大挑战，安第斯人、埃塞俄比亚人和藏族人在慢性缺氧状态下生活了数千年，这些人群通过生理和遗传适应了高原地区低温缺氧环境，然而，部分高原世居者或移居者由于失去对高原缺氧环境的适应或习服不良，发生慢性高原病，出现一系列生理和心理的改变，使得慢性高原病成为影响高原居民心身健康的重大疾病。慢性高原病最显著的特点是红细胞增多，研究中发现慢性高原病患者的红细胞发生了病理性改变，血红蛋白结合和释放氧的能力降低，而不仅仅是红细胞数量的变化，这些现象需要进一步研究，如果能提高血液携带氧气的能力，将有利于慢性高原病的治疗；另外，高原缺氧不仅是引起心脏病、中风、癌症和贫血的重要因素，也是创伤和失血的关键致病因素。然而，目前在全球范围内缺乏对慢性高原病预警、预测及预防方式的具体方案；高原地区受自然环境和社会经济发展制约，卫生资源短缺；高原地区地域辽阔，交通线长，卫生服务半径大，卫生服务成本较高。因此，高原居民的心理和生理健康、生命质量和劳动能力，作为人类追求健康的重要课题，亟须通过慢性高原病研究而得到解决。

我国有大量的人口居住在高原地区，青藏高原是世界上高原面积最大、平均海拔最高、居住人口最多的高原，占全国面积的30.97%，青藏高原的国防和经济地位十分重要，自然风光雄浑壮美、令人神往，这里蕴藏着许多亟待破解的生命奥秘，也是世界上最优越的高原缺氧研究现场。青藏高原还是联结中国与"一带一路"沿线其他国家的关键线路，从青藏高原之巅俯瞰，古今丝绸之路从亚洲由东迤西伸向欧洲，海上和陆上丝绸之路就像环绕青藏高原南北的两条彩带，而屹立其中的青藏高原则为护卫两条丝路的冲天石堡，高原地区的开发对国家经济、国防发展、民生改善等方面都具有重要的意义，越来越多的人进驻高原开展地区建设、稳固国防、资源开发、商业贸易、高原旅游等活动，尽管有系统的防护，但慢性高原病仍时有发生，严重阻碍了高原地区的建设和发展，而高原居民和建设者的健康是安全守护这具有重要战略价值广袤地域的前提，因此，开展慢性高原病研究对我国国防和经济安全具有重要意义。

健康关乎个人、家庭和社会的幸福安乐，更是民族昌盛和国家富强的重要标志，我国把人民健康放在优先发展的战略地位，把保障高原居民身心健康作为千家万户幸福的前提。然而在高原，缺氧性疾病是因病致贫、因病返贫的重要原因，因此，通过慢性高原病研究，提出预警、预测及预防方案，摸索出经济、有效的健康策略，不仅能成为健康扶贫最重要、可行的突破口，也能成为应对老龄化挑战、全面建成小康社会最有效的手段，对提升高原人民幸福感、安全感具有重要意义。

藏族人、安第斯人、埃塞俄比亚人是世界上三大主要高原居民，他们适应高原环境的机制各不相同。藏族人主要生活在青藏高原，经过了数万年对高原的适应，研究发现，他们不仅靠提高RBC与HGB来适应高原环境，而且其血液流速较快，呼出的一氧化氮（nitric oxide，NO）浓度较高，因此，藏族人适应高原的主要可能机制是对NO的调节。基因学研究发现，与汉族人相比，藏族人主要在EPAS1、EGLN1和PPARA 3个基因上发生突变。安第斯人主要生活在安第斯山区，研究发现，安第斯人主要通过增加RBC与HGB来适应高原环境，RBC与HGB远比普通平原人群及藏族人高；在分子机制方面，安第斯人的EGLN1基因发生了显著的改变，藏族人的EGLN1基因同样发生了改变，但改变的方式并不相同。埃塞俄比亚人大多生活在海拔3000~3500 m的地区，埃塞俄比亚人拥有较高的HGB，但远没有达到安第斯人的程度，此外，埃塞俄比亚人没有展现出任何与高原适应相关的生理特征，ARNT2基因等发生了比较显著的变化。因此，研究不同高原人群独立适应高原环境的机制，对探索人类进化和对恶劣环境自适应具有重要价值。

■ 三、慢性高原病研究的历史

我国是世界上最早认识高原病的国家。有人认为《黄帝内经·素问·五常政大论》所载的"地有高下，气有温凉，高者气寒，下者气热，故适寒凉者胀"就是对高原病的描述。汉成帝时，大将军杜钦建议不要派使者去往今克什米尔和阿富汗等地，因为路途中必须经过大、小头痛之山，会出现剧烈头痛、头晕、呕吐等高原病症状。公元399年，释法显去往天竺取经，在翻越青藏高原山口时，同行的人出现了口吐白沫而死亡的情况。清乾隆五十六年（1791年），福康安进藏时，当地居民告知唐古拉山一带"阴寒凝结，即成瘴疠"，次年班师时，军队"染瘴气死者二三千人"，这里的"瘴"即高原病，说明当时中国人已对高原病有了一定的认识，中国传统医学文献中虽然找不到"高原病"这个名词，但已认识到高原地区的自然地理环境对健康的影响[13-14]。

有记载的"高原（山）病"一词最早是由秘鲁传教士Acosta于1590年攀登安第斯山，观察到他与随员所发生的症状后提出。1890年，Viault在秘鲁和玻利维亚的安第斯山考察时发现，当地居民普遍存在红细胞增多的现象，并在1891年研究了登山者的红细胞水平，发现登山者进入莫罗科哈山区时红细胞增多，这大概是人类最早发现高原缺氧环境能引起红细胞增多的客观记录。1928年，秘鲁医生Monge报告了自己在秘鲁安第斯山考察中的发现，少数长期生活在海拔4000 m以上的高原居民失去对高原的适应能力，出现了神经、精神、血液、心血管和呼吸等多系统受损的临床症候群，最显著的生理特征是低氧血症和高原性红细胞增多，以及伴随异常的肺动脉高压和高碳酸血症，Monge曾把这种症候群命名为"安第斯山病"，即后来所称的蒙赫氏病（Monge's disease）。

1942年，Hurtado较详细地报告了对8名慢性高山病患者的临床观察，此8人均系在海拔4000~4500 m高原生活的男性印第安人，共有症状是头痛、头昏、耳鸣、四肢酸痛、咳嗽、用力后气喘、心悸、中等量咯血、鼻出血、消化不良等，所有的患者出现发绀、表浅血管扩张、中度或明显的杵状指、红细胞增多，其中4人回到平原后红细胞增多和临床症状随之消失，据此，Hurtado确认，本组患者红细胞增多的发病机理与真性红细胞增多症完全不同，此种红细胞增多症主要是由于高原环境中氧分压低而动脉低氧所引起的反应，这是对慢性高原病发病机制最早的研究[15]。

20世纪50年代初，我国的高原医学研究工作者开始探索高原病，学者从慢性高原病病例的报道到命名、分型、诊断标准、流行病学、病理生理、发病机制、防治、中医治疗等多方面开展了较为系统的研究，还对高原人群劳动能力的降低进行了评估，提出了高海拔地区人群劳动保护办法以及高原劳动强度的分级标准等，值得一提的是，我国学者利用青藏高原的地理优势和群体优势，采取理论研究、实验研究和临床研究相结合的方法，对高原人群、土生动物的生理适应机制等进行了长期的探索和研究，制订了以我国为主要意见的记分系统，并定名为"青海慢性高山病记分系统"，使慢性高原病的流行病学、临床学和病理生理学研究有据可循。

目前，慢性高原病研究逐步从器官、组织水平深入到分子水平，从基因、细胞和生物体蛋白质的表达揭示机体低氧适应机制，如贾守宁等[16]借助蛋白质组学技术，发现红景天可使慢性高原病模型大鼠红细胞膜蛋白表达发生较为明显的改变，其机制可能与氧化应激、氧化还原、过氧化物酶体途径等生物过程相关。尽管长期以来对慢性高原病的研究取得了一定进展，但研究仍处在一个较为基础的阶段，许多重要理论问题还有待阐明，如慢性高原病有效防治仍未取得有效进展。我国传统医学为慢性高原病的治疗提供了理论基础，高原居民在与慢性高原病作斗争过程中取得了较为成功的应用传统医学防治的临床经验，但由于发病机制复杂，期待未来可以从遗传和分子水平层面揭示慢性高原病的发病机制，并为寻找有效防治措施提供关键靶点，从而更好地防治慢性高原病。

四、慢性高原病的研究及发展展望

历经近一个世纪的探索，我国的慢性高原病研究虽然取得了一些研究成果，但总体而言，还处于研究较为薄弱的阶段，存在学科发展不平衡、理论体系有待完善、研究队伍分散，以及研究方法还需融合、集成和创新等问题。未来我国慢性高原病的研究与发展，应从以下5个方面进行促进、完善和提升。

（一）充实研究内容，完善慢性高原病学科体系

针对慢性高原病理论基础薄弱、学科发展不平衡的问题，今后要不断完善慢性高原病学科体系，继续加强慢性高原病流行病学、分型、诊断与治疗、发病机制及预防的研究。

（二）加强理论研究，夯实慢性高原病理论基础

中国慢性高原病研究需要尽快形成自己的理论体系和研究范式。首先，要以疾病与高原环境关系为核心，将时间和空间有机结合，揭示慢性高原病发病的时间、演化过程和地区分布特点，探讨慢性高原病发病的影响因子（包括自然地理环境因素、社会经济文化条件、人类生活方式与行为等）；其次，要将蛋白质组学等创新研究应用于揭示慢性高原病的发病机制、识别新的生物标志物和/或潜在的治疗靶点，深入探索慢性高原病理论研究，从而带来新的发展与希望；最后，我国高原病防治和中医学有着悠久的历史，中国传统医学也留下了许多关于人体健康与地理环境关系的精辟论述与认识，如"天人合一"思想等。因此，应进一步开展慢性高原病的中医证候研究，寻找慢性高原病与中医"证"的内在联系，加强中国传统医学理论的发掘，以期从理论方面探索慢性高原病的防治方法。

（三）重视人才培养，壮大慢性高原病研究力量

中国慢性高原病的人才队伍建设有喜有忧，喜的是有一批慢性高原病研究的领军人才奠定了前期研究基础，忧的是研究慢性高原病的学者大多是偶然旁及式的研究，尚未形成比较稳固的慢性高原病研究队伍。一个学科的发展壮大，离不开本学科专业人员研究素养和专业技能的提升，因此，亟须搭建慢性高原病研究人才施展才华的专业平台，加强慢性高原病研究人才的培养，尤其是重视慢性高原病研究学术梯队的建设和优化，打造一支结构合理的高水平科研队伍，加强慢性高原病的国际合作和学术交流，增强慢性高原病研究者的学术兴趣度和专业认同感。

（四）集成先进技术，创新慢性高原病研究方法

慢性高原病研究方法与现代前沿研究技术还存在脱节现象，不利于学科发展。如今，基因编辑、合成生物、成像研究、表观遗传、生物质谱、组学发展、单细胞测序、空间转录等新技术、新方法的更新和迭代，每天刷新着我们的视野。近年来，多组学和大数据技术的飞速发展，推动了基因组、转录组、蛋白质组、表观遗传组、代谢组等海量生命组学

数据的快速增长，为人类疾病研究领域理论与技术瓶颈的突破奠定了基础；同时，信息技术的革新，将社会活动和医疗活动的过程数字化，医疗卫生服务平台数据、居民健康管理数据、公共卫生普查数据、医院信息系统数据、临床医学研究数据、生物信息数据等医疗数据被越来越多地收集和存储，这些数据容量庞大，种类繁多，产生和更新速度快，蕴藏着涉及人类健康的多层次、高维度信息，具有重要科学价值。在生物医学大数据背景下，慢性高原病研究亟须集成现代先进研究技术和前沿研究方法，将慢性高原病临床医学研究与生物医学大数据和临床医学大数据高效结合，提升研究成果的学术质量以及现代化、国际化水平。

（五）对接国家需求，发挥慢性高原病研究应用价值

慢性高原病研究和发展必须要为健康中国战略服务。当今社会，健康促进已经成为个人全面发展和社会进步的重要目标——生命健康是生产发展、生活富裕、生态良好的前提与保障，人民健康是生命安全和国家安全的基石，正如习近平总书记指出的"没有全民健康，就没有全面小康"，"健康中国"建设是实现中华民族伟大复兴的必由之路。因此，未来慢性高原病学的研究和发展要以国家战略需求为牵引，对接好"健康中国"建设的战略需求，服务好高原人民群众对美好生活向往的需要，只有这样，慢性高原病研究才会激发出旺盛的生命力，才能不断发展壮大并屹立于科学之林！

参考文献

[1] 中华医学会高原医学分会. 关于统一使用慢性高原（山）病"青海标准"的决定 [J]. 高原医学杂志, 2007, 17（1）: 1-2.

[2] 祁生贵, 吴天一. 慢性高原病诊断标准及相关研究 [J]. 高原医学杂志, 2015, 25（4）: 1-11.

[3] 蒋春华. 移居高原汉族高原红细胞增多症流行病学调查及遗传易感机制的初步研究 [D]. 重庆: 第三军医大学, 2011.

[4] 陈郁. 高原移居汉族男性高原红细胞增多症遗传易感性研究 [D]. 重庆: 第三军医大学, 2016.

[5] 蔡鹏, 张瑶, 刘丽军, 等. 慢性高原病的遗传基础 [J]. 国外医学（医学地理分册）, 2016, 37（2）: 182-185.

[6] 张莹, 李永平. 中医对慢性高原病的认识刍议 [J]. 亚太传统医药, 2017, 13（21）: 62-63.

［7］崔建华，张西洲，哈振德，等.慢性高原病肾功能及血脂的变化［J］.临床军医杂志，2006，34（4）：414-415.

［8］安文静，高芬.慢性高原病发病机制研究进展［J］.医学综述，2009，15（14）：2153-2154.

［9］侯云鹏，董红梅，陈郁，等.慢性高原病诊治研究进展［J］.人民军医，2017，60（12）：1238-1242.

［10］高文祥，高钰琪.慢性高原病分型、诊断与治疗的研究进展［J］.第三军医大学学报，2016，38（5）：431-436.

［11］马轶，罗伟.慢性高原病的最新治疗研究进展［J］.中西医结合心血管病电子杂志，2020，8（35）：26，46.

［12］聂佳.基于知识发现的藏医药防治高原病用药规律及机制研究［D］.成都：成都中医药大学，2017.

［13］格日力.中国高原医学研究回顾［J］.青海医学院学报，2005，26（1）：1-2.

［14］龚胜生，王无为.近30年中国历史医学地理学研究的成就与展望［J］.中国历史地理论丛，2020，35（4）：108-121，131.

［15］曹祯吾.高原红细胞增多症［M］.北京：军事医学科学出版社，1996：1-2，6.

［16］贾守宁，张庆光，马春花，等.红景天苷干预前后高原红细胞增多症大鼠红细胞膜的蛋白质组学研究［J］.中国中药杂志，2020，45（19）：4719-4724.

第一章

慢性高原病流行病学

流行病学（epidemiology）是研究疾病和健康状态在人群中的分布及其影响因素，借以制订和评价预防、控制和消灭疾病及促进健康的策略与措施的科学[1]。流行病学是人类在与多种疾病，特别是与传染病做斗争的实践中逐渐形成和发展起来的。特点在于研究对象是人，而非实验动物或细胞；所关注的是人群，而非个体；研究内容是疾病的频率、分布及决定因素。

慢性高原病流行病学研究内容主要是通过研究慢性高原病的分布，定量评估不同环境暴露因素、宿主因素与患病风险的关联性，提示新的慢性高原病病因学线索，提高对发生机制的了解，评估预防措施效果，研究患者预后因素。其目的主要包括以下5个方面。

1. 发现新的慢性高原病病因学线索

慢性高原病流行病学最基本的任务是描述人群中患病发生情况，关注慢性高原病的三间分布，即人群分布：哪种类型的人群（不同性别、年龄、社会阶层、职业等）患病风险高；时间分布：疾病发生如何随时间而变化；地区分布：不同国家和地区有何差别。

2. 定量评估暴露和宿主因素与慢性高原病风险的关联

慢性高原病流行病学的另一个研究内容是探索为什么一些人患慢性高原病的风险比其他人高。流行病学家通过探索暴露（或危险因素）与患病的关系，寻找问题的答案。所谓的暴露是指任何影响人类健康的因素，包括环境因子、职业暴露、生活方式（如膳食、吸烟、体力活动）、种族、遗传因素（如高原世居者和高原移居者等）。

3. 评估慢性高原病预防措施的效果

设计科学的干预试验，针对慢性高原病的危险因素，在高危人群中实施干预并评价效果，不但可验证病因，而且有助于形成有效的防控策略和措施。

4. 揭示慢性高原病的预后因子

以慢性高原病病例为对象，收集可能影响预后的因素，随访观察慢性高原病的发生及时间，分析影响慢性高原病的预后因素。研究结果对有效提高患者生存率及生存质量具有重要意义。

5. 卫生决策与评价

流行病学可用于研究和促进卫生服务的实施和利用，也可用于卫生决策和评价。通过对慢性高原病流行病学调查，了解慢性高原病患病率、发病趋势和主要致病因素的背景资料，为卫生行政管理部门制定相应政策提供依据，包括医疗、卫生及保健服务方面的建设、资源分配及项目选择等。

第一节

慢性高原病流行病学研究概述

慢性高原病在国际上是高原红细胞增多症或蒙赫氏病的同义词。自Monge C M于1925年首先在秘鲁安第斯山区发现第一例高原红细胞增多综合征后，被正式命名为高原红细胞增多症，迄今已有96年[2]。在这漫长的过程中，最初国外高原医学的权威学者几乎一致认为我国青藏高原地区的世居居民中不存在此病；1992年，吴天一等[3]首次用英文在国际上报告了青藏高原地区的慢性高原病26例，且均发生于我国世居藏族人群中，其诊断依据符合国际标准，国际高原医学界才认识到慢性高原病亦存在于青藏高原[4]。

为什么西方学者会认为我国青藏高原的世居居民中不存在此病？这是源于西方一些学者[5-6]在尼泊尔调查了数百名夏尔巴人（夏尔巴人与我国藏族人群共享绝大多数父系和母系的遗传世系，是藏族人群在约1500年前比较接近的一个分支），均未发现此病，由此宣称在亚洲（主要在喜马拉雅山区）尚未发现慢性高原病患者，特别强调包括青藏高原在内的这一地区的慢性高原病患者可能极为罕见，在20世纪90年代以前的高原医学领域，这几乎已成为结论。

20世纪90年代，以吴天一为代表的高原医学工作者扎根于青藏高原，致力于高原病研究，覆盖范围包括喜马拉雅北麓和我国青藏高原。研究证实，在青藏高原东北部海拔3000 m以上移居人群有较高的患病率（患病率为0.68%~15.38%），而世居人群（包括我国藏族人）中也有少数人可罹患（患病率为0.45%~6.58%）。青藏高原西南部的西藏地区，按照相同的诊断标准调查，已证实在林芝、昌都、拉萨、日喀则、江孜、那曲、安多、加查、朗县等地人群中存在此病，也就是说，在藏北高原、藏南高地、藏东高山峡谷和喜马拉雅地区均有慢性高原病，患病率也是移居人群高、世居人群低[2]。因此，慢性高原病广泛存在于青藏高原全境，且较常见。初步调查研究发现，慢性高原病与海拔高度、群体适应性、性别、年龄、病程、职业等因素有关。

21世纪初，随着经济发展和青藏铁路建成通车，越来越多世居平原的汉族人进入高原。2004年8月，在青海西宁召开了第六届国际高原医学和低氧生理学术大会，通过了新的慢性高原病诊断标准。蒋春华[7]、白玛康卓等[8]结合新的诊断标准，对青海海西州，新疆喀喇昆仑山地区、帕米尔高原，西藏拉萨、山南、日喀则、那曲、阿里地区，青藏公路

（西大滩—当雄）沿线等海拔范围2400~5380 m的地区进行了系统的调查，发现世居人群患病率为2.61%[8]，移居人群患病率高达26.5%[7]。这与移居高原的汉族人口快速增加，以及移居高原人群的构成、劳动强度、高原地区自然环境等因素相关，因而对移居高原人群的防治也成为慢性高原病研究的重要内容。

第二节

慢性高原病患病率调查

世界上高海拔居住人群主要分布在青藏高原、埃塞俄比亚高原和南美安第斯山脉3个区域。全世界约有1.4亿人居住在2500 m以上的高海拔地区，占总人口的2%[9]。流行病学研究发现，慢性高原病患病率存在种族、性别、海拔高度、职业、世居或移居、居住时间、体重指数（body mass index，BMI）等方面的差异。例如在安第斯山脉，居住于海拔大于1600 m的人已经出现RBC升高变化，而我国西藏、埃塞俄比亚人群，居住地海拔大于4000 m才出现类似变化[10]。

一、依据1982年高原医学会制定的慢性高原病诊断标准开展的流行病学调查研究

吴天一[2]、李万寿[11]、张富生等[12]对青藏高原东北部，包括青海西宁、海东、海南、海北、海西、果洛、玉树和甘肃阿克赛的阿尔金山地区共18个人群建立检测点。海拔高度范围：①海拔2261~2980 m，大气压77.4~70.5 kPa。②海拔3218~4050 m，大气压68.6~60.9 kPa。③海拔4066~5226 m，大气压60.5~50.0 kPa。对高原居民按自然人群抽样调查，共调查15岁以上6185人，其中高原世居者2801人，除西宁、大通地区以回族、汉族、土族人为主外，其余均为藏族人，包括不同职业人群。另高原移居者3384人，除阿尔金山地区为哈萨克族人外，其余均为汉族人，职业为干部、工人、学生等，移居高原时间1~49年。

诊断标准：①在高原发病。②有头痛、头晕、乏力、睡眠障碍、食欲减退、精神不振、发绀、毛细血管充血（咽峡、结膜）等症状。③RBC≥6.5×10^{12} /L，HGB≥200 g/L，HCT≥65%。④排除其他原因所致的红细胞增多。⑤一经转至平原病状明显好转，RBC、HGB、HCT等值降低。

结果：调查6185人中，诊断为慢性高原病共219例，总患病率为3.54%（见表1-1）。

表1-1　青藏高原不同海拔人群慢性高原病患病率

海拔高度	大气压范围		调查人数	患病人数	患病率 /%
2261~2980 m	77.4~70.5 kPa	世居	226	0	0.00
		移居	286	3	1.05
3218~4050 m	68.6~60.9 kPa	世居	1693	19	1.12
		移居	2371	97	4.09
4066~5226 m	60.5~50.0 kPa	世居	882	14	1.59
		移居	727	86	11.83
合计			—	6185	219	3.54

二、依据第六届国际高原医学和低氧生理学术大会制定的慢性高原病诊断标准开展的流行病学调查研究

张西洲[13]、张朝霞[14]、蒋春华[7]、阳盛洪[15]、白玛康卓[8]、李年华[16]、李雪冰等[17]调查区域包括青海海西州，新疆喀喇昆仑山地区、帕米尔高原，西藏拉萨、山南、日喀则、那曲、阿里地区，青藏公路（西大滩—当雄）沿线等地。海拔范围为2400~5380 m。

诊断标准：移居高原时间超过3个月，按照第六届国际高原医学和低氧生理学术大会颁布的《慢性高原病青海诊断标准》[18]，以男性 HGB≥210 g/L、女性HGB≥190 g/L为慢性高原病血液学诊断标准。

排除标准：①慢性阻塞性肺病、肺心病、支气管炎、支气管扩张、肺间质纤维化、肺癌。②慢性呼吸功能紊乱、睡眠呼吸暂停综合征和其他系统慢性病变而引起的继发性红细胞增多症。③真性红细胞增多症。

结果：调查8292人中，健康7457例，慢性高原病患者835例，总患病率为10.07%。其中高原移居者3828例，高原世居者4464例（见表1-2、表1-3）。

表1-2　青藏高原不同地区人群慢性高原病患病率流调基本信息

作　者	高原移居者人数	高原世居者人数	男性人数	女性人数	年龄 / 岁
蒋春华	1199	0	1199	0	18~58
白玛康卓	0	2757	1255	1502	20~61
李雪冰	707	21	728	0	17~39

作　者	高原移居者人数	高原世居者人数	男性人数	女性人数	年龄 / 岁
张西洲	393	13	406	0	18~37
张朝霞	1203	913	1043	1073	18~65
阳盛洪	64	760	376	448	7~84
李年华	262	0	262	0	18~36

表 1-3　青藏高原不同地区人群慢性高原病患病率

作　者	海拔高度 /m	调查范围		调查人数	患病人数	患病率 /%
蒋春华	3700~5380	新疆喀喇昆仑山，西藏阿里，以及青藏公路沿线	移居	1199	318	26.52
白玛康卓	3680~4700	西藏拉萨（海拔 3680~3800 m）、阿里（海拔 4400~4700 m）	世居	2757	72	2.61
李雪冰	3500~4800	西藏山南（海拔 3500~3900 m）、日喀则（海拔 3800 m）、那曲（海拔 4200~4800 m）	世居	21	1	4.76
			移居	707	119	16.83
张西洲	4300~5380	新疆喀喇昆仑山，西藏阿里	世居	13	0	0.00
			移居	393	141	35.88
张朝霞	3000~5000	青海海西	世居	913	10	1.10
			移居	1203	70	5.82
阳盛洪	2400~4200	帕米尔高原	—	824	28	3.40
李年华	> 5000	某驻防部队（位置不详）	移居	262	76	29.01
合　计			—	8292	835	10.07

三、儿童慢性高原病的流行病学调查研究

莫文山[19]通过回顾性分析82例慢性高原病患儿的临床资料，进一步总结分析流行病学情况。

调查对象：回顾性分析2017年10月至2019年8月青海省妇女儿童医院收治的82例慢性高原病患儿的临床资料，基本信息如表1-4。

表 1-4　82 例儿童慢性高原病流调基本信息

高原移居者人数	高原世居者人数	男性人数	女性人数	年龄 /岁	平均年龄 /岁	体重 /kg	平均体重 /kg
47	35	53	29	2~14	7.68 ± 5.31	9~58	27.25 ± 4.34

诊断标准：移居高原时间超过3个月，参照第六届国际高原医学和低氧生理学术大会颁布的《慢性高原病青海诊断标准》[18]，以男性HGB≥210 g/L、女性HGB≥190 g/L确定为慢性高原病的血液学诊断标准。

排除标准：①合并先天性心脏病、糖尿病、血液系统疾病者。②真性红细胞增多症及其他继发性红细胞增多疾病。③临床资料不完整。

另选取同期入院体检的82例健康儿童为健康组（见表1-4），纳入标准：①高原世居及长期移居者。②收缩压/舒张压＜140/90 mmHg（1 mmHg=133 Pa）。③女性HGB＜190 g/L，男性HGB＜210 g/L。④无炎症、发热、创伤及手术等急性应激反应。⑤无心脏病及心肌病者。

结果：根据不同海拔高度世居与移居人群患病情况，在35例世居儿童和47例移居儿童中，海拔高度2700~3000 m范围内患病率最高（见表1-5）。

表 1-5　82 例不同海拔高度世居与移居儿童人群患病情况

海拔高度 /m	世居人群		移居人群	
	例数	患病率构成比 /%	例数	患病率构成比 /%
2300 ~ 2499	4	11.43	4	8.51
2500 ~ 2699	14	40.00	18	38.30
2700 ~ 3000	17	48.57	25	53.19
合计	35	100.00	47	100.00

四、小结

（一）文献报道中患病率的差异性

不同研究者对慢性高原病开展的调查研究，患病率差别较大。白玛康卓对世居藏族人群慢性高原病患病率的流行病学调查结果显示，世居海拔3680~4700 m的人群患病率在2.61%[8]。吴天一报道的青藏高原世居海拔2261~5226 m的人群患病率为1.21%，移居同一海拔范围的人群患病率为5.57%[11]；张西洲报道西藏阿里地区和新疆喀喇昆仑山地区（海拔4300~5380 m）移居人群患病率为35.88%[13]；蒋春华对移居高原汉族慢性高原病流行病学调查结果显示，移居海拔3700~5380 m的人群患病率为26.52%[7]；阳盛洪报道帕米尔高原地区（海拔2400~4200 m）世居人群（760人）和移居人群（64人）的患病率为

3.40%[15]等。

不同研究结果显示慢性高原病患病率并不一致，这主要与调查对象、调查范围、海拔高度、人群、从事的劳动强度及采用的诊断标准等因素有关。调查对象未按自然人群抽样，而是对某一特定群体，如驻藏部队进行抽样；调查范围包括西藏、青海、甘肃、新疆，以及昆仑山地区、阿里地区、青藏高原、帕米尔高原；海拔高度为海拔2261~5380 m；人群包括世居藏族、移居汉族；从事的职业包括干部、农牧民、工人等；采用的诊断标准在2000年以前采用RBC≥6.5×10^{12}/L、HGB≥200 g/L、HCT≥65%，2004年以后采用男性HGB≥210 g/L、女性HGB≥190 g/L。

（二）诊断标准的调整

高原病研究者根据多年的研究成果修订了我国原有的慢性高原病诊断标准，并提出量化诊断标准，内容包括症状与体征计分、症状与体征严重度评定、血红蛋白及动脉血氧饱和度计分、慢性高原病诊断及严重度判定4部分。2004年8月，在西宁市召开的第六届国际高原医学和低氧生理学学术大会上，我国提出的慢性高原病诊断计分系统被确定为国际慢性高山病（慢性高原病）的诊断标准，并命名为《慢性高原病青海诊断标准》[18]。

目前高原医学界大多比较认同HGB≥210 g/L作为慢性高原病诊断标准，但是，不少高原医学工作者仍对慢性高原病的HGB诊断标准有不同意见。蒋春华则通过分析血氧饱和度与HGB的关系发现，当移居高原的汉族男性人群HGB<210 g/L时，血氧饱和度与HGB呈相关性；而当HGB≥210 g/L时，血氧饱和度与HGB有显著负相关性（P<0.001），血氧饱和度随HGB升高而降低。结果提示，当HGB≥210 g/L时，HGB增加将加重组织细胞的缺氧程度，因此，将HGB≥210 g/L作为诊断慢性高原病的标准是合理的[7]。

《慢性高原病青海诊断标准》实现了从定性标准向量化标准的转化，科学性更强，记分系统的可操作性更好，便于判断病情。这一标准凝结了我国高原医学工作者多年的研究成果，而被广泛认可使用。

（三）高原环境适应的临界点

生活在青藏高原的藏族人对缺氧环境产生了较好的生理适应性，主要表现为在高原缺氧环境中，具有维持较低血红蛋白浓度，降低红细胞增多的能力。为回答藏族人能适应多高海拔这一问题，崔超英实地检测了西藏不同海拔的20多个区域藏族人的血液、生理和生化指标，涵盖从最低海拔（墨脱县，海拔1900 m）到极限高海拔（浪卡子县普玛江塘乡，海拔5018 m）的世居藏族，并系统分析了这些藏族人的血红蛋白浓度随海拔高度变化的规律。发现藏族血红蛋白浓度和红细胞增多症检出率在4500 m左右出现拐点，4500 m以上呈快速增加趋势。研究结果提示，藏族通过调控血红蛋白浓度来适应高原缺氧环境的机制，在4500 m以上的高海拔缺氧环境中可能不再有效，首次提出海拔4500 m可能是藏族对高原缺氧环境适应的临界海拔，回答了藏族究竟能适应多高海拔的问题[20]。

慢性高原病发病因素

慢性高原病发生可能与多种因素有关，包括性别、海拔高度、遗传因素、年龄、职业等，现将慢性高原病的危险因素概述如下。

一、性别

男性患病率明显高于女性，分析认为，一方面是女性生理周期减少了循环血液中的红细胞，起到预防红细胞增多的作用；Priti Azad[21]、陈郁[22]等研究证实雌激素可以在分子水平调节缺氧诱导的红细胞增加；绝经后女性慢性高原病患病率显著高于未绝经者，提示雌激素可以降低慢性高原病发病风险，但机制还需要进一步研究。另一方面是男性雄激素可促进EPO分泌，促使骨髓造血干细胞向红系转变[23]。此外，同等海拔条件下，男性活动量大、耗氧量多，如石油工人、驻藏官兵等活动强度较高，更易患病（见表1-6）。

表1-6　慢性高原病患病率与性别的关系

研究者	性别	调查人数	患病人数	患病率/%
张朝霞	男性	1043	69	6.62
	女性	1073	11	1.03
白玛康卓	男性	1255	43	3.43
	女性	1502	29	1.93
李万寿	男性	2761	160	5.80
	女性	2352	24	1.02

二、海拔高度

统计不同海拔慢性高原病患病率发现，随着海拔高度增加，慢性高原病的患病率也随之增加（见表1-7）。

表1-7　慢性高原病患病率与海拔高度的关系

研究者	海拔高度/m	调查人数	患病人数	患病率/%
蒋春华	3700~ < 4200	59	11	18.64
	4200~ < 4700	1013	223	22.01
	4700~5380	127	84	66.14

续表

研究者	海拔高度 /m	调查人数	患病人数	患病率 /%
张朝霞	3000~3600	748	7	0.94
	> 3600~4600	876	32	3.65
	> 4600~5000	492	41	8.33
白玛康卓	3680~3800	2163	41	1.90
	4400~4700	594	31	5.22
李雪冰	≤ 4000	333	18	5.41
	> 4000~ < 4500	240	63	26.25
	≥ 4500	155	39	25.16
李万寿	2261~2980	512	3	0.59
	3218~3928	2992	81	2.71
	4066~5226	1609	100	6.22

三、群体适应性

5908位高原移居者中，慢性高原病654例，患病率11.07%；6005位高原世居者中，慢性高原病111例，患病率1.85%。两组人群患病率差异有统计学意义（$P < 0.01$），移居者明显高于世居者（见表1-8）。

表1-8　慢性高原病患病率与群体适应性的关系

研究者	群体	调查人数	患病人数	患病率 /%
蒋春华	高原移居者	1199	318	26.52
张朝霞	高原移居者	1203	70	5.82
	高原世居者	913	10	1.10
白玛康卓	高原世居者	2757	72	2.61
李雪冰	高原移居者	707	119	16.83
	高原世居者	21	1	4.76
李万寿	高原移居者	2799	156	5.57
	高原世居者	2314	28	1.21
合计	高原移居者	5908	654	11.07
	高原世居者	6005	111	1.85

调查发现，高原世居者慢性高原病总患病率为1.85%，移居者为11.07%，两者具有明显差异性（$P<0.01$）。藏族人在青藏高原已居住3.5万~5万年[20]，作为高原世居民族，藏族人被认为是世界上对高原环境适应能力最强的民族，与同一海拔移居的汉族相比，藏族人血红蛋白明显低于汉族人，即使习服良好的移居汉族人，血红蛋白也明显高于同一海拔的藏族人。藏族人是较好的高原适应者，在氧摄取、氧运输和氧利用等生理功能方面已达到较高水平，因而慢性高原病患病率较低。

另有研究认为，藏族人低血红蛋白的特性可能与多种基因的调控有关。Liu L J[24]、Chen Y[25]、Xu J等[26-27]发现，世居高原的藏族人能适应缺氧环境，因而高原病患病率较低，这可能与HIF调控相关基因的变异，如EPAS1、EGLN1、PPARA等有关。这些基因可降低血红蛋白水平，且此类基因变异是高原居民长期对缺氧环境适应的结果。

四、发病年龄

年龄与移居汉族慢性高原病发病相关，因红细胞增多是基于通气（功能）丧失及动脉低氧血症发生的[2]，随着年龄的增长，通气功能会逐渐减弱，因而大部分慢性高原病发生于中老年人群。然而，在白玛康卓的研究中，藏族人未见静息通气、HCT与年龄相关，年龄与慢性高原病症状记分也无相关性，由此认为，藏族人的年龄并非是慢性高原病的易感因素[8]（见表1-9）。

表1-9 慢性高原病患病率与年龄的关系

研究者	年龄/岁	调查人数	患病人数	患病率/%
蒋春华	18~25	689	165	23.95
	26~35	319	93	29.15
	36~58	67	27	40.30
白玛康卓	≤20	127	3	2.36
	21~40	1192	25	2.10
	41~60	1050	37	3.52
	≥61	388	7	1.80

五、居住期限

慢性高原病的发生通常需要一定的高原居住时间。文献表明，低氧暴露时间与患病率呈正相关性，李年华[16]报道，服役7至10月患病率达到63.33%，服役大于10个月以上患病率为30.97%，可能与驻藏官兵习服有关（见表1-10）。

表 1-10　慢性高原病患病率与移居时间的关系

研究者	移居时间 / 月	调查人数	患病人数	患病率 /%
李年华	4~6	19	3	15.79
	7~10	60	38	63.33
	> 10	113	35	30.97
蒋春华	3~12	474	88	18.57
	> 12~36	230	62	26.96
	> 36~120	238	79	33.19
李雪冰	3~24	360	46	12.78
	> 24~60	146	38	26.03

六、吸烟

吸烟与慢性高原病的关系密切，研究发现吸烟者慢性高原病患病率是不吸烟者的2倍，其机制尚不清楚，可能与烟草燃烧后可产生多种有害物质，包括焦油、尼古丁、一氧化碳、苯并芘，以及多种醛类化合物、氮氧化物、酚类化合物等，影响呼吸道上皮，降低肺泡气体交换功能。在高原环境中，吸烟会减少氧气摄入，进一步加重低氧血症，并造成小气道功能障碍，导致小叶中心肺气肿，从而减低肺泡通气[17, 22]（见表1-11）。

表 1-11　慢性高原病患病率与吸烟的关系

研究者	吸烟情况	调查人数	患病人数	患病率 /%
白玛康卓	是	556	26	4.68
	否	2201	46	2.09

七、职业

在同等海拔高度，轻体力工作者，包括干部、教师和政府职员，慢性高原病患病率为农民的2~3倍，提示高原的城市化和工业化是一个危险因素[28]，而牧民的患病率最高，可能与劳动强度有关，劳动强度也同样是一个危险因素（见表1-12）。

还有一些社会因素与慢性高原病密切相关。Li X X等[29]研究纳入的108个高原移居者社区被认为是中国年轻男性移居者人口的代表。研究发现，在药品支出和供氧系统可用性较高的高原移民社区，慢性高原病患病率明显较低。供氧在慢性高原病预防中也起着重要作用，慢性缺氧可影响骨髓，引起红细胞增多。虽然在高海拔地区血红蛋白增加有助于氧气运输，但红细胞过度增多可能会引起慢性高原病，即使供氧系统不能整天提供氧气，但在一定程度上可保障健康。

表 1-12　慢性高原病患病率与职业的关系

研究者	职业	调查人数	患病人数	患病率 /%
白玛康卓	农民	1490	13	0.87
	牧民	390	36	9.23
	干部	590	15	2.54
	个体户	82	6	7.32
	学生	55	0	0.00
	其他	150	2	1.33

相比之下，在职业方面，建筑职业更易患慢性高原病。建筑工人与相对繁重的体力活动有关，这增加了氧气消耗，加剧机体缺氧。工作环境更有可能涉及灰尘、废气和寒冷天气，增加慢性高原病的风险。此外，吴天一等[28]研究发现高海拔地区的居民在城市化和工业化地区发生慢性高原病的风险更高，城市社区慢性高原病患病率高于农村地区。

■ 八、饮酒

白玛康卓对饮酒情况进行调查发现，饮酒者1300例中，慢性高原病患者39例，患病率为3.00%；非饮酒者1457例中慢性高原病患者33例，患病率为2.26%。两组患病率无统计学意义（见表1-13）。

表 1-13　慢性高原病患病率与饮酒的关系

研究者	饮酒情况	调查人数	患病人数	患病率 /%
白玛康卓	是	1300	39	3.00
	否	1457	33	2.26

■ 九、肥胖程度

蒋春华在研究中发现，随着BMI的增加，患病率也随之增加（见表1-14）。

BMI与慢性高原病有着密切的关系，推测可能与BMI高的人群其身体负担较重，肥胖体质下相同劳动强度的心脏负荷更大，耗氧更多，相对处于更加严重的缺氧状态有关。

表1-14 慢性高原病患病率与肥胖程度的关系

研究者	BMI/kg·m⁻²	调查人数	患病人数	患病率/%
蒋春华	偏瘦（＜18.5）	74	9	12.16
	正常（18.5~＜24）	774	190	24.55
	超重（≥24）	134	55	41.04

■ 十、围产期缺氧

围产期缺氧将增加慢性高原病的易感性[30]。在人类器官系统的发育过程中，肺及肺循环容易受到围产期缺氧暴露的影响，围产期缺氧导致肺泡受损，促使心肺重构，并改变新生儿期肺动脉的血管反应性，影响通气敏感性并增强肺血管对缺氧的反应，这种影响可以从新生儿期持续到成年期。Julian C G等[30]研究67名18~25岁患有红细胞过度增多（excessive erythrocytosis，EE，HGB≥183 g/L）的男性高原（3600~4100 m）居民，这是慢性高原病的一种临床前兆，以及66名从社区调查中确定的健康对照组。与对照组相比，受试者不仅HGB和RBC计数更高，而且肺泡通气量更低，肺弥散能力受损，肺动脉收缩压更高，右心室肥厚更常见。两者相比，受试者母亲经历妊娠高血压并发症，故受试者经历围产期缺氧，不良的围产期氧合与红细胞增多症的易感性增加有关，并伴随轻度的肺循环异常，但与血液黏度（blood viscosity）增加无关。围产期缺氧和EE之间的联系可能是由于肺泡破裂和微血管发育中断，导致气体交换受损和/或肺动脉高压。推测围产期缺氧增加了慢性高原病的易感性，损害气道水平和肺血管系统的肺成熟，并伴随肺循环异常。

参考文献

[1] 沈洪兵，齐秀英. 流行病学［M］. 9版. 北京：人民卫生出版社，2018：1.

[2] 吴天一，李琰，李万寿，等. 高原红细胞增多症地理病理学的研究［J］. 高原医学杂志，1997，7（3）：7-12.

[3] WU T Y, ZHANG Q, JIN B S, et al. Chronic mountain sickness（Monge's disease）：an observation in Qinghai-Tibetan plateau. In：Ueda, G. Reeves, J. T., and Sekiguci, Meds High Altitude Medicine［J］. Shinshu University Press, Matsumoto, 1992：314-324.

[4] WARD M, MILLEDGE J, WEST J B. High Altitude Medicine and Physiology［M］. London：Chapman & Hall Medical, 1995：421.

［5］WINSLOW R M，MONGE C C. Hypoxia，Polycythemia，and Chronic Mountain Sickness［M］. Baltimore and London：The Johns Hopkins University Press，1984：17-18.

［6］WARD M. Mountain Medicine A clinical study of cold and high altitude［M］. London：Crosby Lockwood Staples，1975：209.

［7］蒋春华. 移居高原汉族高原红细胞增多症流行病学调查及遗传易感机制的初步研究［D］. 重庆：第三军医大学，2011：13-30.

［8］白玛康卓，巴桑次仁，次仁央宗，等. 不同海拔地区世居藏族人群高原红细胞增多症患病率的流行病学调查［J］. 第三军医大学学报，2016，38（3）：220-225.

［9］MOORE L G. Human genetic adaptation to high altitude［J］. High Alt Med Biol，2001，2（2）：257-279.

［10］MOORE L G，ARMAZA F，VILLENA M，et al. Comparative aspects of high altitude adaptation in human populations［J］. Adv Exp Med Biol，2000，475：45-62.

［11］李万寿，吴天一，陈秋红，等. 高原红细胞增多症流行病学的研究［J］. 高原医学杂志，1998，8（2）：10-13.

［12］张富生，王文明，郭伟，等. 高原病临床流行病学调查报告［J］. 中国工业医学杂志，1998，11（1）：50-52.

［13］张西洲，崔建华，王宏运，等. 驻喀喇昆仑山和西藏阿里某部队高原红细胞增多症患病率调查［J］. 高原医学杂志，2007，17（1）：58-60.

［14］张朝霞，赵兰君，王东林，等. 青海海西地区高原红细胞增多症调查分析［J］. 现代预防医学，2010，37（11）：2021-2022.

［15］阳盛洪，李彬，高亮，等. 帕米尔高原慢性高山病患病调查分析［J］. 中国应用生理学杂志，2018，34（4）：336-339.

［16］李年华，高亮，李彬，等. 海拔5000 m以上某部驻防官兵健康状况评价［J］. 西南国防医药，2018，28（1）：98-99.

［17］李雪冰. 驻藏官兵高原红细胞增多症发病影响因素调查及与前炎性细胞因子关系研究［D］. 泸州：泸州医学院，2014：1-15.

［18］国际高原医学会慢性高原病专家小组. 第六届国际高原医学和低氧生理学术大会颁布　慢性高原病青海诊断标准［J］. 青海医学院学报，2005（1）：3-5.

［19］莫文山，谢占奎. 82例儿童高原性红细胞增多症的流行病学调查［J］. 中国妇幼保健，2020，35（6）：1070-1072.

［20］崔超英，祁学斌，欧珠罗布，等. 青藏高原史前人类定居历史与藏族人群对高原低氧环境的适应机制［J］. 高原科学研究，2017（1）：76-82.

［21］AZAD P，VILLAFUERTE F C，BERMUDEZ D，et al. Protective role of estrogen against excessive erythrocytosis in Monge's disease [J] . Experimental & Molecular Medicine, 2021, 53（1）: 125-135.

[22] 陈郁, 陈兴书, 罗勇军. 地理环境与军人健康系列研究（1）高原红细胞增多症危险因素及防范措施 [J] . 人民军医, 2019, 62（8）: 723-727.

[23] GONZALES G F, TAPIA V, GASCO M, et al. High serum zinc and serum testosterone levels were associated with excessive erythrocytosis in men at high altitudes [J] . Endocrine, 2011, 40（3）: 472-480.

[24] LIU L J, ZHANG Y, ZHANG Z Y, et al. Associations of high altitude polycythemia with polymorphisms in EPHA2 and AGT in Chinese Han and Tibetan populations [J] . Oncotarget, 2017, 8（32）: 53234-53243.

[25] CHEN Y, JIANG C H, LUO Y J, et al. An EPAS1 haplotype is associated with high altitude polycythemia in male Han Chinese at the Qinghai-Tibetan plateau [J] . Wilderness & Environmental Medicine, 2014, 25（4）: 392-400.

[26] XU J, YANG Y Z, TANG F, et al. CYP17A1 and CYP2E1 variants associated with high altitude polycythemia in Tibetans at the Qinghai-Tibetan plateau [J] . Gene, 2015, 566（2）: 257-263.

[27] XU J, YANG Y Z, TANG F, et al. EPAS1 gene polymorphisms are associated with high altitude polycythemia in Tibetans at the Qinghai-Tibetan plateau [J] . Wilderness & Environmental Medicine, 2015, 26（3）: 288-294.

[28] 吴天一. 我国青藏高原慢性高原病研究的最新进展 [J] . 中国实用内科杂志, 2012, 32（5）: 321-323.

[29] LI X X, PEI T, XU H T, et al. Ecological Study of Community-Level Factors Associated with Chronic Mountain Sickness in the Young Male Chinese Immigrant Population in Tibet [J] . Journal of Epidemiology, 2012, 22（2）: 136-143.

[30] JULIAN C G, GONZALES M, RODRIGUEZ A, et al. Perinatal hypoxia increases susceptibility to high-altitude polycythemia and attendant pulmonary vascular dysfunction [J] . American Journal of Physiology, 2015, 309（4）: 565-573.

第二章

慢性高原病发病机制

空气中氧气的比例约占20.9%，高原空气稀薄，缺氧环境中生物体通过多种反应应对。缺氧反应在细胞暴露于缺氧环境时发生。例如，在高海拔和缺血等条件下，细胞和组织缺氧，导致了相关缺氧性疾病。为了适应环境，机体必须做出适当的反应，调节多种细胞活动以维持缺氧条件下的内稳态。这种反应通过增加红细胞或血管数量来增强氧气的输送，改变能量代谢，维持机体健康。

机体缺氧的本质是细胞缺氧，因此，目前缺氧对机体细胞分子水平影响的研究日趋深入，长期缺氧是发生慢性高原病的主要病因，影响呼吸、循环、血液、消化、神经、内分泌、免疫及泌尿等系统功能，发病机制复杂，且在不同的发病阶段，内在机制也不同。例如，缺氧诱导的EPO被认为是调节红细胞生成的主要激素，但许多慢性高原病患者，EPO水平通常与红细胞生成没有很好的相关性[1]，有学者认为，患者在慢性高原病发病前期，EPO是促进红细胞生成的主要因素，但罹患慢性高原病即进入适应失败阶段时，EPO可能不是主要影响因素[2]。慢性高原病以红细胞增多为主要表现形式，参与红细胞生成、调控等环节的多种因素均有可能影响慢性高原病的发病。因此，本章主要从红细胞的生成、调控，细胞低氧感知及相关研究情况等方面概述其发病机制。

第一节

红细胞增殖分化及调节

循环中红细胞主要功能是将氧气输送至组织，并通过呼气将二氧化碳排出体外。正常红细胞的生成包括造血干细胞（hematopoietic stem cell，HSC）阶段、红系祖细胞阶段、红系前体细胞（原红细胞至晚幼红细胞）的增殖与分化阶段、网织红细胞的增殖及成熟过程，以及网织红细胞向外周血释放成熟红细胞的过程。红系祖细胞、红系前体细胞及成熟红细胞共同构成红细胞系，红细胞系的细胞来自多能HSC，随着红细胞系的定向分化，单能红系祖细胞发育为红系爆式集落形成单位（burst forming unit-erythroid，BFU-E）、红细胞集落形成单位（colony forming unit-erythroid，CFU-E），BFU-E和CFU-E的鉴别可通过将其在体外发育成形态上可分辨的红细胞克隆性细胞株来区分。随后，细胞发育成为红系前体细胞，红系前体细胞阶段包括原始红细胞、早幼红细胞、中幼红细胞、晚幼红细胞等阶段，此阶段细胞均为有核红细胞，原始红细胞是骨髓中第一个形态学上可识别的红系前体细胞，在经过4~5次有丝分裂后发育为晚幼红细胞。晚幼红细胞阶段，细胞即不再分裂，发育过程中核被排出而成为网织红细胞，网织红细胞在骨髓中经历2~3 d，在循环中大约1 d发育为盘形红细胞。红细胞生成发育的特征是在每次有丝分裂后，子细胞总是比亲代细胞更趋向于成熟状态，从而最终成为有功能性的成熟红细胞，在此过程中，它们有了人血组织抗原、转运蛋白和红细胞膜构成的所有成分。

在成人阶段，除非在病理情况下或受到环境损害干扰，循环中的红细胞总数保持稳定状态，但在胎儿时期，尤其是胚胎发育早期却并不是这样，并且血细胞体积在新生儿发育期间显著增加。因此，红细胞的生成在成人与胚胎/胎儿期有明显的差异。

一、红细胞的增殖分化

（一）红系祖细胞

最早向红系定向的可识别祖细胞是BFU-E。BFU-E以其能在体外半固体培养基上形成爆式集落而得名，即在10~14 d内形成一个包含成百上千个细胞的集落，在较大的中心周围形成小的卫星集落，形成"爆裂"样的结构。HSC中的BFU-E形成则需要白介素-3（interleukin-3，IL-3）、干细胞因子（stem cell factor，SCF）和EPO，以进行分化、增殖、逃避凋亡和成熟。

随着红系的分化成熟，由BFU-E分化而来的较晚期的红系祖细胞CFU-E能在体外得到确认。CFU-E的发育依赖于细胞生成素，并且可分裂次数较少，因此培养5~7 d，可形成一个较小的、形态上可以辨认的红系前体细胞集落。高纯度BFU-E和CFU-E亚群可以通过细胞表面标记、IL受体、CD34和CD36从人骨髓中分离出来。红系祖细胞被认为是能够在合适生长因子存在的体外半固体培养基中形成红系菌落的骨髓细胞，可以通过流式细胞术鉴定表面CD抗原的特征性图谱而识别。红系祖细胞、BFU-E和CFU-E在数量上只占人骨髓细胞的极少部分。

（二）红系前体细胞

1. 原始红细胞

原始红细胞呈不规则圆形或略椭圆形，直径15~22 μm。核占细胞面积的80%，核染色质细致并呈小块状分布。可见1个或多个清晰的核仁。高浓度的多核糖体使这些细胞的细胞质呈强嗜碱性。超高倍镜下可见铁蛋白分子单个遍布于胞质中。涂片上细胞质过氧化物酶染色显示已存在HGB。

2. 早幼红细胞

早幼红细胞直径10~18 μm。细胞核占细胞面积的3/4，由特异的深紫色异染色质及分布于其中的粉红色常染色质团块组成，之间有不规则的条状物相连，类似于轮辐或时钟面。细胞质深蓝，存在核周晕，高尔基体与核之间存在透亮区。此阶段由于多核糖体的持续存在，细胞质呈嗜碱性。

3. 中幼红细胞

中幼红细胞直径8~15 μm，圆形。由于HGB稀释了多核糖体的含量，细胞质由深蓝色变为灰色，核圆形或椭圆形，占整个细胞的1/2~2/3，居中。染色质凝集成块，呈放射状龟背状排列，副染色质清楚，核仁消失，核周晕持续存在。

4. 晚幼红细胞

晚幼红细胞直径7~10 μm，红系生成过程的最后一次有丝分裂后，幼红细胞内HGB浓度增加。光镜下显示细胞核极其致密，无明显特征。细胞体积缩小，是幼红细胞中最小的细胞。核偏心，占细胞体积的1/4。相差显微镜下可观察到细胞运动现象。在细胞周围的不同部位可见圆形突起快速缩进，这种运动可能是为脱核做准备。细胞超微结构显示细胞边缘呈不规则形，反映了其运动状态。异染色质呈大块状，线粒体在数量和大小上均减少。

5. 幼红细胞造血岛

正常成人红系造血的解剖单位是幼红细胞造血岛，由定位于中央的一个巨噬细胞及其周围的一群分化成熟中的幼红细胞组成。一些与细胞间黏附有关的结合蛋白在此过程起重要作用。例如，幼红细胞中的$\alpha_4\beta_1$整合素（也称为极晚期抗原VLA4）、成红细胞-巨噬细胞蛋白（erythroblast macrophage protein，EMP）、细胞间黏附分子-4（intercellular adhesion molecule-4，ICAM-4）、巨噬细胞中的血管细胞黏附分子（ICAM-1）、α_v整合素。巨噬细胞的活动极其活跃，随着红细胞成熟，其会沿着巨噬细胞的细胞质突起不断移动并离开造血细胞岛。当红细胞成熟至脱核阶段，其就与内皮细胞接触，以某种尚不清楚的机制通过内皮细胞胞质孔，作为网织红细胞进入血液循环。在离开骨髓前，细胞核被脱出并被骨髓巨噬细胞吞噬或降解。此外，幼红细胞造血岛中的巨噬细胞可以用EPO非依赖的方式刺激红细胞生成，如慢性形成的炎症性贫血和骨髓增生异常综合征性贫血可能由巨噬细胞刺激红细胞生成不够导致。

（三）网织红细胞

在晚期晚幼红细胞阶段幼红细胞脱核之前，中间丝和微管的边缘带消失。脱核是一个高度动态的过程，并且涉及多种机制的协调作用。微管蛋白和肌动蛋白在核将脱出的位置浓聚。这些变化与微管的重组和肌动蛋白的聚集一起，在脱核中起重要的作用。体外脱核不是瞬间的过程，需要6~8 min，这个过程由靠近细胞中部的几次有力收缩开始，接着细胞分裂成体积不相等的部分，体积较小的部分由较窄的含血红蛋白的细胞质带包绕脱出的核组成。在体内，当幼红细胞还是幼红细胞造血岛一部分时就发生脱核。另外，脱核还发生在幼红细胞通过骨髓窦时。由于核无法通过骨髓窦的小开口而留在骨髓中。脱出的核被膜包绕着，其磷脂酰丝氨酸含量丰富，因此，易被巨噬细胞辨识并吞噬。

在脱核后，网织红细胞仍含有线粒体、少量的核糖体、中心粒及高尔基体残留物。网织红细胞中无内质网，亮甲酚蓝或新亚甲蓝活体染色可见核糖体、线粒体及其他细胞器的聚集。这些聚集物呈深蓝色网状纤维样，故得名网织红细胞。网织红细胞的成熟需要48~72 h。在此期间，约20%的膜表面积丧失，细胞体积减少10%~15%，并完成细胞膜下骨架的最后组装。相差显微镜下观察活体网织红细胞，其形状不规则，细胞表面皱缩，出现细胞膜活动。电镜下网织红细胞形态不规则，含多个残留的细胞器。这些细胞器与光滑的小囊泡以及偶发的中心粒一起位于脱核的区域。早期网织红细胞中大部分核糖体弥散分布于细胞质中，为多聚核糖体。而在成熟过程中，随着蛋白质合成减少，多聚核糖体逐渐转变为单核糖体。在网状细胞成熟期间，细胞膜重塑显著，膜蛋白（包括转铁蛋白受体、Na^+-K^+-ATP酶和黏附分子）、微管蛋白和细胞质肌动蛋白丢失。在重塑过程中，细胞膜变得更有弹性，膜的机械稳定性提高。

（四）成熟红细胞

红细胞是一种复杂的细胞，细胞膜由脂质和蛋白质组成。通过物质代谢，红细胞可维持120 d的寿命，以及保持HGB功能完整。正常静态红细胞呈双面凹的圆盘形。成人红细胞直径为7~8 μm，并随细胞衰老轻微变小。脾促使的囊泡形成贯穿整个红细胞的生存阶段，它可导致细胞膜表面区域持续丢失，这可能是红细胞体积随衰老逐渐减小的原因。循环中的红细胞大部分时间在微循环的毛细血管中度过，在生存100~120 d里移动了大约250 km的路程，并损失了15%~20%的细胞表面积。红细胞生存期长，在一定程度上归因于红细胞膜具有能围绕红细胞内容物旋转的独特能力，因而可以携带更多的氧。在血流停止或极其缓慢的区域，红细胞常2~12个聚集在一起前行，呈缗钱状。这种聚集在大血管中则被剪切力破坏。

■ 二、红系造血调控

在红细胞形成早期，HSC产生高度增殖的红系前体细胞，先是BFU-E，然后是CFU-E。红系前体随后进行末端分化，依次产生不同群体的红系前体。在这个过程中，细胞的大小逐渐缩小，细胞膜重新组织。随着核糖体的积累，细胞质首先变为嗜碱性，然后由于HGB的大量产生而变为嗜酸性，而核由于染色质的逐渐凝结而变得更小，最后脱出细胞核、内质网等，形成网织红细胞。在成熟过程中，网织红细胞失去核糖体，重新组织细胞骨架和细胞膜，获得红细胞独特的双凹形状[3]。红系造血是一个严密调控的系统，每个发育阶段都有一个独特的转录程序，在发育的早期阶段会出现一系列红系特异性基因表达，随后逐渐沉默，这些转录变化受复杂的调控网络控制，包括基因组调控区域（即启动子和增强子）和主转录因子之间的功能相互作用。特别地，增强子是红细胞生成早期基因表达程序的主要决定因素。

红细胞与巨核细胞（megakaryocyte，MK）的祖细胞具有许多共同特征，它们分享许多转录因子（SCL、GATA-1、GATA-2和NF-E2）、细胞表面分子（TER119）和细胞因子受体（IL-3、SCF、EPO和TPO），并且多数红系和MK白血病细胞系表达或能被诱导表达其他系统的特征。此外，这两个与系统发育最相关的细胞因子EPO和TPO是造血生长因子家族中最为密切相关的蛋白质，在刺激两个系统祖细胞的生长方面具有协同性，由上述原因和其他原因可推测出红细胞系生成和MK生成分享共同的祖细胞（见图2-1）。

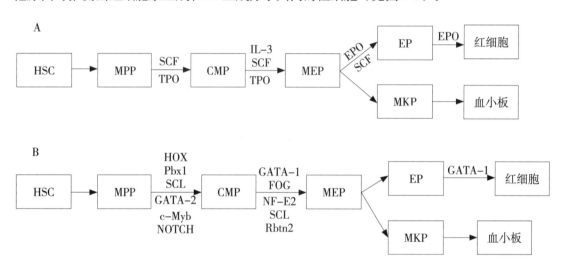

图 2-1　影响红细胞生成的因子

HSC：造血干细胞（hematopoietic stem cell）；MPP：多潜能多能祖细胞（multipotential pluripotential progenitor）；CMP：髓系共同祖细胞（common myeloid progenitor）；MEP：巨核－红系祖细胞（megakaryocyte-erythrocyte progenitor）；EP：红系祖细胞（erythrocyte progenitor）；MKP：巨核系祖细胞（megakaryocyte progenitor）

A：影响红细胞生成的生长因子；B：影响红细胞生成的转录因子

（一）影响红细胞生成的生长因子

1. 干细胞因子

干细胞因子（stem cell factor, SCF），亦称Steel因子（SLF）、肥大细胞生长因子（mast cell growth factor，MGF）或c-kit配体，SCF的受体是原癌基因c-kit编码的蛋白，也被称为CD117。它是由骨髓微环境中的基质细胞产生的一种酸性糖蛋白[4]。SCF有可溶性和膜结合型两种存在形式，均具有生物学活性。SCF结合c-kit而激活的细胞内介质包括磷酸肌醇3激酶（phosphoinositide 3-kinase，PI3K）、丝裂原激活蛋白激酶（mitogen activation protein kinase, MAPK）、磷脂酶C和原癌基因c-Src。SCF和其他细胞因子一起诱导干细胞和祖细胞增生、延长其存活期及引起干细胞和祖细胞动员。虽然SCF的受体在祖细胞无显著不同，但SCF诱导红系祖细胞增生比粒细胞单核细胞系造血祖细胞强，可能是其他特异性因素影响了祖细胞对SCF的反应性。

SCF造血作用非常重要，其基因缺陷小鼠可出现HSC数量或质量下降，从而引发重度贫血，甚则由于多种发育缺陷而具有胚胎致死性；除了胚胎和胎儿造血发育中的关键作用外，用抗体处理来中和成年小鼠SCF的受体c-kit也可导致重度全血细胞减少，这表明SCF受体/配体对机体有重要造血作用；SCF在血液中的水平维持相对恒定，不依赖于血细胞数量的变化[5]。

2. 促红细胞生成素及其受体

促红细胞生成素（EPO）是一种含有165个氨基酸和4个碳水化合物侧链的糖蛋白。其分子质量为30 kDa，其中40%为碳水化合物[6]。EPO受体（erythropoietin receptor，EPOR）是一类细胞因子受体超家族的成员，在胞外结构域包含一个WSXWS基序（色氨酸-丝氨酸-某种氨基酸-色氨酸-丝氨酸基序）、一个单一跨膜结构域、一个缺乏酪氨酸激酶活性并与JAK激酶（janus kinase，一种细胞内非受体酪氨酸激酶家族）相联系的胞浆区，并可形成同源二聚体、异源二聚体或异源三聚体等复合物[7]，EPO与其同源二聚体受体复合物结合，使胞浆区相联系的JAK2激酶距离接近，从而实现JAK转磷酸化、受体磷酸化、信号转导子和转录激活子（signal transducer and activator of transcription，STAT）和其他下游信号通路的磷酸化和激活，磷酸化的STAT5亚基STAT5A和STAT5B，二聚化并转移到细胞核以激活选择基因表达[8-9]。

在胎儿阶段，EPO主要在肝脏产生[10]，出生后，EPO生成部位逐渐转移至肾脏，成年人体内约85%的EPO由肾脏产生，红细胞的产生亦从胎儿的肝脏转移到骨髓，骨髓是成人造血的部位[11]，肾小管周围间质细胞是EPO的产生细胞。EPO在肝脏和肾脏以外的组织中也有表达，包括大脑和神经细胞、脾脏、肺和骨髓，但不能替代肾脏提供所需的红细胞生成调节[8]。缺氧可使产EPO细胞数量增加，从而诱导EPO产生增加[12-15]。

红细胞生成需要EPO，敲除EPO或EPOR基因的小鼠会在13.5 d左右在子宫内死亡，原因是胎儿肝脏的红细胞生成中断，导致严重贫血[8]。红细胞生成是一个复杂的过程，涉及许多祖细胞的连续生长，EPOR在CFU-E阶段表达最高，这一阶段成为对EPO水平变化最敏感的阶段。EPO与红系祖细胞上的受体结合，可增加红系转录因子GATA-1和碱性螺旋-环-螺旋（bHLH）转录因子T细胞急性白血病蛋白1（T-cell acute leukemia protein 1，TAL1）的表达，从而反式激活EPOR的表达，因此，EPO可调节其自身受体的表达[16]。在早期BFU-E阶段的EPO结合，低水平EPOR诱导GATA-1和TAL1激活包括EPOR在内的红系增殖反应。EPOR随着红细胞分化的进展而下调，在网织红细胞上未检测到，网织红细胞增多仅在循环EPO急性增加后延迟约3 d才变得明显。缺乏EPO会阻碍红细胞的生成，在长期情况下会导致贫血[6]。

对人脐静脉和牛肾上腺毛细血管原代内皮细胞的培养显示，EPOR在内皮细胞中表达。在内皮细胞中，内皮型一氧化氮合酶（endothelial nitricoxide synthase, eNOS）产生NO调节血管张力和血压。EPO刺激内皮细胞可激活eNOS和NO的产生，特别是在缺氧时[17]，高表达人EPO的转基因小鼠（HCT约为80%）也明显增加eNOS水平和NO的产生[18]。EPO刺激内皮细胞亦会增加内皮素-1（endothelin-1, ET-1）的分泌，产生缩血管反应[19]。由缺氧或缺血应激诱导的EPO可刺激红细胞的产生，以改善氧气输送，增加氧气从肺到组织的运输，然而，红细胞产量的增加需要骨髓和小鼠脾脏中红系祖细胞增殖和分化增加来扩大红细胞谱系，因此，EPO促进NO的诱导作用提供了一种调节血管张力和改善氧气输送的急性反应潜力，这种急性反应与刺激红系祖细胞的存活、增殖和分化，以及产生成熟红细胞所需要的时间形成对比[8]。

除内皮细胞外，在其他非红细胞组织中，EPOR的表达也提供了缺血或损伤时组织特异性的EPO保护反应。EPOR的表达和活性也体现在以下组织中。内皮细胞可调节血管张力，改善氧输送，对缺血性损伤提供心脏保护；EPOR可对大脑，特别是神经元，缺血应激或损伤有保护作用；成肌细胞用于组织维护或修复的骨骼肌；白色脂肪组织（脂肪细胞和巨噬细胞）可保护雄性小鼠在饮食引起的肥胖期间免受炎症和脂肪量增加的影响；骨髓间充质干细胞和成骨细胞能维持正常的骨发育和骨重塑，同时伴有外源性EPO刺激红细胞生成[8]。

3. 血小板生成素

血小板生成素（thrombopoietin, TPO）是血小板产生过程中最为关键的调节因子，又称巨核细胞生长衍生因子（megakaryocytes growth development factor, MGDF）[20]。TPO是一种45~70 kDa的激素，促血小板生成素与EPO具有广泛的序列同源性，同一性达20%，另有25%的类似性。该激素由多种器官产生，包括肝脏、肾脏、骨骼肌和骨髓基质。TPO是巨核细胞祖细胞扩增和分化的主要调节因子，该激素作用于MK祖细胞，促进其存活和增加，作用于不成熟的巨核细胞，促进其分化，但不作用于血小板形成阶段的成熟细胞。此外，由于TPO对维持HSC至关重要，因此它可以真正被描述为一种泛造血细胞因子[21]，该激素支持潜在造血干细胞群体的存活，并与IL-3和SCF协同作用，诱导这些细胞进入细胞周期，并促进其向原始和各系定向造血祖细胞的转变。研究表明，高原缺氧环境下，TPO值明显高于平原，慢性高原病患者TPO水平明显高于同一环境下的正常人，提示TPO与慢性高原病的发生有一定关系[22]。

TPO受体与细胞原癌基因c-Mpl的产物一旦结合就会使c-Mpl形成同型二聚体、激活JAK2激酶，导致胞内结构域的3个酪氨酸残基磷酸化。这些磷酸化的酪氨酸残基作为几个二级信号分子的对接位点，包括STAT、MAPK和PI3K，最终导致多个转录因子［如同源盒蛋白、缺氧诱导因子（hypoxia-inducible factor, HIF）］的表达和细胞存活分子［如B细胞淋巴瘤-xl基因（Bcl-xl）］的表达[5]。

虽然EPO和TPO都能激活JAK2，但前者导致STAT5的激活，而后者导致STAT1、STAT3和STAT5的激活，最终靶向一系列不同的基因。此外，激活整合素$\alpha_5\beta_1$（VLA5）介导的信号促进EPO诱导的红细胞发育，而激活VLA4介导的信号则抑制红系造血而促进TPO诱导的巨核细胞生长。

4. 性激素

男性和女性慢性高原病患病率有很大差异，女性少见患病，但绝经后女性的慢性高原病发病率急剧增加[23]。睾酮（Testosterone）主要由男性睾丸分泌，在肝脏失活，属于类固醇激素，具有合成蛋白质、维持电解质平衡及保持雄性体征的作用，与机体多系统功能有关，如机体造血，糖类、脂质代谢，保持体内钙平衡和前列腺增长等[22]。研究表明，睾酮降低肺通气并增加红细胞生成，以剂量依赖的方式刺激男性红细胞的产生，特别是老年男性[24]。睾酮下调肝铁调素mRNA表达，上调肾EPO mRNA表达，并增加EPO水平[25]。睾酮促进红系祖细胞及EPO敏感细胞的数量增加，刺激正铁血红素的合成，也直接作用于骨髓引起红细胞的生成[26]。

雌激素（estrogen）主要由女性卵巢分泌。与睾酮相反，雌激素增加肺通气并抑制红细胞生成，较高的雌激素水平与较高的动脉氧饱和度有关，这可能是不同性别通气反应差异的原因[24]。雌激素可抵抗缺氧诱导的红细胞生成，并以剂量依赖方式对慢性高原病受试者的红细胞生成产生显著的负面影响。雌激素可显著降低GATA-1和血管内皮生长因子（vascular endothelial growth factor，VEGF）的mRNA水平，此外，多个GATA-1靶基因（AlAS-2、EPOR、Bcl-xl等）的表达也随着雌激素的增加而显著降低，VEGF可能直接受雌激素调控或通过HIF信号间接与雌激素相关。雌激素使红细胞的凋亡率显著增加，提示雌激素调控红细胞的机制之一是增加红细胞的细胞凋亡[23]。

5. 白介素-3

白介素-3（IL-3）是白介素家族重要成员之一，又称多集落刺激因子（multi-CSF），是一种细胞因子。其由T淋巴细胞产生，能够刺激参与免疫反应的细胞增殖、分化并提高其功能；是主要的早期造血生长因子，对造血调控起着极其重要的作用；主要作用于早期造血祖细胞，促进增殖，并与kit配体和晚期分化因子，如EPO、粒细胞集落刺激因子（G-CSF）、巨噬细胞集落刺激因子（M-CSF）一起促进造血祖细胞的分化[27]。

（二）影响红细胞生成的转录因子

IL-3在红系分化过程涉及许多转录因子的调控，如GATA-1、Friend of GATA-1（FOG-1）、红细胞克吕佩尔样因子（erythroid kruppel like factor，EKLF）、Pu.1及SCL/TAL1等，被证实参与红系分化。

1. GATA

GATA家族是一类具有保守Ⅳ型锌指结构域的转录因子，因特异性地与靶基因启动子的A/T（GATA）A/G序列结合而得名[28]，GATA转录因子家族在胚胎发育过程中起着至关重要的作用，在细胞分化和组织形态发生中发挥着复杂而广泛的作用。GATA蛋白对来自所有3个胚层的组织（包括皮肤、大脑、性腺、肝脏、造血系统、心血管和泌尿生殖系统）的发育至关重要。脊椎动物中一般有6个GATA家族成员（GATA-1至GATA-6），根据它们的系统进化关系和组织表达特征，GATA家族分为GATA-1至GATA-3及GATA-4至CATA-6两个亚家族[29-30]，GATA-1至GATA-3亚家族是造血系统和中枢神经系统分化和发育所必需的；GATA-4至GATA-6亚家族在中、内胚层的器官，如心脏、肝脏、肺和生殖腺等中表达，对组织特异性基因的表达起关键性的调控作用[30-31]。

转录因子GATA-1和GATA-2在红细胞生成的基因调控中起关键作用，GATA-1和GATA-2双敲除的胚胎细胞因完全红系缺失而死亡。GATA-2对未成熟造血祖细胞的维持和增殖至关重要，而GATA-1对红系祖细胞的存活和红细胞的最终分化至关重要[3,32]。GATA-1在红细胞、巨核细胞、肥大细胞、嗜酸性细胞、嗜碱性细胞和树突状细胞中表达，在红系分化过程中，GATA-2在HSC和祖细胞中并先于GATA-1表达，占据部分GATA结合基序[33]。而GATA-1在红细胞成熟过程中高水平表达[32]。GATA-1是红细胞生成的主要调节因子，在共同髓系祖细胞期开始表达GATA-1后，GATA-1水平稳步上升，CFU-E和前体红细胞中表达最高，此后逐渐降低，GATA-1通过激活多种红系特异性基因的表达、抑制kit受体和GATA-2表达，促进红系分化[5,33]。在红细胞分化的早期阶段，缺乏GATA-1的红系祖细胞有可能分化为非红细胞系，同时保留原红细胞的形态，表明GATA-1是红细胞系分化的必要条件。

研究发现慢性高原病患者骨髓红系细胞中HIF-1α和GATA-1的mRNA表达均上调，提示慢性高原病患者的发病原因可能是低氧促进HIF-1α的表达，并影响GATA-1从而促进红系细胞的分化成熟[34]。

2. Nuclear factor-erythroid 2

Nuclear factor-erythroid 2（NF-E2）是由血细胞特异性表达的亚单位P45NF-E2和广泛大量表达的亚单位P18共同组成的基本亮氨酸链状蛋白异二聚体，属于CNC转录因子家族，P45NF-E2在造血前体细胞、红系细胞、巨核细胞、肥大细胞及粒细胞中有表达，对促进红细胞分化、HGB合成及对成熟红细胞抗氧化功能的保持起关键作用。P45NF-E2的转录主要受到GATA-1的调控，GATA-1的表达增高，可加强P45NF-E2的表达而使细胞向红系末端分化。如果应用EPO刺激脐血CD34阳性细胞向红系末端分化时，包括P45NF-E2在内的多种红系特异性转录因子均被上调[35]。

3. Friend of GATA-1

Friend of GATA-1（FOG-1）是一种与GATA蛋白家族相互作用的核蛋白，含有9个锌指结构，可结合于GATA-1的锌指结构。FOG-1可增强或抑制GATA-1转录活性，具体作用取决于二者的结合部位。抑制FOG-1可诱导产生严重贫血和血小板减少[36]。FOG/GATA-1复合物可以共同抑制GATA-2和c-myb的转录，使红系分化正常进行，在FOG-1缺乏的情况下GATA-1不能关闭GATA-2及c-myb的转录，红系停留在祖细胞阶段不能继续分化。一旦细胞的链系分化定向，FOG就和GATA-1共同作用于红系成熟过程[4]。

4. 红细胞克吕佩尔样因子

红细胞克吕佩尔样因子（EKLF）是一种含锌指结构的转录因子，在红系分化中发挥重要作用。EKLF与β珠蛋白CACCC序列结合，调控珠蛋白转换。EKLF敲除的小鼠胚胎在发育14.5~15 d后死于严重的红系细胞缺陷。在EKLF缺陷的红细胞中，β珠蛋白mRNA的蛋白水平均下降。EKLF缺陷的小鼠网状内皮系统中铁大量堆积，形成无效红系造血。

5. 其他影响因子

Hox转录因子家族对造血细胞非常重要，表现在自我更新/扩增水平的调控，去除Hox基因或去除调控它们表达的基因，都会导致显著性的造血缺陷。与Hox基因类似，抑制Pbx1基因的基因表达也可导致造血干细胞缺陷，例如，Pbx1基因敲除小鼠的髓系共同祖细胞（common myeloid progenitor，CMP）数量显著减少。Pu.1与GATA-1相互作用则通过诱导多能干细胞向髓系和B淋巴细胞系分化并抑制红细胞生成而拮抗红系造血[37]。Notch影响造血干细胞，Notch配体Delta1和Delta4可扩增原始造血细胞，在骨母细胞被实验性扩增的小鼠中，Notch的抑制处理可阻断造血干细胞的扩增；SCL也称为T细胞急性淋巴细胞白血病-1蛋白（TAL1），能与GATA-1结合，促进EKLF等基因的表达，TAL1/SCL在HSC/祖细胞分化和红细胞成熟中起到重要作用[38]，例如，TAL1结合到EPOR启动子激活EPOR表达，从而导致红细胞过度增多[16]。

红系发生及调控机制复杂，详细机制至今尚不完全清楚，探索可能参与红系造血的各种因素并研究其作用机制，将有利于更全面地分析慢性高原病等相关疾病的发病机制。

■ 三、血红蛋白合成及调节

成熟红细胞中，HGB占红细胞内蛋白质总量的95%，是血液运输氧气的最重要物质，和二氧化碳的输送亦有一定关系。HGB是由4个亚基组成的四聚体，每一亚基由一分子珠蛋白（globin）与一分子血红素（heme）结合而成。血红素不单是HGB的辅基，也是肌红蛋白、细胞色素、过氧化物酶等的辅基，因而，一般细胞均可合成血红素，且合成通路相同，参与HGB合成的血红素自骨髓原始红细胞开始，在网织红细胞中合成最旺盛，而成熟红细胞不再有血红素的合成。

（一）血红素合成

合成血红素的基本原料是甘氨酸、琥珀酰辅酶A和Fe^{2+}等。合成的起始和终末阶段均在线粒体内进行，而中间阶段在细胞质内进行。血红素的生物合成可受多种因素的调节。在线粒体内，由琥珀酰辅酶A与甘氨酸缩合生成δ-氨基-γ-酮戊酸（δ-aminolevulinic acid，ALA），催化酶是ALA合酶（ALA synthase，ALAS），此酶是血红素合成的限速酶，受血红素的反馈调节。ALA生成后进入胞质，在ALA脱水酶（ALA dehydrase）催化下，2分子ALA脱水缩合生成1分子胆色素原（porphobilinogen，PBG），该酶含有巯基，对铅等重金属的抑制作用十分敏感。在细胞质中，由尿卟啉原Ⅰ同合酶（uroporphyrinogen Ⅰ cosynthase，又称胆色素原脱氨酶）催化，使4分子PBG脱氨缩合生成1分子线状四吡咯，在正常生理情况下，后者主要由UPG Ⅲ同合酶催化生成UPG Ⅲ，UPG Ⅲ进一步经UPG Ⅲ脱羧酶催化，生成粪卟啉原Ⅲ（coproporphyrinogen Ⅲ，CPG Ⅲ）。CPG Ⅲ再进入线粒体，经CPG Ⅲ氧化脱羧酶作用，生成原卟啉原Ⅸ，再由原卟啉原Ⅸ氧化酶催化成为原卟啉Ⅸ（protoporphyrin Ⅸ）。通过亚铁螯合酶（ferrochelatase，又称血红素合成酶）的催化，原卟啉Ⅸ和血红蛋白Fe^{2+}结合，生成血红素，铅等重金属对亚铁螯合酶也有抑制作用。血红素生成后从线粒体转运到细胞质，在骨髓的有核红细胞及网织红细胞中，与珠蛋白结合成为HGB（见图2-2）。

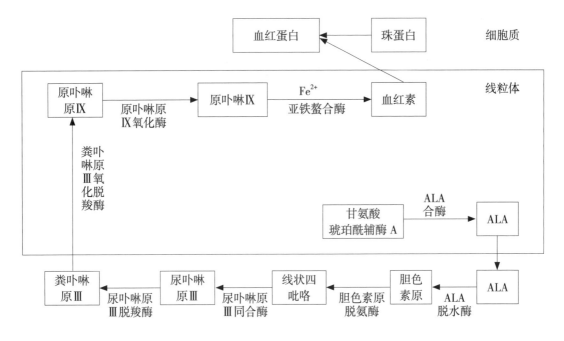

图 2-2　血红蛋白的合成过程

（二）血红素的合成调节

血红素的合成受多种因素的调节，其中最主要的调节步骤是ALA的合成。

1. ALA 合酶

ALA合酶是血红素合成体系的限速酶，受血红素的反馈抑制。目前认为，血红素在体内可与阻遏蛋白结合，形成有活性的阻遏蛋白，从而抑制ALAS的合成。此外，血红素还具有直接负反馈调节ALAS活性的作用。由于磷酸吡哆醛是该酶的辅基，维生素B_6缺乏将影响血红素的合成。血红素结合成HGB后，对ALAS不再具有反馈抑制作用。如果血红素的合成速度大于珠蛋白的合成速度，过多的血红素可以氧化成高铁血红素，后者对ALAS也具有强烈抑制作用。某些类固醇类激素，如睾酮在肝脏5β-还原酶作用下可生成5β-氢睾丸酮，后者能诱导ALAS的合成,从而促进血红素的生成。许多在肝中进行生物转化的物质,如致癌物质、药物、杀虫剂等,均可导致肝ALAS显著增加。

GATA-1靶基因可编码ALAS,哺乳动物有两种ALAS亚型——ALAS-1和ALAS-2。ALAS-1在不同细胞类型中介导管家功能,而ALAS-2在红细胞中特异性表达,为发育中的成红细胞生成血红素。GATA-1强烈激活ALAS-2转录[39]。转录后,当铁含量低时,铁反应蛋白(IRPs)可在ALAS-2 mRNA的5'非翻译区结合铁反应元件(IRE)阻止其翻译。过多的血红素也会诱导ALAS-2蛋白泛素化和降解,它建立了一个负反馈通路以避免血红素蓄积[30]。

2. ALA 脱水酶与亚铁螯合酶

ALA脱水酶虽然也可被血红素抑制,但并不引起明显的生理效应,因为此酶的活性较ALAS强80倍。ALA脱水酶和亚铁螯合酶对重金属的抑制均非常敏感,因此血红素合成的抑制是铅中毒的重要体征。此外,亚铁螯合酶还需要还原剂(如谷胱甘肽),任何还原条件的中断都会抑制血红素的合成。

3. 促红细胞生成素

促红细胞生成素主要在肾脏中合成,缺氧时即释放入血,运至骨髓,EPO促进BFU-E和CFU-E增殖和分化,加速有核红细胞的成熟,并促进ALAS生成,从而促进血红素的生成,因此,EPO是红细胞生成的主要调节剂。

4. 铁

铁对血红素的合成也有促进作用。有研究表明,长期生活在高海拔地区的人,铁的动员和利用能力较强。值得注意的是,与健康的高海拔移民相比,慢性高原病患者铁蛋白中的铁储存量和血液中的可用铁均升高,其机制可能与IL-10和IL-22降低引起的铁调素分泌水平下降有关[2]。

(三)珠蛋白的合成及调节

HGB由珠蛋白和血红素构成,珠蛋白的合成与一般蛋白质相同,其合成受血红素的调控,血红素的氧化产物高铁血红素能促进珠蛋白的生物合成,此外,血红素缺乏可激活血红素调控的eIF2α激酶,该激酶可磷酸化eIF2α翻译因子,从而减少珠蛋白翻译[30]。

第二节

氧感知通路

由缺氧引起的刺激反应途径可分为急性和慢性两种。急性反应作用快,持续时间短,而慢性反应作用慢，持续时间长。这些反应的潜在分子机制是急性反应涉及现有蛋白的翻译后修饰，改变其活性，而慢性反应涉及基因表达变化，导致新蛋白合成或细胞内现有蛋白合成的增加。氧气经由人体呼吸系统、循环系统输送达全身的组织细胞，最后进入细胞线粒体内参与氧化磷酸化，各级气管、肺泡上皮细胞及心血管内皮细胞都有特异分化的氧感受器分布，感受氧分压的动态变化，并将信号传入到相应效应器，调节摄氧、运氧和用氧多个环节，维持机体氧供需之间的动态平衡[40]。在急性缺氧反应中发生的代偿性心肺调节，依赖于外周化学感受器的氧感能力，特别是颈动脉体。动脉氧分压的降低通过触发化学敏感球细胞的神经递质释放而引起传入神经放电的增加，颈动脉体能在1 s内感觉到动脉血氧从常氧状态下降。尽管其他哺乳动物细胞对缺氧的反应速度不能如此之快，但它们对持续缺氧也能做出反应。哺乳动物细胞对持续缺氧的反应通常表现在对适应行为至关重要的基因表达改变以及编码蛋白的合成。

一、缺氧的呼吸、循环调节

数以亿计的人口生活或旅居在高海拔地区，暴露于低大气压下，进入血液的氧气降低。机体在缺氧条件下生存需要在几秒钟或几分钟的时间内进行急性呼吸和心血管调节（如过度通气和交感神经激活），确保氧气输送到最重要的器官（如大脑和心脏）。为了适应血氧不足或血液中氧分压（PO_2）降低，这些低氧诱导反应的持续激活也是必要的。

在机体水平上，运动时代谢活动和血流量增加必须与肺通气的增加相匹配，以维持血液氧合和排出二氧化碳。根据总体代谢活动来调节肺通气能力需要复杂的动脉化学转导系统进化，该系统能够监测血液氧合和二氧化碳水平。颈动脉和主动脉体是感觉动脉血氧水平的部位，动脉PO_2的降低通过触发化学敏感球细胞的神经递质释放而引起传入神经放电的增加。这些神经向髓质中的呼吸控制系统传递反馈信号，从而引起相应的呼吸活动增加。因此，动脉化学转导系统的氧敏感细胞在调节肺通气中起着至关重要的作用，从而确保足够的动脉氧合。

（一）外周化学感受器

外周化学感受器主要存在于颈动脉体和主动脉体。在调节呼吸方面，颈动脉体的作用要比主动脉体强大得多，但二者对低氧刺激均比较敏感。此外，外周化学感受器对二氧化碳分压（$PaCO_2$）、pH值、温度、渗透压及某些药物的刺激，也能反射性地引起呼吸改变[41]。

1. 颈动脉体

颈动脉体（carotid body，CB）位于颈内动脉和颈外动脉分叉处，是主要的动脉血氧传感器，在心肺控制中发挥重要作用，特别是高海拔地区逗留者或肺部气体交换受损患者。它是人体内最大的副神经节，为外周呼吸感受器之一，可反射性引起呼吸加快、加深。在身体的器官中，CB接受单位组织重量的血流量最大。

CB包含两类细胞，即Ⅰ型细胞和Ⅱ型细胞。Ⅰ型细胞（球细胞）为氧感受器，能在数毫秒内感知动脉血氧分压的变化。Ⅱ型细胞（鞘细胞）包绕在Ⅰ型细胞之外，已经证明，Ⅱ型细胞或其亚群，是静止的干细胞，在缺氧下被激活，增殖和分化为Ⅰ型细胞和其他类型的细胞[42-43]。CB接受缺氧、二氧化碳、氢离子等刺激而使机体发生相应的变化，从而刺激控制呼吸和心血管系统的脑干中心，表现为呼吸加深加快，心跳加快，心排血量增多，脑和心脏血流量加大，而腹腔内脏的血流量减少等。

除了作为急性氧传感器，CB还有助于慢性缺氧及间歇缺氧的生理适应。CB是一种高度可塑性器官，在高海拔地区，居民或患有心肺疾病并伴有低氧血症的患者，由于血管生长和神经实质增大，该器官可以增长到正常大小的几倍，导致兴奋性电信号增强，这些电信号作用于脑干呼吸中枢，产生过度通气。目前认为，间歇性低氧血症和高碳酸血症对CB化学受体的刺激使心血管交感反射强烈激活，这也是导致高血压发生的最重要因素[42]。

2. 主动脉体

除CB外，位于主动脉弓上的主动脉体（aortic body，AB）还负责体循环中的氧感知，并通过迷走神经内的感觉纤维传递传入信号，引起血压升高，呼吸深快。虽然CB和AB二者都参与呼吸运动和循环功能调节，但是CB主要参与呼吸运动调节，而AB在循环功能调节方面更为重要[44]。

（二）中枢化学感受器

延髓腹外侧浅表区是中枢化学感受器所在的部位，中枢化学感受器左右对称，可以分为头、中、尾3个区。血液中的二氧化碳能迅速自由通过血脑屏障，使中枢化学感受器细胞外液中的氢离子浓度升高，从而刺激中枢化学感受器，引起呼吸中枢兴奋。

中枢化学感受器与外周化学感受器不同，它不感受缺氧的刺激，但对氢离子的敏感性比外周化学感受器高，反应潜伏期较长。中枢化学感受器生理功能可能主要是调节脑脊液pH值，使中枢神经系统有一稳定的环境，而外周化学感受器的作用主要是在机体发生低氧时驱动呼吸运动[44]。

■ 二、细胞内的氧感知

分子氧对细胞的生物能量和代谢至关重要，因此维持足够的氧气供应需要感知氧水平和调控基因表达机制，这在低氧分压（缺氧）条件下尤为重要。缺氧会引发不同的生理反应，如新陈代谢、血管生长、红细胞产生或细胞凋亡，缺氧反应是多系统反应，包括呼吸、心血管、代谢和脑血管的协调反应[45]，这些系统及其生理功能需要数千个基因在数百个转录因子控制下的协调表达来维持。现在已认识到，氧是可以参与大量分子过程的信号分子，从而影响基因表达控制，了解控制细胞氧传感和响应的分子机制有助于发现氧参与的新通路[46]。

吸氧和能量转换是每个脊椎动物体赖以生存的生物学过程。众所周知，线粒体细胞呼吸过程中的氧气结合是将食物转化为生化能量（例如ATP）的关键代谢环节。在以前，特别是在哺乳动物中，一些基本问题尚不清楚，例如，关于如何在细胞中感知氧气，并利用不同细胞过程产生的生理效应进行适应。直到科学家在哺乳动物细胞中发现了一个特定的氧气感知系统，这是一项突破性的发现，开辟了一个全新的科学领域。致力于这一基本领域的主要科学家是格雷格·塞门扎（Gregg L. Semenza）、威廉·凯林（William G. Kaelin）和彼得·拉特克利夫（Peter J. Ratcliffe）。由于在发现氧传感系统方面的贡献，他们在2016年共同获得拉斯克基础医学研究奖，随后又获得2019年诺贝尔生理学或医学奖[47]。了解氧气感应系统，尤其是人体中的氧气感应系统，不仅对了解我们自身的秘密，而且对了解正常或异常氧气状态下氧气感应途径的生理相关性都具有重要意义。氧感应通路的失调可能导致许多疾病，如慢性高原病、中风、肾脏或心血管疾病、炎症性疾病和癌症等。

氧传感发现的探索始于EPO的发现，虽然人们很早就知道EPO能刺激骨髓产生红细胞，从而提高血液携氧能力，细胞缺氧时在特定的生理条件下EPO水平会升高，但机体如何感知缺氧以控制EPO表达的分子机制尚不清楚。自从1992年格雷格·塞门扎等人发现缺氧诱导因子（hypoxia-inducible factor，HIF）以来[48-49]，人们逐渐认识到，由HIF调控的EPO产生和红细胞生成过程是细胞适应缺氧变化的主要机制。

（一）缺氧诱导因子的结构及功能

维持氧稳态是细胞适应氧变化的最基本过程，其异常通常会导致人体各种疾病，细胞水平氧检测和适应的中心调节因子是HIF[50]。HIF蛋白是一个进化上保守的转录因子家族，目前所知亚型有HIF-1、HIF-2和HIF-3，在N端具有基本的螺旋-环-螺旋（HLH）结构域，以及参与二聚体形成并与DNA结合的PAS（period-ARNT-single minded）结构域。家族中的每一个亚型都呈异二聚体形式，由氧敏感的α亚基和组成型β亚基通过HLH-PAS结构域构成。在C端存在一个氧依赖降解（oxygendependent degradation domain，ODD）结构域，以及两个转录活化所需的反式激活（transactivation domains，N-TAD，C-TAD）结构域（见图2-3）。α单元有3个同系物（HIF-1α、HIF-2α和HIF-3α）。尽管HIF-1α普遍表达，但其他两种表达限于特定的细胞系或组织。HIF-1α和HIF-2α（又称EPAS1，由EPAS1基因编码表达）的功能比HIF-3α研究得相对深入。在HIF-1的两个亚基中，HIF-1α亚基介导了HIF转录复合体的氧感受性，HIF-1β亚基呈组成性表达，对氧无反应，又称芳香烃受体核转位蛋白（aryl hydrocarbon receptor nuclear translocator，ARNT），HIF-2α、HIF-3α也与HIF-1β形成二聚体[51-53]，HIF-1β与其他HLH-PAS蛋白异二聚化并过量存在，因此，α亚基蛋白水平决定了HIF转录活性[54]。HIF蛋白系统的复杂性反映了其在缺氧期间对不同细胞过程的精确适应性[47, 55]。

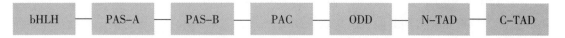

图 2-3　HIF 的基本结构

HIF发挥了对氧稳态的主要调节作用。在所有有核细胞中，HIF-1的活性都是由缺氧诱导的，对于心脏、血液、血管和呼吸控制中心的正常发育，HIF-1是必需的。HIF-1还控制人体对缺氧和缺血的生理反应，通过红细胞生成和血管生成刺激增加氧气输送，以及通过增加葡萄糖转运和糖酵解实现对缺氧的代谢适应。目前已知的HIF-1靶基因超过50个，可能有15%的人类基因受到HIF-1调控。HIF-1α必须与HIF-1β亚基聚合形成异源二聚体才能发挥转录因子的作用[55]。该二聚体可介导EPO、血管内皮生长因子、糖酵解过程中的关键酶——磷酸甘油酸激酶1（phosphoglycerate kinase 1，PGK1）表达水平的变化，以及能量代谢、炎症、血管修复、氧化应激等缺氧反应的产生[52]。

（二）HIF 氧信号通路

1. 氧气如何调节 HIF

在常氧状态下，HIF-1α蛋白迅速降解，很难检测；缺氧期间，HIF-1α变得稳定，并从细胞质转位到细胞核，在那里与HIF-1β二聚化，形成具有转录活性的HIF复合物。激活的HIF复合物随后与靶基因调控区域的缺氧反应元件（hypoxia response element，HRE）结合，并结合转录辅助因子（CBP/P300）来诱导基因表达。HIF-1α仅在缺氧条件下被诱导，而其mRNA水平保持组成性表达，表明HIF-1α蛋白稳定性存在翻译后调节机制[47]。

威廉·凯林在研究希佩尔-林道综合征（von Hippel-Lindau syndrome，VHL）时发现，缺乏功能性VHL基因的细胞组成性地表达高水平的缺氧调节基因，将野生型VHL引入细胞可以恢复正常的生理调节[56]。VHL蛋白在细胞质内与延伸蛋白B（elongin B）、延伸蛋白C（elongin C）、cullin-2（CUL2）和ring-box 1（Rbx1）形成的复合物具有泛素连接酶作用[57-58]，VHL是E3-泛素连接酶复合物中的关键底物识别衔接蛋白。在常氧条件下，缺氧诱导因子ODD结构域中2个脯氨酸残基的羟基化和1个赖氨酸残基的乙酰化促进了HIF-1α与VHL磷酸化蛋白（pVHL）的结合，并与募集的多种泛素蛋白结合，共同组成泛素连接蛋白酶复合体，该复合体作用于HIF-1α从而被26S蛋白酶体降解[56, 58-59]。常氧时，在细胞内还存在另外一种阻碍HIF-1α作用的因子，即HIF-1抑制因子（FIH-1），FIH-1使HIF-1α C端反式激活结构域第803位天冬氨酸残基羟基化，从而阻止了HIF-1α与转录激活辅助因子（CBP/P300）的结合，使下游靶基因不能表达[59]。

2. 氧浓度如何调节 VHL 和 HIF-1 之间的相互作用

彼得·拉特克利夫和威廉·凯林认为HIF-1α在正常氧气水平下进行脯氨酸羟基化，而VHL可以特异性识别HIF-1α的这种羟基化形式。拉特克利夫的研究表明，脯氨酸-4-羟化酶结构域蛋白（prolyl-4-hydroxylase domain proteins，PHD）可催化HIF-1中脯氨酸残基的羟化。PHD对氧气的亲和力低，氧气浓度即使是很轻微地降低也能抑制PHD，导致脯氨酸羟基化减少，与VHL的结合减少，从而导致HIF-1蛋白的积累[56]。PHD属于2-氧戊二酸（2-oxyglutaric acid）依赖性双加氧酶超家族[52]，在哺乳动物中发现了4种PHD家族蛋白，即PHD1（也称为egg-laying-defective nine proteins 2，EGLN2）、PHD2（EGLN1）、PHD3（EGLN3）、PHD4，但关注热点主要是前3种[47, 58, 60]。HIF-1α脯氨酸残基羟基化是HIF降解的关键，而催化此过程的PHD便是全程限速酶，需要氧作为共底物，表明PHD可以作为细胞中的氧传感器。调节PHD活性的因素包括氧分压、作为共同亚基的α-酮戊二酸、铁离子、抗坏血酸等[60]（见图2-4）。

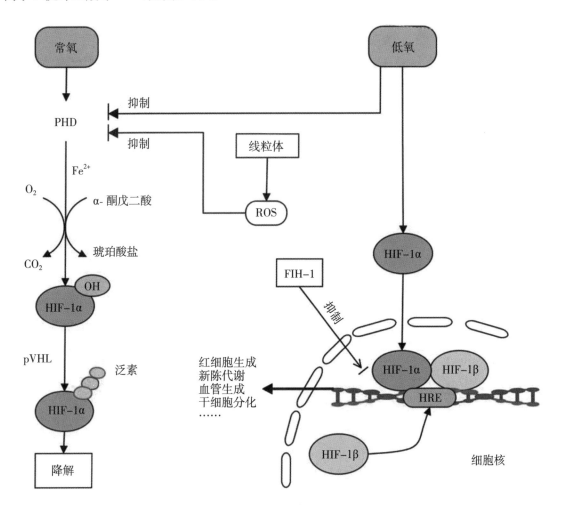

图 2-4 HIF 氧信号通路

（三）EPO 在红细胞生成中的表达调控

对慢性缺氧的适应依赖于氧气敏感的脯氨酸羟化酶（PHD）诱导HIF信号通路，该通路调节一系列编码转运蛋白、酶、细胞因子和生长因子的基因表达。这些效应驱动分子和组织修饰，减少细胞对氧气的需求，并增加血液中氧气运输量和使氧气供应到组织。红细胞生成受多种因素调控，其中氧感应通路是肾脏EPO合成的主要调节器。EPO从肾脏释放并与骨髓中红系祖细胞上的EPOR结合，导致红细胞生成增加。这些体内平衡机制的任何失衡都会导致红细胞生成失调和血液系统疾病。例如，编码氧感应途径和EPO产生调节（HIF-EPO途径）关键参与者，即VHL、EGLN、EPAS1和EPO等的基因突变（见表2-1）。

表 2-1　氧传感途径和 EPO 表达的主要基因

基因	基因 ID	编码蛋白质	功能
EPAS1	2034	HIF-2α	EPO 的转录激活
HIF1A	3091	HIF-1α	转录激活
HIF3A	64344	HIF-3α	转录抑制
EGLN1	54583	PHD2	HIF-2α 羟基化
VHL	7428	VHL 肿瘤抑制蛋白	HIF-2α 泛素化
ARNT	405	芳基烃受体核转运子	HIF-2α DNA 蛋白伴侣，EPO 的转录激活
ARNTL	406	芳基烃受体核易位样蛋白 1	HIF-α DNA 蛋白伴侣
ARNT2	9915	芳基烃受体核转运子 2	HIF-α DNA 蛋白伴侣
EPO mRNA	2056	促红细胞生成素	促红细胞生成

EPO是红细胞生成的关键调节剂，其不断的产生是维持RBC更新所必需的。EPO表达受HIF的调节，在应激性红细胞生成过程中，EPO表达也可被骨髓成骨细胞诱导。组织缺氧状态下，HIF通过氧感应通路诱导肾脏中EPO表达，此后EPO被释放入血，并与骨髓中红系祖细胞上的EPOR结合，从而促进红细胞生成，增加组织供氧，因此，该通路也被命名为HIF-EPO通路。

在正常氧气条件下，HIF-1α亚基被泛素-蛋白酶体系统持续转录、翻译和降解，在HIF-1α被PHD羟化以及VHL-E3泛素连接酶复合物泛素化后降解[61]，血液中氧含量降低导致组织缺氧，这是EPO表达增加的主要刺激因素[62]。在缺氧条件下，PHD使HIF-1α脯氨酸羟基化减少，HIF-1α蛋白能稳定转移到细胞核，在那里与ARNT（HIF-β）形成异二聚体。HIF-1α-ARNT复合物与EPO基因启动子/增强子区域的缺氧反应元件（HRE）结合，并通过HIF-1α反式激活域（TAD）招募中心转录共激活因子，组蛋白乙酰转移酶p300和环磷酸腺苷反应元件结合蛋白（cAMP response element binding protein，CREB）的结合蛋白（CREB-binding protein，CBP）结合[63]。在与肾脏EPO产生相关的PHD和HIF-1α亚型中，PHD2和HIF-2α发挥主要作用[64]。慢性高原病患者骨髓细胞中HIF-2α和EPO-mRNA蛋白表达较高原健康居民明显升高。此外，HIF-2α在慢性高原病患者中的表达与EPO、HGB水平显著相关。相比之下，HIF-1α和EPOR-mRNA蛋白表达在慢性高原病患者与高原健康居民中没有显著差异[65]。

除了调控EPO外，HIF还通过其他途径调节红细胞生成，例如HIF-1α能上调转铁蛋白和转铁蛋白受体表达，促进铁转运，通过抑制铁调节素（hepcidin）增加铁的利用。在敲除HIF-2α基因的小鼠中发现，HIF-2α在不影响EPO的情况下，通过调节血管细胞黏附分子-1（vascular cell adhesion molecule-1，VCAM-1），在内皮细胞对红细胞生成的支持作用方面发挥重要作用[66]。

第三节

相关基因

全世界有1.4亿人口生活在高原。随着我国经济、文化交流和国防建设的发展，进入高原的人口持续增加，其中部分人因不适应高原缺氧环境而罹患慢性高原病。研究表明[40, 45, 67]，高原适应和慢性高原病还存在一定的遗传倾向，这些发现主要基于基因组学技术的运用，特别是高通量测序、遗传统计学的快速发展，基因组学技术的应用在揭示高原适应和慢性高原病遗传的分子基础，以及筛选相关易感和驱动基因中发挥了重要作用。

一、HIF 基因相关研究

Span等[68]研究，在常氧情况下HIF-1α位于细胞质中，极不稳定，可被泛素-蛋白酶体系统迅速降解，半衰期很短（<5 min）；但在缺氧情况下，HIF-1α转移至细胞核内，与HIF-1β结合，活化成为具有完整转录功能的HIF-1，稳定性和转录活性显著增加，从而促进下游基因的转录。上调HIF-1活性可以使细胞在缺氧状况下的生存能力提高。Appenzeller等[69]发现，HIF-1在慢性高原病患者中的表达水平升高，当他们移居至低海拔地区后HIF-1基因表达水平未下降，仍保持着缺氧刺激时的较高水平。Prabhakar等[70]指出，HIF-1在安第斯人、藏族人等世居高海拔人群的适应性方面发挥了重要作用，HIF在红细胞生成过程中不仅对 EPO及EPOR的基因编码起到调控作用，同时对DMT1、铁调素、转铁蛋白及受体也有重要的调控作用[68]。

Forristal等[71]在5%氧气浓度下体外培养人类胚胎干细胞（human embryonic stem cell， hESC），其增殖率快于常氧组细胞，产生的集落也更大。同时，还发现EPAS1基因可调控hESC增殖力，当EPAS1基因表达沉默后，细胞周期蛋白NANOG表达减少，hESC的细胞数目及集落大小均显著下降。这是因为细胞周期蛋白NANOG的减少，导致细胞被阻滞在G_0/G_1期，延迟进入S期，从而降低细胞增殖[72]。Grayson等[73]与Gordan等[74]认为EPAS1可介导缺氧下人间充质干细胞（human mesenchymal stem cell，hMSC）增殖及肾脏透明细胞癌进展。以上研究说明，在慢性缺氧环境下，细胞优先选择增殖，而细胞的增殖反应是由EPAS1介导，以适应长期缺氧环境。

研究认为，EPAS1主要通过调控EPO合成来参与红细胞生成。但是在慢性高原病中，越来越多研究表明，EPO不能完全解释红细胞过度积累的机制，EPAS1调控红细胞过度增多的机制，已然成为慢性高原病发病机制研究的热点。Myllymäki等[75]报道，小鼠PHD2基因失活后，EPAS1/HIF-2α稳定性增强，通过下调Notch信号通路，脾脏红系祖细胞、有核红细胞比例增加，而EPO水平正常，以不依赖EPO的方式引起小鼠脾脏产生过多的红细胞。说明EPAS1在不依赖EPO的情况下，可以通过信号转导蛋白参与红细胞生成。刘芳等[76]研究发现，慢性高原病模型小鼠骨髓$CD71^+$有核红细胞中，HIF-2α/EPAS1在mRNA和蛋白水平均高度表达，并通过上调表达GATA-1，参与红细胞过度增生，说明缺氧情况下，EPAS1可能通过提高GATA-1基因活性，进一步激活红系相关基因，促进红系终末分化成熟[77]。提示EPAS1与红系转录因子相互作用，参与红细胞分化成熟。

有研究报道[78]，健康成年人的骨髓本身就处于缺氧环境（氧分压49 mmHg，氧气含量为6.8%），明显低于外周血，缺氧的骨髓微环境中HIF-1α活化是维持正常骨髓造血的重要转录因子。高原缺氧的外部环境可能导致骨髓微环境缺氧程度更加严重，因此，HIF-1α和HIF-2α在骨髓中的变化很可能参与慢性高原病的发病和发展。

HIF-1α和HIF-2α有48%的氨基酸序列是相同的，蛋白质结构相似，但功能并不重复，而且有不同的靶基因及调节机制。对于HIF-1α和HIF-2α在不同病理状态下的调控机制是近年研究的热点之一，目前认为缺氧的持续时间和氧浓度是调控HIF-1α和HIF-2α活化程度以及持续时间的"开关"，HIF-1α和HIF-2α在不同的条件下活化程度与持续时间不同，参与相互独立又相互补充的生理和病理过程。

苏娟等[66]研究发现，慢性高原病患者自体骨髓单个核细胞（bone marrow mononuclear，BMMNC）以及骨髓组织中活化的HIF的α亚基是HIF-2α而非HIF-1α。因此，认为高原慢性缺氧环境失去习服而导致慢性高原病的发病机制中，HIF-2α发挥了重要的调节作用。但是也发现，慢性高原病患者，不论在BMMNC还是骨髓组织中HIF-2α与HIF-1α均呈正相关。因此推测，高原人群受缺氧外环境的影响，骨髓中HIF-1α首先受到活化，从而促进下游VEGF等靶基因转录，改善缺氧状态，随后HIF-2α逐渐活化，继而加快红细胞生成以及血管增生，促进骨髓细胞和组织对缺氧的适应。在某些高原个体，由于对缺氧环境丧失习服，骨髓细胞中HIF-2α异常活化后，红细胞过度生成和血管异常增生，导致慢性高原病发生。

骨髓细胞以及组织中的HIF-2α是慢性高原病的发病机制中的重要调控因子，但相关机制有待进一步完善。

不管是慢性高原病患者，还是整体研究对象，骨髓局部EPO水平是与HIF-2α显著相关，而非HIF-1α。尽管HIF-1α和HIF-2α可以识别相同靶基因启动子序列，但在缺氧条件下这两种亚基发挥相互独立又相互补充的作用，而这两者识别并活化不同靶基因的作用机制仍不清楚。

血管新生和血管增生同样也是低氧反应的一部分，此过程主要是受HIF-1α和HIF-2α调控[79]。二者在血管生成过程中同样发挥相互独立又相互补充协调的作用[80]。目前认为，在低氧反应的早期及重度低氧条件下，血管新生是由HIF-1α起主导调控作用，而低氧程度有所缓解后，在血管重构及成熟的中晚期阶段，则是由HIF-2α发挥主导调控作用[81-82]。有研究表明，骨髓间充质细胞在诱导血管增生过程中，HIF-2α要比HIF-1α发挥更为重要的调控作用[82]。

苏娟等[66]研究发现，在慢性高原病患者骨髓组织中，骨髓微血管密度和HIF-2α显著高于对照组，而且两者呈正相关。Bougatef等[83]报道，应用人血管内皮细胞进行体外实验发现，细胞外基质金属蛋白酶诱导因子（CD147）可诱导血管生成，其机制主要是通过HIF-2α调控VEGF及VEGFR2表达上调来完成。慢性缺氧状态下，HIF-2α活化，进而促进下游靶基因EPO、VEGF、VEGFR-2表达增高，促进红细胞生成，缓解机体缺氧，同时骨髓微血管增加，骨髓微环境局部缺氧状态得以改善。但上述因子持续高表达后，红细胞过度积累，血管持续扩张，过多血管新生，导致骨髓组织结构变化，反而影响组织功能，导致慢性高原病发生。

二、EPO 基因相关研究

慢性高原病发病机制复杂，红系造血调控的改变又涉及多方面因素，其中，近年来发现microRNA（miRNA）在红细胞生成过程中具有重要的调节作用[84]。Castoldi等[85]发现miRNA-122参与造血过程的调控，苏娟等[66]发现慢性高原病患者循环miRNA-122显著下降。同时发现慢性高原病患者BMMNC、EPO及mRNA均明显高于对照组，而在骨髓组织中同样发现慢性高原病患者EPO水平增高，相关分析提示慢性高原病组BMMNC及骨髓组织EPO增高与HGB正相关，提示慢性高原病患者骨髓局部EPO异常增加参与红细胞过度生成的病理过程。

研究认为，EPAS1主要通过调控EPO合成来参与红细胞生成。而León-Velarde等[86]报道，慢性高原病患者EPO水平与同海拔健康人群的EPO水平比较无显著差异，这在南美安第斯人及青藏高原移居汉族人中屡有报道，说明慢性缺氧环境下，EPO不是红细胞生成最主要的调控因子。HIF-1α可与EPO增强子区低氧反应原件（HRE）结合，诱导低氧下EPO基因表达[65]，但动物实验、体外细胞实验均表明，HIF-2α/EPAS是调控EPO表达的主要转录因子[87-88]。而骨髓有核红细胞不表达EPO，但HIF-2α/EPAS1转录活性及蛋白水平均升高，提示骨髓有核红细胞增生增强可能存在其他调控机制，HIF-2α/EPAS1可能不依赖于EPO表达增强而参与慢性高原病发生、发展。

苏娟等[66]通过对34例慢性高原病患者和居住在海拔3000~4500 m的30例健康对照组研究发现，慢性高原病患者骨髓中HIF-2α、EPO的mRNA与蛋白水平显著高于对照组，且慢性高原病患者HIF-2α的表达变化与EPO和HGB水平显著相关，但HIF-1α、EPOR蛋白及mRNA水平与对照组无显著差异，这与陈媛清等[89]报告不一致。目前研究的总体结果是慢性高原病患者血清中EPO水平与同海拔健康人无明显差异[90]。陈伟等[90]报告在急性低氧条件下，细胞内HIF-1α、EPO表达升高，在低氧训练过程中逐渐下降，达到习服后急性低氧对EPO的诱导作用减弱甚至受到抑制，与Hasnaoui S R等[91]结果一致，其认为急性缺氧或EPO缺乏可导致小鼠心脏和大脑组织HIF-1α、EPO、EPOR、VEGF过度表达，然而慢性缺氧抑制了EPO合成缺陷小鼠HIF-1α/VEGF通路。吴洲等[92]发现骨髓细胞中EPOR的亲和力在低氧5 d组显著升高，但在低氧15 d组、30 d组均显著降低。出现以上差异的原因可能是EPO、EPOR、VEGF表达等多种因素共同作用的结果，包括种族、地域及低氧条件和不同低氧暴露时间等。低氧诱导HIF-1α的下游靶基因EPO、EPOR、VEGF高表达存在时间依赖性，由此推测EPO、EPOR、VEGF在急性低氧早期的表达水平显著升高，但随低氧时间延长达到习服后会逐渐下降至正常水平。

EPO在组织中的研究多集中在缺血再灌注损伤方面，通过建立大鼠脑缺血模型[93]发现，EPO预处理可增加缺血再灌注区域P-STAT3表达、降低P-STAT1表达，促进Bcl-2在急性脊髓损伤后的表达、抑制Bax表达，减少神经元细胞凋亡，促进神经细胞再生与修复。EPO可通过减少氧自由基产生，并提高清除能力，抑制心肌细胞凋亡，促进Akt磷酸化，增强慢性缺氧心肌细胞线粒体生物合成，改善能量代谢从而对缺氧心肌产生保护作用[94]。韩玉湘等[95]发现缺血再灌注损伤早期大鼠肝组织中的HIF-1α、VEGF表达显著升高，提示可能通过增加缺血组织的血管新生，增加血流灌注和氧供应，可能通过抑制iNOS表达，减轻大鼠肝脏低氧性损害；另有研究表明，EPO预处理可促进大鼠肝切除术后肝再生；miRNA-494可通过PI3K-Akt途径上调肝缺血缺氧损伤时HIF-1α的水平，以抵抗因缺氧引起的肝L02细胞凋亡[96]。林喜秀等[97]发现，每日4000 m海拔低氧8 h组和12 h组（周期为4周）肾组织中EPO水平明显高于常氧组。

■ 三、细胞凋亡

韩国雄[98]对红系细胞进行体外培养，并采用TUNEL法进行细胞凋亡检测，发现有核红细胞凋亡指数降低。说明慢性高原病患者存在骨髓红系造血细胞凋亡降低。另外，研究还发现慢性高原病患者骨髓红细胞caspase-3 mRNA的相对表达量增加，说明慢性高原病红细胞累积可能与caspase-3对细胞凋亡的调节相关。

　　慢性高原病患者存在细胞内缺氧，缺氧与细胞凋亡有密切关系。Lee等[99]研究发现缺氧可造成线粒体损伤，使其释放凋亡相关的分子，还可刺激死亡受体途径中的FAS分子及其配体（Fas/ FasL）等高表达而促进细胞凋亡；另外缺氧可使HIF-1高表达，使P53蛋白水平升高进而启动细胞凋亡程序。

　　Wojchowski等[100]研究发现，EPO可与EPOR相互作用激活JAK2基因，启动多种细胞信号传导途径如PI3K、AKT kinase及Ras信号途径，发挥抑制细胞凋亡和促进细胞增殖及分化的作用。EPO还可通过激活STAT5途径，刺激Bcl-xl基因的表达[101]，Bcl-xl可通过抑制Bid及Bax活性维持线粒体膜稳定，阻止凋亡相关分子从线粒体释放，而发挥抗凋亡作用。陈杨杨等[102]发现，慢性高原病患者Bcl-xl表达升高及Bax、Bid表达下降可能与此机制有关。

　　田姣等[103]研究发现，低氧可以导致细胞线粒体损伤，释放凋亡相关分子；此外还可刺激Fas/ FasL途径，从而刺激凋亡的发生；还能促进HIF-1的表达，使P53蛋白水平增高，促进凋亡。

　　Priti Azad等[104]研究发现，慢性高原病患者与非慢性高原病患者在抗凋亡基因Bcl-xl的表达上存在显著性差异。在非慢性高原病细胞中，抗凋亡基因Bcl-xl（GATA-1下游效应基因）的表达降低，在一定程度上可能是低氧条件下红细胞生成尤其是红系祖细胞反应减弱的原因之一。

　　马婕[105]应用流式细胞术测定对照组大鼠及低压低氧暴露后大鼠骨髓CD71$^+$有核红细胞凋亡情况，结果发现，低氧暴露后大鼠骨髓 CD71$^+$有核红细胞凋亡率较对照组升高，而且随低氧暴露时间延长，凋亡率有所增高。

　　韩国雄[98]研究发现，慢性高原病患者caspase-3 mRNA的相对表达量与凋亡指数呈负相关，凋亡指数与血红蛋白浓度呈负相关，而caspase-3 mRNA的相对表达量与血红蛋白浓度未见明显相关性，这与戴昕等[106]的研究一致。红细胞增殖增强的同时，代偿性红细胞凋亡增强，这是机体对慢性缺氧代偿不全的保护性机制，可以对抗造血细胞过度增殖和减轻红细胞集聚，延缓病情发展[107]。细胞凋亡的增强会随着缺氧加重、血红蛋白浓度的增加、动脉氧分压的增加而加重[108]。

　　缺氧诱导VEGF高表达，可通过MAPK/ERK和PI3K-Akt途径使Bax基因表达下调，Bcl-xl和Bcl-2基因表达上调，使线粒体释放细胞色素C减少，caspase-9激活减少[109]，诱导凋亡下调。同时，EPO与EPOR结合后可诱导JAK2磷酸化而活化，继而激活多条信号途径，导致caspase-8、caspase-9表达减少[110]，Bcl-xl、Bcl-2表达增加，Bax、Bid表达下降[111]，诱导凋亡下调，从而引起慢性高原病患者BMMNC凋亡减少。

　　慢性高原病发病机制研究显示，Bcl-2家族中的Bcl-2、Bcl-xl蛋白分布在造血细胞表面[112]，主要位于线粒体膜上，与细胞色素C线粒体途径的细胞凋亡密切相关。Bcl-xl在红系细胞成熟过程中表达逐渐增高，于终末成熟阶段达到最高表达[113]。EPO和红细胞转录因子GATA-1协同诱导红细胞抗凋亡基因Bcl-xl的表达。通过对抗细胞凋亡而发挥对造血细胞的正向调节作用。正常红细胞数维持需要在红系分化后期对EPO信号的反应过程中诱导抗凋亡蛋白Bcl-xl表达[114]。由此可见，造血细胞生理调控中，Bcl-2和Bcl-xl发挥着重要作用，其表达的变化与细胞凋亡水平密切相关。活化的Bid蛋白可通过与Bcl-2、Bcl-xl等结合，减弱其抑制凋亡作用而促进细胞凋亡[115]；使Bax、Bak蛋白插入线粒体膜，从而诱导线粒体蛋白的释放，促进细胞凋亡[116-117]。Bcl-2家族蛋白中的促凋亡蛋白可使线粒体释放大量的促凋亡蛋白。线粒体途径可以通过利用caspase与促凋亡蛋白之间的相互作用实现细胞凋亡的调节，线粒体也可被caspase和Bcl-2家族蛋白调控，从而释放促凋亡蛋白，实现放大凋亡级联反应。

四、其他基因

（一）肿瘤坏死因子

作为造血抑制因子之一的肿瘤坏死因子（tumor necrosis factor，TNF）家族，主要有TNF-α和TNF-β两种，其中 TNF-β又称为淋巴毒素（lymphotoxin，LT），两者对干细胞和祖细胞的作用在不同的集落刺激因子（colony stimulating factor，CSF）刺激下各不相同，在IL-1和IL-3或粒细胞-巨噬细胞集落刺激因子（granulocyte-macrophage colony stimulating factor，GM-CSF）存在的条件下，TNF促进HPP-集落形成细胞（HPP-colony forming cell，HPP-CFC）的生长，而在IL-1与粒细胞集落刺激因子（granulocyte colony stimulating factor，G-CSF）都存在的条件下则TNF抑制HPP-CFC的生长[118]。TNF-α在体外对纯化原代红细胞培养24 h后的基因表达谱提示，主要调节基因显著富集于编码，参与控制Ⅰ型干扰素信号传导的蛋白质和对病毒感染的免疫应答的基因[119]。

也有报道TNF-α信号传导在调节成人造血功能方面的作用[120]。TNF-α通过其经典途径激活核因子κB（Nuclear factor-κB，NF-κB），其中NF-κB抑制剂（inhibitor-κB，I-κB）被磷酸化、泛素化和降解，释放NF-κB二聚体，然后易位至细胞核以结合特异性NF-κB DNA结合位点以激活基因表达[121]。NF-κB在HSC中的直接作用尚未得到广泛研究，最近报道NF-κB可正调节参与HSC和祖细胞维持和稳态的基因转录[122]。TNF-α通过TNFR2激活Notch和NF-κB信号传导途径，在没有感染的情况下，发育中的胚胎利用促炎信号传导产生造血系统的途径，表明在HSC产生中需要炎症信号传导[123]。

TNF-β受体，即淋巴毒素-β受体（LTβ receptor，LTβR）表达于许多造血组织中，如淋巴组织中的基质细胞上，但也在骨髓髓系细胞、单核细胞、肺泡巨噬细胞、肥大细胞和树枝状细胞上表达，TNF-β可激活NF-κB信号通路产生一系列生物学效应，淋巴系统恶性肿瘤常导致NF-κB信号传导异常，激活基因突变，而在正常细胞中，该途径在控制细胞生长、存活、应激反应和炎症中具有重要作用。PI3K还能促进NF-κB蛋白异源二聚体P65/ReIA的磷酸化，从而募集转录共激活因子，如p300，进而全面激活NF-κB的转录与激活功能[124]。IA型PI3的p110亚单位也被证明，能通过p85α与酪氨酸磷酸化IκB-α结合，促进NF-κB p65磷酸化，进而促进NF-κB反式激活，募集转录共刺激因子与NF-κB p65结合，增加其转录活性[125]。

（二）VEG

VEG是HIF-1α下游重要的靶基因，对血管生成、重构以及增殖均具有重要调控作用，目前普遍以VEGF代表VEGF-A，这也是研究最广泛的VEGF家族成员[126]。Drogat等[127]发现，VEGF可通过红系特异性转录因子GATA-1调节胚胎期红系造血。Cervi等[128]发现，过度表达VEGF能增加野生型小鼠骨髓细胞CFU-E克隆的数量和大小。

Tim等[129]通过对缺氧的巨噬细胞研究发现，HIF-1α基因敲除后VEGF浓度明显下降，游离VEGFR-1（soluble VEGFR-1，sVEGFR-1）浓度无改变；而HIF-2α基因敲除后的巨噬细胞中的VEGF不受影响，sVEGFR-1受到明显抑制。目前认为，VEGF主要受HIF-1α调控，而VEGFR-1、VEGFR-2则主要受HIF-2α调控[130-131]。VEGFR是VEGF生物信号传导级联通路的门户，VEGFR介导了一系列细胞行为，包括细胞迁移、存活、增殖等，还可增加血管渗透性导致组织水肿。VEGFR-1可竞争性结合VEGF，从而阻止VEGF与VEGFR-2结合；VEGFR-2可以在各种生理、病理情况下调控血管内皮细胞的生物学活性，被认为是参与VEGF诱导的血管增生、重构以及渗透的主要功能性受体；VEGFR-3可以调控淋巴管内皮细胞的生长和功能[132]。

TISSOT V P等[133]研究发现急性高原病患者血清中sVEGFR-1水平显著降低，推测低水平的sVEGFR-1可能与急性高原病的发病相关。Painschab等[1]研究发现，秘鲁高原的红细胞增多症患者血清VEGF浓度虽然与正常对照无显著差异，但sVEGFR-1浓度却显著高于对照组，提示sVEGFR可能是慢性高原病发病的重要因素。但是目前仍没有关于直接转导VEGF信号的骨髓细胞膜表面受体在慢性高原病中应用的研究。

参考文献

［1］PAINSCHAB M S, MALPARTIDA G E, DÁVILA-ROMAN V G, et al. Association between serum concentrations of hypoxia inducible factor responsive proteins and excessive erythrocytosis in high altitude Peru［J］. High Alt Med Biol, 2015, 16（1）: 26-33.

［2］LIU Y S, HUANG H, ZHOU S M, et al. Excessive Iron Availability Caused by Disorders of Interleukin-10 and Interleukin-22 Contributes to High Altitude Polycythemia［J］. Front Physiol, 2018, 9: 548.

［3］ROMANO O，PETITI L，FELIX T，et al. GATA Factor–Mediated Gene Regulation in Human Erythropoiesis［J］. iScience，2020，23（4）：101018.

［4］尹智平，赵树铭. 红细胞系造血调控的研究进展［J］. 国际检验医学杂志，2011，32（10）：1075–1078.

［5］KAUSHANSKY K，LICHTMAN M，PRCHAL J T，等. 威廉姆斯血液学［M］. 陈竺，陈赛娟，吴德沛，等，译. 9版. 北京：人民卫生出版社，2018：243–244.

［6］JELKMANN W. Erythropoietin［J］. Journal of Endocrinological Investigation，2003，26（9）：832–837.

［7］LIONGUE C，SERTORI R，WARD A C. Evolution of Cytokine Receptor Signaling［J］. J Immunol，2016，197（1）：11–18.

［8］SURESH S，RAJVANSHI P K，NOGUCHI C T. The Many Facets of Erythropoietin Physiologic and Metabolic Response［J］. Front Physiol，2019，10：1534.

［9］KUHRT D，WOJCHOWSKI D M. Emerging EPO and EPO receptor regulators and signal transducers［J］. Blood，2015，125（23）：3536–3541.

［10］PALIS J，KONISKI A. Functional Analysis of Erythroid Progenitors by Colony–Forming Assays［J］. Methods Mol Biol，2018，1698：117–132.

［11］HO M S，MEDCALF R L，LIVESEY S A，et al. The dynamics of adult haematopoiesis in the bone and bone marrow environment［J］. Br J Haematol，2015，170（4）：472–486.

［12］KOBAYASHI H，LIU J，URRUTIA A A，et al. Hypoxia–inducible factor prolyl–4–hydroxylation in FOXD1 lineage cells is essential for normal kidney development［J］. Kidney Int，2017，92（6）：1370–1383.

［13］ANUSORNVONGCHAI T，NANGAKU M，JAO T M，et al. Palmitate deranges erythropoietin production via transcription factor ATF4 activation of unfolded protein response［J］. Kidney Int，2018，94（3）：536–550.

［14］OBARA N，SUZUKI N，KIM K，et al. Repression via the GATA box is essential for tissue–specific erythropoietin gene expression［J］. Blood，2008，111（10）：5223–5232.

［15］TOMC J，DEBELJAK N. Molecular Insights into the Oxygen–Sensing Pathway and Erythropoietin Expression Regulation in Erythropoiesis［J］. International Journal of Molecular Sciences，2021，22（13）：7074.

［16］ROGERS H，WANG L，YU X，et al. T–cell acute leukemia 1（TAL1）regulation of erythropoietin receptor and association with excessive erythrocytosis［J］. J Biol Chem，2012，287（44）：36720–36731.

［17］BELESLIN-ČOKIĆ B B, COKIĆ V P, WANG L, et al. Erythropoietin and hypoxia increase erythropoietin receptor and nitric oxide levels in lung microvascular endothelial cells ［J］. Cytokine, 2011, 54（2）: 129-135.

［18］RUSCHITZKA F T, WENGER R H, STALLMACH T, et al. Nitric oxide prevents cardiovascular disease and determines survival in polyglobulic mice overexpressing erythropoietin ［J］. Proc Natl Acad Sci U S A, 2000, 97（21）: 11609-11613.

［19］BARHOUMI T, BRIET M, KASAL D A, et al. Erythropoietin-induced hypertension and vascular injury in mice overexpressing human endothelin-1: exercise attenuated hypertension, oxidative stress, inflammation and immune response ［J］. J Hypertens, 2014, 32（4）: 784-794.

［20］陈陆昕, 谷冬梅, 罗微. 血小板生成素的研究新进展 ［J］. 中华全科医学, 2021, 19（2）: 290-292.

［21］HITCHCOCK I S, KAUSHANSKY K. Thrombopoietin from beginning to end ［J］. Br J Haematol, 2014, 165（2）: 259-268.

［22］王琼, 格桑罗布, 刘媛. 慢性高原红细胞增多症不同体液因子的研究进展 ［J］. 西藏医药, 2021, 42（3）: 151-153.

［23］AZAD P, VILLAFUERTE F C, BERMUDEZ D, et al. Protective role of estrogen against excessive erythrocytosis in Monge's disease ［J］. Experimental & Molecular Medicine, 2021, 53（1）: 125-135.

［24］GONZALES G F, GASCO M, TAPIA V, et al. High serum testosterone levels are associated with excessive erythrocytosis of chronic mountain sickness in men ［J］. Am J Physiol Endocrinol Metab, 2009, 296（6）: 1319-1325.

［25］GUO W, BACHMAN E, LI M, et al. Testosterone administration inhibits hepcidin transcription and is associated with increased iron incorporation into red blood cells ［J］. Aging Cell, 2013, 12（2）: 280-291.

［26］陈清振. 血清促红细胞生成素和睾酮水平与慢性高原病关系的 Meta 分析 ［D］. 西宁: 青海大学, 2016.

［27］王璐. 人 IL-3 的表达与调控机理研究进展 ［J］. 国外医学（临床生物化学与检验学分册）, 2002（2）: 67-68.

［28］PATIENT R K, MCGHEE J D. The GATA family（vertebrates and invertebrates）［J］. Curr Opin Genet Dev, 2002, 12（4）: 416-422.

［29］LOWRY J A, ATCHLEY W R. Molecular evolution of the GATA family of transcription factors: conservation within the DNA-binding domain ［J］. J Mol Evol, 2000, 50（2）: 103-115.

［30］KATSUMURA K R, BRESNICK E H. The GATA factor revolution in hematology［J］. Blood, 2017, 129（15）: 2092-2102.

［31］TREMBLAY M, SANCHEZ-FERRAS O, BOUCHARD M. GATA transcription factors in development and disease［J］. Development, 2018, 145（20）: 164384.

［32］OHNEDA K, YAMAMOTO M. Roles of Hematopoietic Transcription Factors GATA-1 and GATA-2 in the Development of Red Blood Cell Lineage［J］. Acta Haematologica, 2002, 108（4）: 237-245.

［33］SUZUKI M, SHIMIZU R, YAMAMOTO M. Transcriptional regulation by GATA1 and GATA2 during erythropoiesis［J］. International Journal of Hematology, 2011, 93（2）: 150-155.

［34］韩国雄, 年蔚, 刘彦民, 等. 低氧对红系转录因子表达的影响［J］. 实用医学杂志, 2020, 36（15）: 2072-2076.

［35］谭业辉. NF-E2 在红系造血调控作用中的研究［D］. 吉林大学, 2004.

［36］AMIGO J D, ACKERMANN G E, COPE J J, et al. The role and regulation of friend of GATA-1（FOG-1）during blood development in the zebrafish［J］. Blood, 2009, 114（21）: 4654-4663.

［37］谭茗, 李雯, 孙婴宁. 转录因子 PU.1 的最新研究进展［J］. 中国细胞生物学学报, 2021, 43（1）: 249-262.

［38］李艳明, 方向东. GATA-1 调控红细胞分化的作用及其分子机制［J］. 中国细胞生物学学报, 2013, 35（6）: 760-767.

［39］TANIMURA N, MILLER E, IGARASHI K, et al. Mechanism governing heme synthesis reveals a GATA factor/heme circuit that controls differentiation［J］. EMBO Rep, 2016, 17（2）: 249-265.

［40］格日历, 欧珠罗布, 柳君泽, 等. 高原医学［M］. 北京: 北京大学医学出版社, 2015: 92.

［41］杨生岳. 化学感受器对呼吸调节的研究进展［J］. 青海医药杂志, 1997, 114（3）: 62-64.

［42］LÓPEZ-BARNEO J, GONZÁLEZ-RODRÍGUEZ P, GAO L, et al. Oxygen sensing by the carotid body: mechanisms and role in adaptation to hypoxia［J］. Am J Physiol Cell Physiol, 2016, 310（8）: C629-C642.

［43］PARDAL R, ORTEGA-SÁENZ P, DURÁN R, et al. Glia-like stem cells sustain physiologic neurogenesis in the adult mammalian carotid body［J］. Cell, 2007, 131（2）: 364-377.

［44］姚泰, 曹济民, 樊小力, 等. 生理学［M］. 2 版. 北京: 人民卫生出版社, 2010:

243，245.

[45] KANE A D, KOTHMANN E, GIUSSANI D A. Detection and response to acute systemic hypoxia [J]. BJA Education, 2020, 20（2）：58-64.

[46] WILSON J W, SHAKIR D, BATIE M, et al. Oxygen-sensing mechanisms in cells [J]. FEBS J, 2020, 287（18）：3888-3906.

[47] LIAO C, ZHANG Q. Understanding the Oxygen-Sensing Pathway and Its Therapeutic Implications in Diseases [J]. Am J Pathol, 2020, 190（8）：1584-1595.

[48] 格日力. 2019年诺贝尔生理学或医学奖对高原医学研究的启示 从氧感知通路的新发现谈未来高原医学研究的机遇[J]. 中国高原医学与生物学杂志, 2020, 41（1）：2-5.

[49] 赵慧娟, 王文天, 王荣, 等. 低氧诱导因子调控造血的功能 [J]. 中国细胞生物学学报, 2020, 42（10）：1894-1900.

[50] CHOUDHRY H, HARRIS A L. Advances in Hypoxia-Inducible Factor Biology [J]. Cell Metabolism, 2018, 27（2）：281-298.

[51] SEMENZA G L. Oxygen sensing, hypoxia-inducible factors, and disease pathophysiology [J]. Annual review of pathology, 2014, 9（1）：47-71.

[52] 沈安然, 王彬, 刘必成. 氧感受与适应机制的研究进展[J]. 生理学报, 2020, 72（5）：660-666.

[53] PAN S, CHIANG W, CHEN Y. The journey from erythropoietin to 2019 Nobel Prize：Focus on hypoxia-inducible factors in the kidney [J]. Journal of the Formosan Medical Association, 2021, 120（1）：60-67.

[54] SEMENZA G L. Hypoxia-inducible factors in physiology and medicine [J]. Cell, 2012, 148（3）：399-408.

[55] 周启璠, 于淼, 陈国良. 缺氧诱导因子-1α及其抑制剂的研究进展 [J]. 中国药物化学杂志, 2014, 24（1）：48-58.

[56] PRABHAKAR N R. 2019 Nobel Prize in Physiology or Medicine [J]. Physiology, 2020, 35（2）：81-83.

[57] 田宇昌, 李世煜, 赵同标. 细胞氧气感知与适应机制[J]. 科学通报, 2019, 64（36）：3817-3823.

[58] KE Q, COSTA M. Hypoxia-Inducible Factor-1 （HIF-1）[J]. Molecular Pharmacology, 2006, 70（5）：1469-1480.

[59] 顾霞, 赵敏, 王平义, 等. 低氧诱导因子1α与低氧相关疾病信号通路的关系 [J]. 中国组织工程研究, 2021, 25（8）：1284-1289.

[60] 宋小莉, 苏娟. 脯氨酸羟化酶研究进展 [J]. 现代临床医学, 2017, 43（5）：397-400.

[61] SEMENZA G L. The Genomics and Genetics of Oxygen Homeostasis [J] . Annual Review of Genomics and Human Genetics, 2020, 21 (1) :183−204.

[62] FANDREY J. Oxygen−dependent and tissue−specific regulation of erythropoietin gene expression [J] . American Journal of Physiology−Regulatory, Integrative and Comparative Physiology, 2004, 286 (6) : R977−R988.

[63] DENGLER V L, GALBRAITH M D, ESPINOSA J M. Transcriptional regulation by hypoxia inducible factors [J] . Critical Reviews in Biochemistry and Molecular Biology, 2013, 49 (1) : 1−15.

[64] SOUMA T, NEZU M, NAKANO D, et al. Erythropoietin Synthesis in Renal Myofibroblasts Is Restored by Activation of Hypoxia Signaling [J] . J Am Soc Nephrol, 2016, 27 (2) : 428−438.

[65] SU J, LI Z, CUI S, et al. The Local HIF−2α/EPO Pathway in the Bone Marrow is Associated with Excessive Erythrocytosis and the Increase in Bone Marrow Microvessel Density in Chronic Mountain Sickness [J] . High Altitude Medicine & Biology, 2015, 16 (4) : 318−330.

[66] 苏娟 . 慢性高原病骨髓细胞 HIF−α/EPO 和 VEGF 变化及低氧条件下 miR−122 对 EPO 的调控作用 [D] . 西宁: 青海大学, 2018.

[67] 刘宝 . 高原习服及习服不良过程中基因表达特征及其病理生理学意义研究 [D] . 重庆: 第三军医大学, 2017.

[68] SPAN P N, BUSSINK J. Biology of hypoxia [J] . Semin Nucl Med, 2015, 45 (2) : 101−109.

[69] APPENZELLER O, MINKO T, QUALLS C, et al. Gene expression, autonomic function and chronic hypoxia: lessons from the Andes[J] . Clin Auton Res, 2006, 16(3): 217−222.

[70] PRABHAKAR N R, SEMENZA G L. Adaptive and maladaptive cardiorespiratory responses to continuous and intermittent hypoxia mediated by hypoxia−inducible factors 1 and 2 [J] . Physiol Rev, 2012, 92 (3) : 967−1003.

[71] FORRISTAL C E, WRIGHT K L, HANLEY N A, et al. Hypoxia inducible factors regulate pluripotency and proliferation in human embryonic stem cells cultured at reduced oxygen tensions [J] . Reproduction, 2010, 139 (1) : 85−97.

[72] ZHANG X, NEGANOVA I, PRZYBORSKI S, et al. A role for NANOG in G1 to S transition in human embryonic stem cells through direct binding of CDK6 and CDC25A [J] . J Cell Biol, 2009, 184 (1) : 67−82.

[73] GRAYSON W L, ZHAO F, BUNNELL B, et al. Hypoxia enhances proliferation

and tissue formation of human mesenchymal stem cells [J] . Biochem Biophys Res Commun, 2007, 358（3）: 948-953.

[74] GORDAN J D, BERTOUT J A, HU C J, et al. HIF-2alpha promotes hypoxic cell proliferation by enhancing c-myc transcriptional activity[J]. Cancer Cell, 2007, 11（4）: 335-347.

[75] MYLLYMÄKI M, MÄÄTTÄ J, DIMOVA E Y, et al. Notch Downregulation and Extramedullary Erythrocytosis in Hypoxia-Inducible Factor Prolyl 4-Hydroxylase 2-Deficient Mice [J] . Mol Cell Biol, 2017, 37（2）: MCB. 00529-16.

[76] 刘芳, 丁瑾, 魏巍, 等 . GATA-1 对高原红细胞增多症模型大鼠骨髓 CD71$^+$ 细胞 EpoR 表达的影响 [J] . 中国实验血液学杂志, 2016, 24（3）: 884-891.

[77] FERREIRA R, OHNEDA K, YAMAMOTO M, et al. GATA1 function, a paradigm for transcription factors in hematopoiesis [J] . Mol Cell Biol, 2005, 25（4）: 1215-1227.

[78] CARREAU A, EL H B, MATEJUK A, et al. Why is the partial oxygen pressure of human tissues a crucial parameter? Small molecules and hypoxia [J] . J Cell Mol Med, 2011, 15（6）: 1239-1253.

[79] BLANCHER C, MOORE J W, TALKS K L, et al. Relationship of hypoxia-inducible factor（HIF）-1alpha and HIF-2alpha expression to vascular endothelial growth factor induction and hypoxia survival in human breast cancer cell lines [J] . Cancer Res, 2000, 60（24）: 7106-7113.

[80] SKULI N, MAJMUNDAR A J, KROCK B L, et al. Endothelial HIF-2α regulates murine pathological angiogenesis and revascularization processes [J] . J Clin Invest, 2012, 122（4）: 1427-1443.

[81] SKULI N, LIU L, RUNGE A, et al. Endothelial deletion of hypoxia-inducible factor-2alpha（HIF-2alpha）alters vascular function and tumor angiogenesis [J] . Blood, 2009, 114（2）: 469-477.

[82] BEN-SHOSHAN J, SCHWARTZ S, LUBOSHITS G, et al. Constitutive expression of HIF-1alpha and HIF-2alpha in bone marrow stromal cells differentially promotes their proangiogenic properties [J] . Stem Cells, 2008, 26（10）: 2634-2643.

[83] BOUGATEF F, QUEMENER C, KELLOUCHE S, et al. EMMPRIN promotes angiogenesis through hypoxia-inducible factor-2alpha-mediated regulation of soluble VEGF isoforms and their receptor VEGFR-2 [J] . Blood, 2009, 114（27）: 5547-5556.

[84] CARIO H, SCHWARZ K, JORCH N, et al. Mutations in the von Hippel-Lindau（VHL）

tumor suppressor gene and VHL-haplotype analysis in patients with presumable congenital erythrocytosis [J]. Haematologica, 2005, 90 (1): 19-24.

[85] CASTOLDI M, VUJIC S M, ALTAMURA S, et al. The liver-specific microRNA miR-122 controls systemic iron homeostasis in mice [J]. J Clin Invest, 2011, 121 (4): 1386-1396.

[86] LEÓN-VELARDE F, MAGGIORINI M, REEVES J T, et al. Consensus statement on chronic and subacute high altitude diseases [J]. High altitude medicine & biology, 2005, 6 (2): 147.

[87] KAPITSINOU P P, LIU Q, UNGER T L, et al. Hepatic HIF-2 regulates erythropoietic responses to hypoxia in renal anemia [J]. Blood, 2010, 116 (16): 3039-3048.

[88] RIVKIN M, SIMERZIN A, ZORDE-KHVALEVSKY E, et al. Inflammation-Induced Expression and Secretion of MicroRNA 122 Leads to Reduced Blood Levels of Kidney-Derived Erythropoietin and Anemia [J]. Gastroenterology, 2016, 151 (5): 999-1010.

[89] 陈媛清. 慢性高原病患者骨髓单个核细胞 Bcl-2、Bcl-xl、Bax 及 Bid 蛋白水平表达研究 [D]. 西宁: 青海大学, 2015.

[90] 陈伟, 陈家佩, 葛世丽, 等. 急性低氧和低氧习服影响 HepG2 细胞内红细胞生成素基因的表达 [J]. 中华实验外科杂志, 2004, 21 (4): 32-34.

[91] El H R, MARCHANT D, PICHON A, et al. Epo deficiency alters cardiac adaptation to chronic hypoxia [J]. Respiratory physiology & neurobiology, 2013, 186 (2): 146-154.

[92] 吴洲, 宋玲, 高钰琪, 等. 模拟高原缺氧大鼠骨髓细胞 EPOR 亲和力及数量的测定 [J]. 西南国防医药, 2006 (4): 360-362.

[93] 姜春娟, 许倩, 徐凯, 等. EPO 干预后大鼠脑缺血再灌注区域 STAT1 和 STAT3 蛋白表达与细胞凋亡 [J]. 中风与神经疾病杂志, 2013, 30 (10): 887-890.

[94] 杨学慧, 伊雪, 王帅, 等. EPO 对同种异体心脏移植中供心保护作用的实验研究 [J]. 医学研究杂志, 2015, 44 (9): 78-81.

[95] 韩玉湘, 欧珊珊, 肖笑雨, 等. 缺血-再灌注损伤大鼠肝组织 HIF-1α 和 VEGF 的表达及其意义 [J]. 中华肝脏外科手术学电子杂志, 2015, 4 (5): 314-317.

[96] SUN G, ZHOU Y, LI H, et al. Over-expression of microRNA-494 up-regulates hypoxia-inducible factor-1 alpha expression via PI3K/Akt pathway and protects against hypoxia-induced apoptosis [J]. J Biomed Sci, 2013, 20 (1): 100.

[97] 林喜秀, 瞿树林, 罗自强. 模拟高住低练对大鼠肾 EPO 及 RBC、Hb、HCT 的影响 [J]. 怀化学院学报, 2012, 31 (11): 50-54.

［98］韩国雄，谢友邦，蒋白丽，等 . 慢性高原病患者骨髓有核红细胞凋亡及 Caspase-3 的表达［J］. 中国临床研究，2018，31（11）：1467-1469.

［99］LEE S D，KUO W W，LIN J A，et al. Effects of long-term intermittent hypoxia on mitochondrial and Fas death receptor dependent apoptotic pathways in rat hearts［J］. Int J Cardiol，2007，116（3）：348-356.

［100］WOJCHOWSKI D M，GREGORY R C，MILLER C P，et al. Signal transduction in the erythropoietin receptor system［J］. Exp Cell Res，1999，253（1）：143-156.

［101］NOSAKA T，KAWASHIMA T，MISAWA K，et al. STAT5 as a molecular regulator of proliferation，differentiation and apoptosis in hematopoietic cells［J］. EMBO J，1999，18（17）：4754-4765.

［102］陈杨杨，崔森，李占全，等 . 慢性高原病患者骨髓有核红细胞凋亡及 Bcl-xl、Bax、Bid 表达水平研究［J］. 中华血液学杂志，2012（4）：326-328.

［103］田姣，王宝西，江逊 . 胃肠道 Cajal 间质细胞与干细胞因子 /c-kit 信号系统的研究进展［J］. 临床儿科杂志，2013，31（4）：385-388.

［104］AZAD P，ZHAO H W，CABRALES P J，et al. Senp1 drives hypoxia-induced polycythemia via GATA1 and Bcl-xL in subjects with Monge's disease［J］. J Exp Med，2016，213（12）：2729-2744.

［105］马婕 . 慢性高原病骨髓红系造血细胞凋亡变化及其信号通路研究［D］. 西宁：青海大学，2019.

［106］戴昕，李建平，李文倩，等 . 慢性高原病患者骨髓 Cyt C 和 Caspase-3 表达及意义研究［J］. 中国现代医药杂志，2014，16（9）：50-53.

［107］SCHNAKERS C，HUSTINX R，VANDEWALLE G，et al. Measuring the effect of amantadine in chronic anoxic minimally conscious state［J］. J Neurol Neurosurg Psychiatry，2008，79（2）：225-227.

［108］BAO H，WANG D，ZHAO X，et al. Cerebral Edema in Chronic Mountain Sickness：a New Finding［J］. Sci Rep，2017，7：43224.

［109］BROCKINGTON A，HEATH P R，HOLDEN H，et al. Downregulation of genes with a function in axon outgrowth and synapse formation in motor neurones of the VEGFdelta/delta mouse model of amyotrophic lateral sclerosis［J］. BMC Genomics，2010，11：203.

［110］蔡玉亮，崔森，李占全，等 . 慢性高原病患者骨髓造血细胞凋亡及 caspase-8 和 caspase-9 表达研究［J］. 中华血液学杂志，2011（11）：762-765.

［111］孙敏敏，崔森，李占全，等 . 慢性高原病患者骨髓有核红细胞凋亡及 Bcl-2 表达研究［J］. 中华临床医师杂志（电子版），2013，7（10）：4281-4284.

［112］PETERS R，LEYVRAZ S，PEREY L. Apoptotic regulation in primitive hematopoietic precursors［J］. Blood，1998，92（6）：2041-2052.

［113］GREGOLI P A，BONDURANT M C. The Roles of Bcl-XL and Apopain in the Control of Erythropoiesis by Erythropoietin［J］. Blood，1997，90（2）：630-640.

［114］DIWAN A，KOESTERS A G，ODLEY A M，et al. Unrestrained erythroblast development in Nix-/- mice reveals a mechanism for apoptotic modulation of erythropoiesis［J］. Proc Natl Acad Sci U S A，2007，104（16）：6794-6799.

［115］LUO X，BUDIHARDJO I，ZOU H，et al. Bid，a Bcl2 interacting protein，mediates cytochrome c release from mitochondria in response to activation of cell surface death receptors［J］. Cell，1998，94（4）：481-490.

［116］WEI M C，LINDSTEN T，MOOTHA V K，et al. tBID，a membrane-targeted death ligand，oligomerizes BAK to release cytochrome c［J］. Genes Dev，2000，14（16）：2060-2071.

［117］LI H，ZHU H，XU C J，et al. Cleavage of BID by caspase 8 mediates the mitochondrial damage in the Fas pathway of apoptosis［J］. Cell，1998，94（4）：491-501.

［118］DEGLIANTONI G，MURPHY M，KOBAYASHI M，et al. Natural killer （NK） cell-derived hematopoietic colony-inhibiting activity and NK cytotoxic factor. Relationship with tumor necrosis factor and synergism with immune interferon［J］. J Exp Med，1985，162（5）：1512-1530.

［119］LAMIKANRA A A，MERRYWEATHER-CLARKE A T，TIPPING A J，et al. Distinct mechanisms of inadequate erythropoiesis induced by tumor necrosis factor alpha or malarial pigment［J］. PLoS One，2015，10（3）：119836.

［120］MIZRAHI K，ASKENASY N. Physiological functions of TNF family receptor/ligand interactions in hematopoiesis and transplantation［J］. Blood，2014，124（2）：176-183.

［121］BROWN K D，CLAUDIO E，SIEBENLIST U. The roles of the classical and alternative nuclear factor-kappaB pathways：potential implications for autoimmunity and rheumatoid arthritis［J］. Arthritis Res Ther，2008，10（4）：212.

［122］STEIN S J，BALDWIN A S. Deletion of the NF-κB subunit p65/RelA in the hematopoietic compartment leads to defects in hematopoietic stem cell function［J］. Blood，2013，121（25）：5015-5024.

［123］ESPÍN-PALAZÓN R，STACHURA D L，CAMPBELL C A，et al. Proinflammatory signaling regulates hematopoietic stem cell emergence［J］. Cell，2014，159（5）：

1070-1085.

[124] SIZEMORE N, LEUNG S, STARK G R. Activation of phosphatidylinositol 3-kinase in response to interleukin-1 leads to phosphorylation and activation of the NF-kappaB p65/RelA subunit [J] . Mol Cell Biol, 1999, 19（7）: 4798-4805.

[125] KANG J L, LEE H S, PACK I S, et al. Phosphoinositide 3-kinase activity leads to silica-induced NF-kappaB activation through interacting with tyrosine-phosphorylated I（kappa）B-alpha and contributing to tyrosine phosphorylation of p65 NF-kappaB [J] . Mol Cell Biochem, 2003, 248（112）: 17-24.

[126] CLAESSON W L. Signal transduction by vascular endothelial growth factor receptors [J] . Biochem Soc Trans, 2003, 31（1）: 20-24.

[127] DROGAT B, KALUCKA J, GUTIÉRREZ L, et al. Vegf regulates embryonic erythroid development through Gata1 modulation [J] . Blood, 2010, 116（12）: 2141-2151.

[128] CERVI D, SHAKED Y, HAERI M, et al. Enhanced natural-killer cell and erythropoietic activities in VEGF-A-overexpressing mice delay F-MuLV-induced erythroleukemia [J] . Blood, 2007, 109（5）: 2139-2146.

[129] EUBANK T D, RODA J M, LIU H, et al. Opposing roles for HIF-1α and HIF-2α in the regulation of angiogenesis by mononuclear phagocytes[J]. Blood, 2011, 117(1): 323-332.

[130] OLADIPUPO S, HU S, KOVALSKI J, et al. VEGF is essential for hypoxia-inducible factor-mediated neovascularization but dispensable for endothelial sprouting [J] . Proc Natl Acad Sci U S A, 2011, 108（32）: 13264-13269.

[131] NAGAO K, OKA K. HIF-2 directly activates CD82 gene expression in endothelial cells [J] . Biochem Biophys Res Commun, 2011, 407（1）: 260-265.

[132] KISELYOV A, BALAKIN K V, TKACHENKO S E. VEGF/VEGFR signalling as a target for inhibiting angiogenesis [J] . Expert Opin Investig Drugs, 2007, 16（1）: 83-107.

[133] TISSOT V P, LEADBETTER G, KEYES L E, et al. Greater free plasma VEGF and lower soluble VEGF receptor-1 in acute mountain sickness[J]. J Appl Physiol（1985）, 2005, 98（5）: 1626-1629.

第三章

慢性高原病病理生理

高原环境对机体的影响因素主要包括低气压、缺氧、寒冷、干燥和强辐射等。高海拔缺氧环境是导致低氧血症和组织缺氧的主要原因，根据世界卫生组织的数据，有1.4亿人生活在海拔2500 m或更高的地区。慢性高原病是一种发生于高原当地人或2500 m以上长住居民的临床综合征，其特征是红细胞增多，严重低氧血症，或合并中度或重度肺动脉高压，可发展为肺心病，导致充血性心力衰竭，转移至低海拔地区后症状逐渐消失，返回高海拔地区后再次出现。慢性高原病可导致严重低氧血症和红细胞过度升高，伴随病情进展可能进一步影响心肺功能，严重者发展为多脏器功能衰竭，而成为严重的系统性疾病[1]。由于机体长期缺氧，慢性高原病患者血液具有"三高一乱"的血流特点，即血液黏度、聚集性增高，凝血与纤溶系统紊乱。血液中红细胞数量和功能发生累积性改变，可引起机体多组织和器官损伤。由于低氧应激刺激导致人体造血功能和调节机制紊乱，骨髓生产大量红细胞，虽然氧气携带量增加，但同时会升高血液黏度，减慢血流速度，使各组织器官灌注减少，加重缺氧，引起头晕、头疼、疲惫无力、失眠或嗜睡、发绀、结膜充血等多种症状。

由于红细胞过度增多及相关的心肺功能和脑血流下降效应，受影响的个体出现神经生理不适、运动耐量下降、睡眠差、感觉异常和发绀。临床综合征发生和发展的确切机制尚不清楚，但可能与肺通气及肺换气异常从而加重低氧血症和促进红细胞生成有关，在基因层面中，HIF介导的缺氧反应正在被大量研究，从而进一步加强对病理生理学的了解。

第一节

缺氧与慢性高原病

氧是维持生命的重要物质，人和动物的生命活动离不开氧。成人在静息状态下，每分钟耗氧约250 ml。但人体内氧储量极少，需依靠外界环境氧的供应和通过呼吸、血液循环不断地完成氧的摄取和运输，以保证细胞生物氧化的需要。组织供氧不足或用氧障碍均可导致机体产生相应功能、代谢的改变，这一病理过程称为缺氧（hypoxia）。

稳定持续组织供氧对人类细胞功能完整和生存至关重要。为了保证足够氧气输送到身体所有细胞，人类经过进化，已经发展出了一个复杂的生理系统。该系统包括吸氧部位

（肺）、氧气载体（红细胞）、循环和分配通道（脉管系统）和肌肉收缩泵（心脏）。研究发现缺氧相关基因有循环系统基因、血管生成基因、红细胞稳态基因、氧转运基因等，在生理水平上表现为心、肺、血管系统和红细胞对氧气稳态的调节[2]。这种系统各个组成部分的精确调节对保持氧气稳态至关重要，氧气输送系统的任何部分出现故障都可能限制氧气供给，从而导致细胞缺氧，这种缺氧是许多人类疾病（包括心血管、呼吸和神经疾病）中常见的病理生理特征。

缺氧可引起机体各系统、器官、组织和细胞广泛的功能和代谢改变。缺氧对机体的影响取决于缺氧原因、发生速度、程度、部位、持续时间，以及机体功能代谢状态等。高海拔急性缺氧可导致肺水肿、脑水肿等，重者可导致死亡，而对慢性缺氧适应良好的个体可正常工作、生活，一般情况下不出现明显的症状。这是因为前者发生速度快，机体代偿功能未能充分发挥，后者通常发生慢，可通过机体的代偿作用，增加组织、细胞氧的供应和利用。轻度缺氧主要引起机体代偿性反应，严重缺氧致机体代偿不全时，可引起组织代谢障碍和系统功能紊乱，甚至死亡。缺氧时机体的功能代谢改变既有代偿性反应，也有损伤性反应，很多时候两者本质是相同的，其区别仅仅在于反应程度的不同。例如，平原人进入高原后红细胞生成增多，提高了血液的携氧能力，是一种代偿性反应，但如果红细胞过度增多则可使血液黏度增大、微循环障碍，反而加重细胞缺氧[3]。

一、缺氧的类型及其特点

缺氧是临床常见的病理过程，是多种疾病最终导致死亡的原因。很多疾病可以引起缺氧，缺氧又可以影响急性肺损伤、急性呼吸窘迫综合征（acute respiratory distress syndrome，ARDS）、慢性阻塞性肺病（chronic obstructive pulmonary disease，COPD）、脑卒中、心肌梗死、高血压、糖尿病和肿瘤等多种疾病的发生、发展和转归。例如，作为实体肿瘤微环境的一种特征，缺氧广泛存在于宫颈癌、乳腺癌、头颈部肿瘤、前列腺癌、直肠癌、肺癌、脑部肿瘤、软组织肉瘤等多种肿瘤疾病中，与肿瘤的增殖、分化、凋亡、血管生成、能量代谢和肿瘤耐药等密切相关。

根据缺氧发生的原因和血氧变化特点，可以将缺氧分为低张性缺氧、血液性缺氧、循环性缺氧和组织性缺氧4种类型（见图3-1）。

（一）低张性缺氧

低张性缺氧（hypotonic hypoxia）的主要特征是动脉血氧分压和血氧含量降低，又称乏氧性缺氧（hypoxic hypoxia）。

1. 原因

（1）吸入气体氧分压过低：多发生于海拔3000 m以上的高原、高空或通风不良的坑道、矿井。在高原，海拔越高，大气压越低，吸入气体氧分压（PO_2）越低，肺泡气氧分压

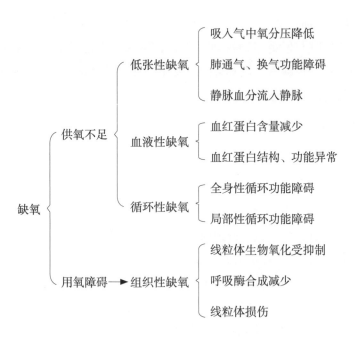

图 3-1 缺氧的类型

和动脉血氧分压也越低，缺氧越严重。

（2）外呼吸功能障碍：肺的通气和/或换气功能障碍，可因动脉血氧分压和血氧含量降低而发生缺氧，又称呼吸性缺氧（respiratory hypoxia）。常见于呼吸道狭窄或阻塞（如异物阻塞、肿瘤压迫、喉头水肿、支气管痉挛等）、胸腔疾病（如胸腔积液、积血、气胸等）、肺部疾病（如肺炎、肺水肿、肺气肿、肺纤维化等）、呼吸中枢抑制或呼吸肌麻痹等。

（3）静脉血分流入动脉：多见于某些先天性心脏病，如房间隔或室间隔缺损，伴有肺动脉狭窄或肺动脉高压、法洛四联症（fetralogy of Fallot）等，由于右心的压力高于左心，出现由右向左分流，静脉血掺入左心动脉血中，导致PO_2降低。

2. 血氧变化特点

PO_2在60 mmHg以上时，氧解离曲线比较平坦，此时氧分压的变化对动脉血氧饱和度（SaO_2）和血氧含量影响不大。当动脉血氧分压（PaO_2）降至60 mmHg以下时，动脉血氧饱和度及动脉血氧含量（CaO_2）显著减少，导致组织缺氧。血液中氧弥散入细胞的动力，取决于两者之间氧分压差。低张性缺氧时，血液-细胞间的氧分压差减小，由等量血液弥散给组织的氧量减少，故动-静脉血氧含量差也可接近于正常。血氧容量一般正常，但慢性低张性缺氧者可因红细胞和血红蛋白代偿性增多而使血氧容量增高。

正常毛细血管血液中脱氧血红蛋白浓度为2.6 g/dl。低张性缺氧时，血液中的脱氧血红蛋白浓度增高。当毛细血管血液中脱氧血红蛋白浓度达到或超过5 g/dl时，皮肤和黏膜呈青紫色，称为发绀（cyanosis），血红蛋白正常的人，可根据发绀程度大致估计缺氧程度，当血红蛋白过多或过少时，发绀与缺氧常不一致。例如，重度贫血患者的血红蛋白若降至5 g/dl以下，即使出现严重缺氧，也不会出现发绀。在红细胞增多时，血中脱氧血红蛋白可超过5 g/dl，出现发绀，但可无缺氧症状。

（二）血液性缺氧

血液性缺氧（hemic hypoxia）的主要特征是血氧含量降低，但动脉血氧分压正常，故又称等张性缺氧（isotonic hypoxia）。

1. 原因

（1）血红蛋白含量减少：见于各种原因引起的严重贫血。

（2）一氧化碳中毒：一氧化碳与血红蛋白结合可形成碳氧血红蛋白（carboxyhemoglobin，HbCO）。正常情况下，红细胞崩解时可产生少量的一氧化碳，血液中可有0.4%的HbCO。一氧化碳与血红蛋白的亲和力比氧与血红蛋白的亲和力高210倍。当吸入气中含有0.1%的一氧化碳时，血液中有50%的血红蛋白成为碳氧血红蛋白而失去携氧能力。

（3）高铁血红蛋白血症：正常时，血红蛋白中的铁主要以二价铁的形式存在，亚硝酸盐、过氯酸盐及磺胺衍生物等氧化剂可使血红素中的二价铁氧化成三价铁，形成高铁血红蛋白（methemoglobin，$HbFe^{3+}OH^-$），导致高铁血红蛋白血症（methemoglobinemia）。高铁血红蛋白中的三价铁因与羟基结合牢固，失去结合氧的能力。血红蛋白分子中的4个二价铁中如有部分被氧化成三价铁，剩余的二价铁虽能结合氧，但不易解离，依然导致组织缺氧。

2. 血氧变化特点

血液性缺氧时，由于外呼吸功能正常，动脉血氧分压正常。贫血病人，因血红蛋白数量减少，血氧容量和血氧含量降低，但血氧饱和度正常。此时，血管床中的平均血氧分压较低，血管-组织间的氧分压差减小，氧向组织弥散驱动力减小，动-静脉血氧含量差减小。

（三）循环性缺氧

循环性缺氧（circulatory hypoxia）是指因组织血流量减少引起的组织供氧不足，又称为低血流性缺氧或低动力性缺氧（hypokinetic hypoxia）。在循环性缺氧中，因动脉血灌流不足引起的缺氧称为缺血性缺氧（ischemic hypoxia），因静脉血回流障碍引起的缺氧称为瘀血性缺氧（congestive hypoxia）。

1. 原因

（1）全身性循环障碍：见于心力衰竭和休克。心力衰竭病人心排血量减少，既可因组织血液灌流不足发生缺血性缺氧，又可因静脉血回流不畅发生瘀血性缺氧。

（2）局部性循环障碍：见于动脉硬化、血栓形成和栓塞、血管炎、血管痉挛或受压等。因血管阻塞或受压引起局部组织缺血性或瘀血性缺氧。

2. 血氧变化特点

循环性缺氧时，动脉血氧分压、氧容量、氧含量和氧饱和度均正常。由于血流缓慢，血液通过毛细血管的时间延长，单位时间内流过毛细血管的血量减少，故弥散到组织、细胞的氧量减少，导致组织缺氧；同时，组织、细胞从单位血液中摄取氧量相对较多。由于血液瘀滞，二氧化碳含量增加，氧解离曲线右移，氧释放增多，致使静脉血氧分压和氧含量降低，动-静脉血氧含量差增大。

（四）组织性缺氧

组织性缺氧（histogenous hypoxia）是指组织、细胞对氧的利用障碍，故又称氧利用障碍性缺氧（dysoxidative hypoxia）。

1. 原因

（1）线粒体功能受抑制：氧化磷酸化是细胞生成ATP的主要途径，线粒体是氧化磷酸化的主要场所，线粒体中的细胞色素分子通过可逆性氧化还原反应进行电子传递，是氧化磷酸化的关键步骤。任何影响线粒体电子传递或氧化磷酸化的因素都可以引起组织性缺氧。

（2）线粒体呼吸酶合成减少：维生素B_1、维生素B_2（核黄素）、FAD（黄素腺嘌呤二核苷酸）和维生素PP（烟酰胺）等许多氧化还原酶的辅酶严重缺乏时，呼吸酶合成减少，影响氧化磷酸化过程。

（3）线粒体损伤：高温、大剂量放射线辐射和细菌毒素等可损伤线粒体结构，引起线粒体功能障碍，导致ATP生成减少。

2. 血氧变化特点

动脉血氧分压、血氧含量、血氧容量和血氧饱和度均正常。由于组织利用氧减少、静脉血氧分压、血氧含量和血氧饱和度都高于正常，动-静脉血氧含量差降低，皮肤黏膜常呈鲜红色或玫瑰色。

虽然可将缺氧分为上述4种类型，但临床常见的缺氧多为两种或多种缺氧混合。如失血性休克病人，既有循环性缺氧，又可因大量失血加上复苏过程中大量输液使血液过度稀释，引起血液性缺氧，若并发肺功能障碍，则又可出现低张性缺氧。

■｜二、高原缺氧与慢性高原病

高原缺氧属于低张性缺氧，海拔越高，大气压随垂直高度的增加而减小，氧气浓度（吸入氧气的百分比）保持在20.9%不变，而吸入氧气压力（PiO_2）下降至与大气压平行。这导致肺泡氧分压（P_AO_2）下降，血液中PaO_2、SaO_2下降。最终，组织初始供氧量减少，吸入气氧分压越低，肺泡气氧分压和动脉血氧分压也越低，缺氧越严重（见表3-1）。

表 3-1　大气压、吸入气氧分压、肺泡气氧分压、动脉血氧饱和度与海拔的关系

海拔高度 /m	大气压 /kPa	吸入气氧分压 / kPa	肺泡气氧分压 / kPa	动脉血氧饱和度 /%
0	101.3	21.2	14.0	95
1000	90.6	18.7	12.0	94
2000	80.0	16.7	9.3	92
3000	70.7	14.7	8.3	90
4000	61.3	13.1	6.7	85
5000	54.0	11.3	6.0	75
6000	47.3	9.9	5.3	70
7000	41.3	8.7	4.7	60
8000	36.0	7.5	4.0	50

高原缺氧有许多有害的影响，大约100年前，生理学家约瑟夫·巴克罗夫特说过："所有住在高海拔地区的人都是身心受损的人。"例如，儿童认知发展在高海拔地区会减慢[4]，缺氧可引起机体各系统、器官、组织和细胞广泛的功能和代谢改变。缺氧对机体的影响，取决于缺氧原因、发生速度、程度、部位、持续时间以及机体功能代谢状态等。缺氧对机体的功能代谢改变既有代偿性反应，也有损伤性反应，很多时候两者本质是相同的，区别仅仅在于反应程度的不同。例如，平原人进入高原后红细胞生成增多，提高了血液的携氧能力，是一种代偿性反应，但红细胞过度增多则使血液黏度增大、微循环障碍，反而加重细胞缺氧。慢性高原病发病过程是相对较慢，受长期缺氧状态的影响，多组织器官代偿性反应以适应条件变化，如果长时间得不到有效控制和改善，器官丧失代偿能力可引起高原性脑水肿、高原性肺水肿、高原性心脏病等疾病；持续性缺氧环境刺激可导致肺血管壁增厚、狭窄，肺血管重建，从而导致肺动脉高压[1]。

有两种慢性疾病会影响居住在高海拔地区数月或数年的人，或在高海拔地区出生的婴儿。在文献中有许多术语曾用于这些疾病，第六届国际高原医学和低氧生理学术大会颁布的"慢性高原病青海诊断标准"中也总结了新术语、曾用名或同义词（见表3-2）。根据共识，将慢性高原病用于红细胞过多的情况，高原肺动脉高压（high altitude pulmonary hypertention，HAPH）用于以肺动脉高压为主的情况。大多数慢性高原病患者也被发现有肺动脉高压，并可能继续发展为右心衰竭，而部分HAPH患者有不同程度的红细胞增多。然而，在大多数患者中，由上述两种之一的情况在慢性高原缺氧反应中占主导地位，所以保留这两种诊断，尽管有些患者同时患有这两种疾病，这可能与高原肺水肿（high altitude pulmonary edema，HAPE）和高原脑水肿（high altitude cerebral edema，HACE）类似。文献表明，过度红细胞增多是安第斯山人的常见病理特征，而HAPH在亚洲的高海拔地区更常见。

表 3-2　慢性高原病的命名及曾用名和基本特征[5]

统一命名	曾用名	特征
慢性高原病	蒙赫氏病、高原红细胞增多症、红细胞增多症、病理性高原红细胞增多症	红细胞增多
		低氧血症
		有些病例伴有肺动脉高压
		右心衰竭
		头痛、头晕、疲劳，回到低海拔恢复
高原肺动脉高压	血管型慢性高原病、高原性心脏病、低氧性肺心病、婴儿亚急性高原病、儿童高原心脏病、成人亚急性高原病	肺动脉高压
		右心室肥大
		右心衰竭
		轻度低氧血症
		轻度红细胞增多

　　慢性高原病是由Monge在秘鲁发现的，也被称为蒙赫氏病（Monge's disease），该病存在于所有在高海拔地区长期居留的人群，发病率随海拔和年龄的增加而增加，男性高于女性，在西藏，汉族移民比藏族人更为常见。其特点是红细胞增多、HCT增大、低氧血症，在一些病例中有肺动脉高压，下降到低海拔后好转。在没有明显肺部疾病的情况下，引起相对通气不足的各种因素，如减少的低氧通气驱动或睡眠呼吸模式紊乱，可能与该机制有关。患有慢性阻塞性肺病（慢性支气管炎、肺气肿）、脊柱侧凸和其他肺部疾病也可能有过度红细胞增多，过去有时被诊断为伴有肺部疾病的慢性高原病，但现在通常被排除在慢性高原病诊断之外。红细胞增多引起的症状累及多个系统，包括头痛、头晕、发绀、身心疲劳、厌食和呼吸困难，可能有手或脚的烧灼症状。预防方面，除了居住低海拔地区外，只能针对次级风险因素如吸烟和职业粉尘空气污染等进行预防。搬迁到低海拔地区可以治愈，但许多患者通常无法实现。

　　高原肺动脉高压（HAPH），以前被称为亚急性高原病或高原性心脏病，指生活在海拔2500 m以上地区的成人或儿童，具有对高原环境不适应的临床症状。主要表现为平均肺动脉压＞30 mmHg或肺动脉收缩压＞50 mmHg，右心室肥大，有中度低氧血症，无红细胞增多症（女性HGB＜19 g/dl，男性HGB＜21 g/dl）；随着病情的发展，患者变得气喘吁吁、水肿，病理表现为肺动脉高压和右心衰竭，当出现右心衰竭症状时，降低海拔会使体征和症状逆转。硝苯地平和西地那非等药物的短期试验表明，其在高海拔可以有效降低肺动脉压力（Ppa），但未见长期试验研究的报道。

第二节

慢性高原病对呼吸系统的影响

大气中的氧通过机体运氧系统最终进入细胞线粒体，进行有氧氧化并产生能量供机体利用。机体运输氧的过程包括肺通气，氧经过气道进入肺泡；肺弥散，肺泡中的氧经肺泡壁和毛细血管壁进入血流；血液运输，氧与血红蛋白结合经血液运输到全身毛细血管；组织弥散，氧从毛细血管进入细胞线粒体。机体与外界环境之间的气体交换过程称为呼吸（respiration），呼吸由外呼吸、气体在血液中的运输和内呼吸3个环节构成。外呼吸（external respiration）是指外界环境与血液在肺部实现气体交换过程，包括肺通气和肺换气，肺通气（pulmonary ventilation）是指肺与外界环境之间的气体交换过程，即气体进出肺的过程。肺换气（pulmonary gas exchange）是指肺泡与肺毛细血管中血液之间气体交换的过程。气体在血液中的运输是指吸入氧气经血液循环运输至组织细胞，以及由组织细胞产生的二氧化碳经血液循环运输至肺的过程。内呼吸（internal respiration）包括血液与组织细胞之间气体交换过程（组织换气）和细胞内的生物氧化过程。

海拔上升会伴随着一系列由氧分压下降引起的生理变化。这些变化有助于在缺氧环境下保持组织中相对完好的氧气输送，从而使人类的表现与在海平面附近保持不变，这种变化表现出很大程度的个体变异，在一个固定的海拔高度，某些人可能很容易适应，而其他人可能发展成危及生命的并发症。PaO_2下降的急性反应是过度通气和心排血量增加，这会部分抵消了PiO_2的减少。PaO_2降低时呼吸加深加快，肺通气量增加，导致肺泡$PaCO_2$下降和PaO_2升高。高原缺氧相关的红细胞增多及其伴随血液黏度增高，势必导致肺血管床阻抗的升高，从而促使肺动脉压力增高[6]。心排血量增加主要由心率升高引起，由自主神经系统介导，也部分地帮助维持氧气向组织输送。这些反应在个体间差异很大，并不能完全弥补PiO_2减少，特别是当上升到更高的海拔时。氧气可用性降低不仅影响运动表现，也是导致睡眠障碍、高原头痛和高原疾病发展的主要原因，当海拔上升速度或高度超过了个人适应能力时，这些缺氧相关的疾病就可能发生。过度通气反应降低、睡眠中氧饱和度降低、气体交换受损、肺血管收缩、液体潴留、交感神经驱动增加、颅内压升高、氧化应激和炎症可能是高原疾病发病的因素[7]。

高原慢性缺氧环境下，肺脏是最先受累的脏器。大量实验证明，高原红细胞增多症患者肺功能下降，而肺功能异常可进一步加重慢性高原病患者病情。在持续低氧低压的环境因素刺激下，肺泡气体交换中血液携氧和结合氧在组织中释放速度受限，致使机体供氧不足，产生缺氧，并逐渐影响靶器官功能，导致慢性高原病发生。表现为肺泡通气量减少、弥散功能降低、残气量增加、肺动脉高压等。病理学出现肺泡壁增厚、肺间质水肿、毛细血管瘀血性扩张、小动脉肌层增厚等，甚至出现严重的肺水肿威胁患者生命。此外，随着小动脉肌层增厚，肺动脉高压可能持续加重，导致严重肺心病，甚至死亡。如同时患有慢性阻塞性肺病、哮喘等基础病，更易诱发和加重慢性高原病[8]。缺氧对呼吸系统的影响主要有反射性兴奋中枢作用，对呼吸中枢的直接作用则为抑制性的。

一、低氧通气反应

高原缺氧环境是慢性高原病发病的主要外因，而低通气是慢性高原病发病最重要的环节。动脉血氧分压降低时，呼吸加深加快，肺通气量增加，称为低氧通气反应（kypoxic ventilation reaction，HVR）。HVR是对急性缺氧的代偿反应，其意义在于：①呼吸深快可增大呼吸面积，促进氧弥散，提高PaO_2和SaO_2。②呼吸深快，更多的新鲜空气进入肺泡，可使PiO_2升高，二氧化碳分压（PCO_2）降低。③呼吸深快时胸廓活动幅度增大，胸腔负压增加，促进静脉回流，回心血量增多。肺血流量增多有利于气体在肺内交换，心排血量增加可加快氧在血液中的运输。低氧通气反应是人类与生俱来的特性，个体间有显著差异，HVR强者对缺氧环境的习服适应能力强，HVR弱者对高原缺氧环境的习服适应能力差。

高原缺氧引起的低氧通气反应与缺氧程度和持续时间有关。肺泡气氧分压越低，肺通气量越大。当肺泡气氧分压维持在60 mmHg以上时，肺通气量变化不明显。当肺泡气氧分压低于60 mmHg时，肺通气量随肺泡气氧分压降低而显著增加，平原人进入高原后，肺通气量立即增加（4000 m肺通气量比居住在海平面者高约65%），随后逐渐增强，4~7 d后达到高峰。久居高原后，肺通气量逐渐下降，仅较平原高15%左右。急性缺氧的通气反应是由于动脉血氧分压降低，刺激颈动脉体和主动脉体化学感受器反射性兴奋呼吸中枢所致。但此时的过度通气可导致低碳酸血症，脑脊液中碳酸氢根离子（HCO_3^-）增多，pH值增高，对呼吸中枢有抑制作用，部分抵消了外周化学感受器兴奋呼吸的作用，限制了肺通气量的明显增加。数日后，在肾脏代偿下，肾小管泌氢减少，HCO_3^-重吸收减少、排出增多，呼吸性碱中毒得到部分纠正，脑组织pH值逐渐恢复，消除了pH值升高对呼吸中枢的抑制作用，此时外周化学感受器兴奋作用得以充分发挥，肺通气量进一步增大。

二、低氧通气反应的钝化

在高原停留一段时间后或久居高原，肺通气量回降，可能与长期缺氧使外周化学感受器对缺氧的敏感性降低有关。研究发现慢性高原病患者与同龄健康居民相比，低氧通气反应（HVR）极为迟钝，这表明HVR弱者更容易发生慢性高原病，低通气也可能促成慢性高原病的一些血流动力学特征，因为对健康个体和高海拔慢性高原病患者的研究显示，肺动脉压力与低氧血症程度相关，那些低通气个体有较低的PiO_2和PaO_2，因此，肺血管缺氧收缩增加，HVR随着年龄增长和在高原停留时间延长而降低[9]。

低氧通气反应钝化被认为是人体对高原环境最佳适应（习服）表现，低氧通气反应钝化与居住高原时间的长短有关。当平原人在高原生活25~30年后，他们的低氧通气反应近似于高原世居者，然而，也有少数平原人在高原生活几个月至几年后低氧通气反应就呈现钝化，因此，低氧通气反应的强弱有显著个体差异，与遗传因素有关。低氧通气反应指受试者肺泡与动脉血氧分压逐渐减低时的肺通气变化，是评价外周化学感受器对低氧反应的主要指标，其强弱直接反映了颈动脉体对低氧通气反应的敏感性及对肺通气的适应程度[10]。据观察，慢性缺氧患者颈动脉体较健康者大。低张性缺氧可引起颈动脉体增大，其中Ⅰ型细胞增多，因Ⅰ型细胞中嗜铬体含有儿茶酚胺类神经介质，其增多可能具有代偿意义。但长期缺氧后，增大的颈动脉体Ⅰ型细胞嗜铬体的中心缩小、晕轮加宽，甚至为空泡所取代。这可能与颈动脉体敏感性降低有关。另一方面，由于过度通气使$PaCO_2$降低，减低二氧化碳对延髓的中枢化学感受器刺激，也可限制肺通气增强。长期缺氧时肺通气反应减弱，也是一种慢性适应性反应。因为肺通气增加时，呼吸肌耗氧也增加，可能加剧机体氧的供求矛盾，故长期呼吸运动增强显然对机体是不利的。此外，慢性缺氧时，机体可通过血红蛋白、肌红蛋白生成增多、呼吸酶活性增高等增强组织、细胞对氧的利用能力，对呼吸代偿的依赖性减弱[2]。由于血红蛋白浓度增加到过高水平而导致血液黏度和血容量增加，影响肺血流量分布和肺通气灌注，导致肺气体交换受损。通气反应随年龄增加而下降，长期生活在缺氧环境下易造成通气反应减弱。低氧通气反应增高的个体，其肺泡通气量相对较高，肺泡气氧分压也升高，从而促使人体对高原环境的快速习服，低氧通气反应钝化者，肺泡氧分压较低，易出现低氧血症、高碳酸血症和红细胞增多症等慢性高原病。

研究发现，慢性高原病患者静息肺通气量为健康人的70%~80%，潮气量为60%~75%，并有轻度小气道阻塞，血气分析显示pH值降低，$PaCO_2$增高，提示慢性高原病患者有肺泡通气不足的表现。在肺功能基本正常的情况下，造成肺泡低通气的原因可能与呼吸驱动减弱有关，即外周或中枢化学感受器对低氧反应减弱。海拔3685 m慢性高原病患者和正常对照组低氧通气反应的斜率分别为（17 ± 8）mmHg/（L·min）和（114 ± 22）mmHg/（L·min）（$P < 0.05$），提示慢性高原病患者肺通气不足可能与低氧通气反应钝化有关。

然而，Kryger等对生活在海拔3100 m的慢性高原病患者和高原世居者的低氧通气反应进行了对比研究，发现两组间低氧通气反应并无明显差异，但慢性高原病组潮气量降低，无效腔量与潮气量比值增高。更有趣的是，当吸入纯氧时，患者肺通气量增加，潮气末PCO_2降低，而健康者无明显改变。故低氧通气反应钝化并非是导致慢性高原病的唯一原因，可能存在其他因素，因而引出了低氧对呼吸中枢抑制，即低氧通气抑制的假设。研究表明，周围性或中枢性呼吸驱动减弱是导致病人显著低氧血症和相对性高碳酸血症的主要原因，但他们之间的因果关系尚不清楚。

三、睡眠呼吸紊乱

在常氧条件下，睡眠时静息每分钟通气量（minute ventilation at rest，VE）降低12%，同时伴有轻度呼吸性酸中毒（PCO_2增加2.2~5.2 mmHg），但平均氧饱和度仍维持在96%~98%。正常非快速眼动睡眠（non-rapid eye movement sleep，NREM）时，每次呼吸的时间、通气量无显著变化，呼吸暂停很少见（呼吸次数1 h不超过1次）。快速眼动睡眠（rapid eye movement sleep，REM）时，呼吸时间、通气量均存在随机、不确定的变化，这与呼吸暂停次数增加有关。常氧下婴儿和部分成人（特别是老年人）可在睡眠时出现周期性呼吸。

研究证实，高原缺氧环境导致睡眠质量下降，现有的研究多集中在急进高原时期人类睡眠结构、周期性呼吸、血氧饱和度等方面。Sun等[6]研究表明，慢性高原病患者比健康对照者有更多的呼吸紊乱，高原人睡眠呼吸暂停通常比低海拔的人更普遍[9]。大部分研究认为，抵达高原地区后的Ⅲ期、Ⅳ期，NREM睡眠减少，而人类主观感觉睡眠质量下降的主要原因是周期性呼吸引起的频繁觉醒而致。睡眠呼吸紊乱可引起缺血性心脏病、高血压、心律失常、心功能不全、代谢综合征、肺动脉高压、肺源性心脏病、脑卒中、癫痫、RBC增多、HCT上升及血液黏度增高等一系列病症[11]。

高原人体的神经系统功能、昼夜生理节律和呼吸调节功能等发生改变，对睡眠造成影响，导致高原居民呼吸障碍的机制尚不清楚。高原低氧血症引起的通气刺激导致低碳酸血症，如果低碳酸血症下降到一定水平（呼吸暂停阈值），就会引起呼吸暂停。据报道，慢性高原病患者呼吸暂停阈值高于健康的高海拔世居者[12]。睡眠呼吸暂停的存在是重要的，因为呼吸暂停发作（无论是中枢性的还是阻塞性的）与低氧血症有关，其严重程度、频率和持续时间可能改变低氧敏感通路，并影响生理和病理结果。例如，对安第斯人进行多导睡眠图和心脏代谢标志物耦合分析表明，夜间低氧血症和睡眠呼吸暂停分别与红细胞过多和葡萄糖耐受不良有关。短时间内进入高原，睡眠效率下降，浅睡眠增多，深睡眠减少，频繁觉醒及出现周期性呼吸。研究证实，高原睡眠障碍与急性高原病发生密切相关，在久居高原人群中亦较为普遍。Spicuzza等研究显示患慢性高原病的安第斯人夜间动脉血氧饱和度明显低于健康者，但呼吸暂停和睡眠低通气与健康对照无明显差异。Julian等研究显示，与健康者相比，慢性高原病患者具有更低的夜间血氧饱和度，更高的中枢性和阻塞性呼吸暂停和睡眠低通气。张海明等研究显示，慢性高原病患者除夜间SaO_2明显降低外，还有明显周期性呼吸（periodic breathing，PB）。关巍等[13]研究表明，睡眠呼吸紊乱与慢性高原病的发生密切相关，慢性高原病患者夜间睡眠呼吸紊乱的主要类型为睡眠低通气，伴SaO_2明显下降；慢性高原病患者由高海拔移入低海拔地区时，睡眠呼吸紊乱消失，SaO_2明显升高，血红蛋白、慢性高原病评分降低，提示高原缺氧环境是发生睡眠呼吸紊乱的重要原因，环境变化后，病情有可逆性。肥胖患者在高原缺氧与疾病双重作用下，病情尤为严重，肥胖伴有红细胞增多症的患者应行多导睡眠监测仪（polysomnography，PSG）监测，排除阻塞性睡眠呼吸暂停低通气综合征（obstructive sleep apnea hypopnea syndrome，OSAHS）后，方可考虑诊断慢性高原病，OSAHS应列入慢性高原病的鉴别诊断，而不仅仅认为肥胖是慢性高原病的高危因素[14]。

慢性高原病患者睡眠期间的血清EPO显著高于白天，平均睡眠脉搏血氧饱和度（SpO_2）和EPO-可溶性EPO受体（EPO-sEPOR）比值（EPO可用性指数）是HCT的重要预测因子。一项基于18~25岁安第斯男性病例研究显示，红细胞增多者有更高的呼吸暂停低通气指数，夜间SpO_2较低，氧化应激标志物8-iso-PGF2-alpha水平较高。睡眠呼吸障碍和夜间低氧血症除了对红细胞增多症具有影响外，也被证明与白天的认知功能障碍，以及增加的全身循环功能障碍有关。如果合并卵圆孔未闭将进一步增加呼吸暂停低通气指数，该指数与慢性高原病患者的全身血压和肺动脉压相关。进一步评估睡眠对睡眠期间间歇性和/或长时间低氧血症分子标志物的影响将为慢性高原病和心脏代谢病理的发展提供重要线索[6]。

第三节

慢性高原病对循环系统的影响

虽然慢性高原病最典型的征象是过度红细胞增多，在较严重阶段，常伴有肺小动脉重构和右室增大的高原肺动脉高压（HAPH）。心室肥厚程度取决于缩血管性肺反应、血管阻力强度、海拔和低氧血症程度。缺氧导致HCT、血红蛋白浓度（HGB）增加和肺动脉压（pulmonary artery pressure, PAP）升高，是慢性高原性缺氧反应的主要特征，主要是增加血液的氧气携带能力和将血液重新分配到通气较好的肺区域。器官血流量取决于血液灌注压力（即动-静脉压差）和器官血流阻力，后者主要取决于开放的血管数目和开放程度。缺氧时，一方面交感神经兴奋引起血管收缩；另一方面组织因缺氧产生乳酸、腺苷、前列环素等代谢产物，使缺氧组织的血管扩张。这两种作用的平衡关系决定该器官的血管是收缩还是扩张，以及血流量是减少还是增多。皮肤和腹腔器官的血管α受体密度高，对儿茶酚胺敏感，急性缺氧时，交感神经兴奋，这些部位的血管收缩、血流量减少；而缺氧时，心和脑组织的血管扩张、血流增多，其原因是：①缺氧时心和脑组织产生大量乳酸、腺苷、前列环素等扩血管物质。②缺氧时心、脑血管平滑肌细胞膜的K^+-Ca^{2+}通道和K^+-ATP通道开放，钾外流增加，细胞膜超极化，进入细胞内的钙离子减少、血管舒张。血液的这种重新分布有利于保证重要生命器官氧的供应，具有重要的代偿意义。

■ 一、对心脏的影响

（一）心脏结构及功能改变

在高海拔、低压、缺氧环境中，机体往往伴随着缺氧，而在机体的各个系统和器官中，心肌对缺氧更为敏感，心肌细胞中活性氧（reactive oxygen species，ROS）的蓄积可以直接损伤心肌细胞。同时，高海拔、低压、缺氧环境可导致心脏负荷增加，长时间缺氧环境可引起肺动脉高压，进而恶性循环，造成心肌细胞凋亡、心肌纤维化、心肌肥厚和心室重构等[15]。在所有患者中都发现了一个突出的肺动脉干。肺动脉高压的临床特征是肺动脉瓣听诊区第二心音增强，通常与收缩期射血杂音有关，舒张压升高被认为与红细胞过度增多有关，胸片结果为与健康的高海拔居民相比心脏增大。在严重的慢性高原病病例中，心电图显示Ⅱ、Ⅲ、aVF导联以及右心前导联P波峰值、电压升高，QRS轴常出现右偏，右心房前导联的rS型和左心房前导联的rS型或rS型复合体是常见的类型，右心前导联的负T波也很常见，提示右心室肥厚（right ventricular hypertrophy，RVH）和右心室超载是肺动脉高压的结果。肺动脉压和右侧QRS轴偏差之间的直接关系已经被证实，当慢性高原病患者转移到低海拔时，症状和体征迅速改善，心电图和影像学证据显示肺动脉压和RVH增强随着时间推移而减少。低海拔和高海拔相比，慢性高原病的右心房和右心室更大，显示为更大的右心房收缩期末和右心室舒张期末面积，以及更高的右心室与左心室舒张期末直径比。研究还显示，慢性高原病患者的心排血量低于居住于海平面的居民，但与高海拔居民相比没有发现差异。左、右心室收缩功能，二尖瓣和三尖瓣流入量和E/A（E峰为二尖瓣舒张早期最大速度，A峰为心房收缩期最大速度，E/A表明心房收缩对二尖瓣流量的影响）在低海拔居民、高海拔居民和慢性高原病之间没有差异。右心室Tei指数［计算为（收缩时间-射血时间）/射血时间］与低海拔对照组相比，高海拔居民和慢性高原病患者的右心室Tei指数增加。

慢性高原病患者的心脏结构及功能改变情况有异于平原地区，其改变特点主要以右心改变多见，即以右心室扩大、右心室肥厚为主。其次，左心肥厚的患病率也增高，表明慢性高原病患者心脏改变不仅表现为左心系统的影响，对右心系统的影响更大、更显著，这是发生右心衰竭潜在的致病因素。相关文献报道[16]认为，高原红细胞增多症对右心影响较大，推测是缺氧环境和凝血状态的改变对心脏的影响引起了一系列的改变。季旻晔等[17]认为，相较于对左心的了解，人们忽视了对右心系统功能不良或衰竭的研究，而且由于治疗效果欠佳，更早诊断右心系统问题和及早治疗都需要进一步研究。因此，我们应该重视慢性高原病患者心脏改变特点，尤其是右心结构改变对人体的影响不能忽视。一方面，长期缺氧环境可使肺动脉血管壁增厚、压力增高，进而影响右心功能，导致右心肥大、左心功能不良或衰竭，甚至出现全心衰竭；另一方面，红细胞增多对血压也有影响，从而引起心脏结构发生改变，红细胞增多使血容量增加，引起心脏的容量负荷增加，而增高的血液黏度可引起血压增高，使心脏压力负荷增加，从而更加促使心脏结构改变。缺氧对心肌有着直接影响，红细胞增多加重组织和器官缺氧，导致心脏受累。动物和人体观察发现，在进入高原初期，心排血量显著增加，久居高原后，心排血量逐渐回降，慢性高原病患者病情严重时，过度升高的HGB不再支持有效氧气转运，引起心排血量增加。血液黏度增加影响静脉阻力和静脉回流，进而影响心排血量。在慢性高原病中，慢性低氧血症导致红细胞过多并伴有高血容量，因此，患者的心排血量、外周阻力和收缩压与同海拔健康者相似。近期研究表明，与健康高海拔居民相比，慢性高原病患者外周阻力升高，虽然血液黏度升高会降低静脉回流，但血容量增加会抵消这一影响，因此，心排血量将保持不变。血液黏度增加引起外周阻力增加很可能被患者主动脉弹性扩张和血管舒张的增加所抵消。与收缩压的结果相反，有研究发现，严重慢性高原病患者舒张压升高可能反映了因血容量增加而引起的静脉回流增加[18]。

严重缺氧可损伤心肌收缩和舒张功能，因同时存在肺动脉高压，患者往往先表现为右心衰竭，严重时出现全心衰竭。缺氧时心肌舒缩功能障碍的发生机制主要是ATP生成减少、能量供应不足、心肌细胞膜和肌浆网钙离子（Ca^{2+}）转运功能障碍导致心肌Ca^{2+}转运和分布异常。极严重缺氧可直接抑制心血管运动中枢，并可引起心肌变性、坏死，心肌舒缩功能障碍。慢性高原病患者由于肺血管收缩、肺动脉压升高，右心室负荷加重，右心室肥大，严重时发生心力衰竭。严重缺氧可引起窦性心动过缓、传导阻滞、期前收缩，甚至心室纤颤。机制在于缺氧影响了心肌的兴奋性、自律性和传导性：①缺氧既可影响心肌自律细胞功能的稳定性，又可增加异常的自律性活动。②缺氧可降低动作电位0相除极速度和动作电位振幅，降低膜反应性和膜电位水平，缩短2相、3相持续时间，导致传导阻滞，引起各种传导异常。③缺氧可使部分心肌复极化不一致，引起复极过程中心肌细胞间的电位差，从而引起心律失常。

（二）慢性高原病心脏损伤机制

长期生活在高原的人由于慢性缺氧，肺小动脉收缩，肺动脉压力增高，持续肺动脉高压及血液黏度增加可引起右心后负荷增加，心室肌为维持心脏泵血功能，代偿性肥大、增生，心室壁肥厚。慢性缺氧可引起右心功能不全，另外，血液黏稠度增加可引起血流阻力增加、血流速度减慢，加重体循环动脉高压，使心肌缺氧加重、线粒体功能受损，合成ATP数量减少，进而引起左心顺应性降低，舒张受限，最终导致左心室每搏心排血量降低。红细胞过度增多者与同海拔健康者相比，心脏泵血功能明显减退，不仅表现为右心扩大、室间隔肥厚，心脏射血分数、每搏心排血量及每分心排血量也明显下降，最终冠脉血流量减少，全身供血量减少，进一步加重缺氧，引起全心衰竭。

实验证明，增加动物的红细胞数可使肺动脉压增高，右心室做功增加。慢性高原病是高原习服不良的慢性疾病，而心脏是最常受累及的靶器官之一。给大鼠注射$CoCl_2$引起红细胞增多，血液黏度增加的同时，可见右心室收缩压和右心室指数（右心室重量/动物体重）

增高；若动物在慢性缺氧的同时注射$CoCl_2$，红细胞会进一步增加，此时，动物不仅出现右心室指数增高，而且还会出现左心室指数（左心室重量/动物体重）增高，同时发现HCT与右心室肥大之间呈正相关。另外，缺氧敏感动物比不敏感动物的HCT高，右心室肥大的程度重；应用β肾上腺素受体阻断药，在减轻右心室肥大的同时，红细胞数也减少，说明红细胞增多可能参与缺氧性右心室肥大的发生机制。徐天天等[19]研究发现在光镜下可见慢性高原病大鼠心脏组织毛细血管扩张瘀血，心肌纤维排列紊乱，心肌细胞肿大，可见明显空泡变性和局灶状水肿。电镜下慢性高原病大鼠心肌细胞胞浆内有大量水肿的线粒体；而缺氧组大鼠心脏组织病理学变化主要为心肌细胞严重颗粒变性，部分细胞溶解坏死，超微结构可见线粒体肿胀。研究发现，心肌细胞对缺氧尤为敏感，缺氧可以使细胞内ATP产生减少，细胞膜钠泵功能障碍，进而引起钠离子（Na^+）和水的细胞内积聚与钾离子（K^+）的细胞外溢，导致细胞水肿。线粒体是细胞内进行物质氧化、生产及贮存ATP，提供能量的场所。线粒体内PO_2是氧化磷酸化正常进行的重要因素，在平原吸入气氧分压为159 mmHg，线粒体上的氧化酶所需要的氧分压为2.25~3.0 mmHg，如此大的氧气分压差有利于氧的传送；若线粒体内的PO_2低于1 mmHg，将影响线粒体呼吸功能，氧化磷酸化停止，ATP生成减少，细胞转向无氧代谢，继而线粒体出现肿胀、外膜破裂和基质外溢等改变。对于主要依赖有氧代谢提供能量的心肌细胞，缺氧会使其细胞功能受到影响，严重时会导致细胞凋亡、坏死，因此，凋亡机制可能也参与慢性缺氧的心脏功能调控。慢性高原病除了缺氧可直接引起心肌损伤外，还可通过其他机制造成心肌损伤。格桑罗布等[20]研究表明，慢性高原病引起血液黏度增高，导致组织灌注不足，引起血容量增加，而血容量增加会导致组织器官充血。缺氧、血液黏度增加和血容量增多将进一步促进肺动脉高压形成，进而引起右心室肥大，最终导致右心功能不全，心排血量降低。而机体通过一系列代偿机制，例如缺氧时通过增加血管内皮生长因子的产生来刺激血管生成。有研究显示，与生活在海平面的人相比，生活在高海拔地区受试者的冠状动脉系统中分支和外周血管的数量增多。红细胞增多大鼠的心脏毛细血管密度也会有所增加。

（三）慢性高原病与全身血压和血流量

虽然慢性高原病患者的收缩压与高原健康人群的相似，但控制机制已有差异。慢性高原病个体对直立压力表现出异常的耐受力，但与高海拔健康对照组没有显著差异，慢性高原病患者心率增加往往小于高海拔健康受试者，这可能反映了这些个体对直立压力的交感神经反应较小。然而，血管阻力较小与较差的直立耐受有关，因此，慢性高原病患者极好的直立耐受性表明还有一些其他机制在维持血压，可能是因为血容量增加补偿了较小的交感神经反应。Claydon研究表明，在高海拔下，与健康受试者相比，慢性高原病对直立压力的外周血管阻力反应倾向较小；但在海平面24 h后，慢性高原病组的反应明显较小。这种不那么有效的反射性血管收缩可以解释为什么慢性高原病受试者尽管有更大的血容量，但他们的直立耐受与高海拔健康对照组相似。慢性高原病受试者在大脑血流量自动调节方面也存在差异。慢性高原病患者脑血流量比高海拔健康受试者慢，这被认为是血液黏度增加的结果。慢性高原病人群和高原健康人群的脑血流自动调节值与报道的海平面居民相似，在海平面暴露24 h后，慢性高原病个体脑血流下降更大，阻力变化更小。对外周阻力和颈动脉压力感受器功能之间关系的研究表明[21]，在高海拔（4338 m）地区，颈动脉压力反射对血管阻力的调控在慢性高原病受试者和健康受试者中相似，但慢性高原病组调定点明显更高，然而这种差异在海平面上消失了，可能与低氧血症对交感血管舒缩活动的影响有关。众所周知，低氧血症会增加肌肉血管床交感神经放电，慢性高原病患者通常更低氧，因此，更大的交感神经激活可能导致压力反射功能改变，慢性高原病患者的去甲肾上腺素和肾上腺素水平高于健康的高海拔居民，高海拔居民血浆儿茶酚胺在下降到海平面4 h内显著降低，这一观察结果支持了上述可能性[18]。

■ 二、对肺循环的影响

右心室射出血液进入肺循环，因此肺循环容量等于右心室的心排血量。正常肺循环具有以下特点：①流量大，相当于体循环的血流量。②压力低，静息时肺动脉平均压仅为体循环压的1/6。③阻力小。④容量大，肺循环血容量约为450 ml，约占全身血量的9%，肺循环的主要功能是进行血液氧合。肺动脉管壁厚度仅为主动脉的1/3，其分支短而管径较粗，故肺动脉顺应性较高，对血流阻力较小。肺循环动脉部分的总阻力大致和静脉部分总阻力相等，故血流在动脉部分的压力降落和在静脉部分的压力降落相等。由于肺循环对血流的阻力小，所以虽然右心室每分心排血量和左心室每分心排血量相等，但肺动脉血压远较主动脉压为低。

正常人肺动脉收缩压为18~30 mmHg，平均为22 mmHg，舒张压为6~12 mmHg，平均为8 mmHg，肺动脉平均压为（12±2）mmHg。由于肺动脉管壁薄、顺应性高，因此，当肺血流量增加时，肺动脉压并不成比例升高。肺循环位于右心和左心之间，在疾病情况下，左心功能发生改变，肺循环将受影响，而肺循环的病理改变，也可殃及右心功能。肺循环的特点可概括为高流量、低阻力、低压力、短流程。海拔高度与动脉血氧饱和度（SaO_2）成反比，与肺动脉压（Ppa）成正比（见表3-3）。

表3-3　不同海拔高度的肺动脉压和动脉血氧饱和度测定值[22]（$\bar{x} \pm s$）

作者	地点	海拔 /m	n	Ppa/mmHg	SaO_2/%
Penaloza 等	秘鲁利马	150	25	12 ± 2	96 ± 2.1
Miao 等	青海西宁	2261	34	14 ± 2	93
Groves 等	西藏拉萨	3600	5	15 ± 1	88 ± 1.8

续表

作者	地点	海拔 /m	n	Ppa/mmHg	SaO$_2$/%
Yang 等	青海玉树	3680	17	22 ± 4	—
Yang 等	成都	3950	22	26 ± 2	—
Yang 等	青海玛多	4280	12	23 ± 3	—

（一）缺氧性肺血管收缩

肺泡气氧分压及混合静脉血氧分压降低都可引起肺小动脉收缩，称为缺氧性肺血管收缩（hypoxic pulmonary vasoconstriction，HPV），是一种稳态机制，是内在肺血管系统作用的结果。肺泡缺氧时，肺内动脉收缩，将血液转移到氧合更好的肺段，从而优化通气灌注匹配和全身供氧。这是肺循环独有的生理现象，缺氧时肺血管收缩有利于维持肺泡的通气与血流比例，使流经这部分肺泡的血液仍能获得较充分的氧气，同时也可增加肺尖部血流，使肺尖部肺泡通气得到更充分利用，有助于维持较高的PaO$_2$，具有一定代偿意义。慢性高原病患者肺泡-动脉氧分压差明显大于正常人，可能与通气/血流（V/Q）比值失调有关。在正常情况下肺泡通气和肺血流分布必须均匀协调，即V/Q比值为0.8。混合型慢性高原病，因低氧性肌性肺小动脉不规则收缩、血流不均匀灌注、肺血管壁增厚、管腔狭窄甚至完全闭塞和/或血液黏度增高、血管内血栓形成等，导致肺毛细血管总面积大为减少，无效腔量增加。在这种情况下，肺泡通气量正常而肺血流量减少，二者比值增大，病变区的气体未能充分进行交换，出现低氧血症。另外，个别患者即使吸入高浓度氧也不能改善低氧血症，这可能是由显著肺动脉高压引起的肺内动、静脉分流所致。患者暴露于缺氧中，几秒钟内便发病，并在4~5 min内达到最大强度，此时HPV可以维持，而且在气道氧水平恢复正常后仍是可逆的，除非发生肺动脉高压和不利的血管重构[23]。但剧烈的肺血管收缩可使肺动脉压急剧升高，促进肺水肿发生。低氧暴露诱导肺血管收缩，随后重构长期、持久的肺血管收缩，是缺氧性肺动脉高压的重要机制。

HPV可优化氧气摄取和全身氧气输送。HPV的机制尚不清楚，目前认为与下列因素有关：①缺氧对肺血管平滑肌的直接作用。缺氧使肺血管平滑肌电压依赖性钾通道（K$_V$）关闭，K$^+$外流减少，细胞膜去极化，电压依赖性钙通道开放，Ca^{2+}内流增多引起肺血管收缩。②体液因素的作用。来自肺组织或循环系统中内皮细胞等多种细胞分泌的细胞因子或血管活性物质可作用于肺血管，影响肺小动脉的舒缩状态。这些物质有的能收缩血管，如血栓素A$_2$（thromboxane A$_2$）、内皮素（endothelin，ET）、血管紧张素 II（angiotensin II）、5-羟色胺（5-hydroxytryptamine）等；有的能舒张血管，如前列环素（prostacyclin）、NO、肾上腺髓质素（adrenomedullin）、心房利钠肽（atrial natriuretic peptide，ANP）等。缺氧时，血管活性物质的产生和释放发生改变，缩血管与舒血管物质之间比例失衡，以缩血管物质增多占优势，使肺小动脉收缩。③交感神经的作用。缺氧时交感神经兴奋，经α受体引起肺血管收缩。有实验表明，缺氧后肺血管α₁受体增加，β受体减少。因此，缺氧性肺血管反应的发生是多因素综合作用的结果。

（二）缺氧性肺动脉高压

肺动脉高压是慢性高原病的并发症之一，高原缺氧是发生肺动脉高压的根本原因，Hultgren在秘鲁（4540 m）检查了3例慢性高原病即混合型慢性高原病患者的血流动力学，平均肺动脉压50 mmHg，右心房压9 mmHg，HCT 72%，肺功能正常。当病人吸入纯氧时，肺动脉平均压下降到30 mmHg，但仍高于同海拔高度正常人水平。

低氧性肺血管收缩及肺动脉高压可使肺小动脉发生形态学改变，血管中层平滑肌增殖，管腔狭窄，肺循环阻力增大。缺氧引起的肺动脉高压及肺血管形态学改变的机制复杂，包括神经体液、化学介质、离子通道等因素参与。Ppa增加与动脉氧合减少成比例，相应病理改变包括肺小动脉中层增厚导致的重构。在一项慢性高原病患者与高海拔居民对比研究中，慢性高原病患者SaO_2最低，Ppa最高，这表明这些患者肺动脉高压比健康高原人更严重，肺血管重构更广泛。缺氧性肺动脉高压（hypoxic pulmonary hypertension，HPH）是由急性缺氧引起肺血管收缩、肺动脉压升高、长期缺氧引起的肺血管改建（remodeling），形成稳定的肺动脉高压。慢性缺氧引起肺血管结构改建主要表现为直径100 μm至1 mm的小动脉中层的环形平滑肌增厚，小动脉和细动脉内层出现纵行平滑肌。小动脉中层平滑肌正常时占血管直径的2%~3%，慢性缺氧时可增至10%左右，并使原来没有平滑肌纤维的肺血管中层出现平滑肌。此外，肺血管壁中成纤维细胞肥大、增生，血管壁中胶原和弹性纤维沉积，与血管平滑肌细胞增殖肥大共同作用导致血管壁增厚、管腔狭窄、血管硬化、反应性降低，形成稳定的肺动脉高压。长期持久的肺动脉高压，可增加右心室后负荷，导致右心室肥大以至衰竭，因而是高原心脏病和肺源性心脏病的主要发病环节。

缺氧肺动脉高压的发生机制主要有血管改建和收缩两方面，参与反应的细胞主要有成纤维细胞、肺血管内皮细胞和肺血管平滑肌细胞。缺氧可以促进内皮细胞等释放多种细胞因子或血管活性物质，这些血管活性物质在引起血管收缩的同时，也有部分参与介导血管平滑肌细胞、成纤维细胞增殖以及细胞外基质产生，共同完成肺血管改建。缺氧肺动脉高压发生机制中，血管平滑肌细胞的作用十分重要。缺氧时，细胞内自由钙浓度$\{[Ca^{2+}]_i\}$增高、Ras同源基因家族成员A（Ras homolog family member A，RhoA）和Rho相关激酶（Rho associated kinases，Rock）激活、活性氧（ROS）水平升高，通过多种途径，增强肺血管平滑肌细胞的收缩和增殖；另外，RhoA与HIF-1一起，调控多种增殖相关基因表达，促进血管平滑肌细胞的增殖；肺血管持续收缩，也可通过细胞骨架应力变化等途径促进细胞增殖（见图3-2）。

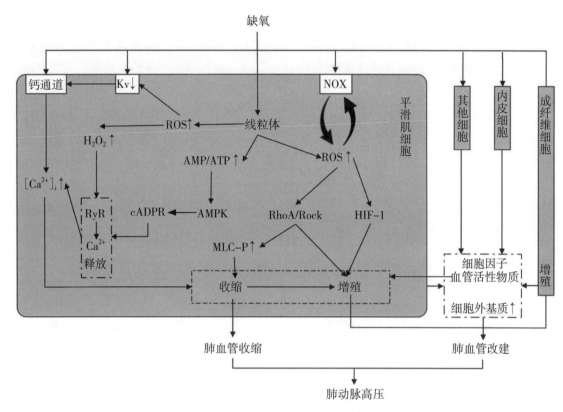

图 3-2　缺氧性肺动脉高压的发生机制

（三）低氧运动中的肺循环

HCT增高会增加血液黏度，全身血压可能中度升高，而肺动脉压明显高于高原健康居民。例如Penaloza[22]发现，10例慢性高原病患者的平均肺动脉压为64/33 mmHg，而对照组为34/23 mmHg，心排血量没有显著差异，表明肺血管阻力是对照组的两倍多，可能是受黏度增加和肺血管收缩的影响。与低海拔和高海拔的健康者相比，慢性高原病患者肺动脉压力更高和右心室壁更肥厚，但Maignan等[24]没有在研究人群中发现任何明显的右心衰竭的证据。Stuber等[25]在3600 m处对30名慢性高原病患者和32名对照组患者进行了超声心动图检查，以研究适度运动对肺血管反应的影响，慢性高原病患者在静止状态下肺动脉压力略有增加，但适度运动时肺动脉压力增加了3倍。这一发现表明这些患者肺血管顺应性很低，静息测量可能低估了两者之间血流动力学的差异。

虽然在大多数慢性高原病或非慢性高原病的高海拔居民中，休息时的肺动脉压（Ppa）或平均肺动脉压（Ppam）通常只是轻度升高，但运动时急剧增加，而肺血管阻力（pulmonary vascular resistance，PVR）没有变化或略有增加，与在海平面运动时PVR的下降形成对比。有研究对35个年龄在17岁到34岁出生和居住在海拔4000 m以上的健康男性，以及22个年龄在17岁到23岁、出生并定居在海平面高度的健康男性置入右心导管，在休息和

300 kg·m/（min·m²）负荷下仰卧循环5 min后进行测量，海平面耗氧量（VO₂）为719 ml/（min·m²），高海拔的耗氧量为779 ml/（min·m²）。结果显示，高海拔居民的Ppam与心输出量之间存在显著关系，高海拔居民仅做适度运动，就可导致严重的肺动脉高压，Ppam为60 mmHg[26]。

在一项对16名出生和生活在4000 m健康高海拔居民的右心导管研究中，报告了轻度的运动性肺动脉高压，研究对象的Ppam在休息时表现为（20±3）mmHg，运动时增加到（32±8）mmHg。在另一研究中，Ppam休息时为（23±1）mmHg，运动时增加到（34±6）mmHg，休息时补充氧气没有影响Ppam，但在运动中同一心排血量水平时，Ppam下降至（28±3）mmHg，表明吸氧可改善运动诱导的血管收缩。据报道，居住在海拔3100 m的受试者在中度运动下，25~100 W的负荷范围内，Ppam由休息时25 mmHg增加到54 mmHg。另一项研究在海拔3658 m的拉萨测量了居民的Ppam，在60~180 W工作负荷下Ppam由15 mmHg增加到35 mmHg。

现场超声心动图研究肺循环已经普遍开展。Stuber等对出生和生活在海拔3600~4000 m的受试者进行了研究，在静止和50 W负荷下的测量结果显示，健康的高海拔居民休息时Ppam为20 mmHg，轻度运动时Ppam则上升为29 mmHg，而慢性高原病患者Ppam由静息时的23 mmHg增加到39 mmHg。一项对13名慢性高原病患者、15名健康高海拔居民和15名匹配的低海拔居民对照研究中报道了平均肺动脉压-心排血量（Ppam-CO）的关系，证实了这些结果。在慢性高原病患者中，Ppam-CO的斜率为4.8 mmHg/（L·min），健康高海拔居民为2.8 mmHg/（L·min），低海拔居民为1.7 mmHg/（L·min）。

这些研究表明，慢性高原病患者的肺动脉高压较健康高海拔居民及低海拔居民运动时上升更极端，取决于个体和种族肺血管对缺氧反应的变异性。与健康的高海拔居民相比，慢性高原病患者在任何水平心排血量下的Ppam更高，而低海拔居民几乎没有缺氧血管收缩。这些结果可能解释为慢性高原病患者肺血管重构比健康高海拔居民更明显，运动可能增加了诱导血管收缩的成分。

■ 三、对脑循环的影响

虽然由于黏度增加，真性红细胞增多症与脑血流量（cerebral blood flow，CBF）减少有关，但慢性高原病脑血流量的研究显示，在清醒呼吸空气时，慢性高原病患者与未出现慢性高原病的受试者之间没有显著差异。虽然一些研究没有报道慢性高原病患者预期的脑血流量减少，但另有报道表明，在海拔4300 m地区，由于高HCT和血液黏度，慢性高原病患者CBF较海平面水平低15%~20%。有研究表明，来自秘鲁高海拔地区人的大脑中动脉血液流速比在海平面上的低20%，导致这些观察结果的原因目前尚不清楚，可能是由血液黏度增加、血管收缩变化、动-静脉氧含量差异增加或以上因素综合导致的，关于西藏和喜马拉雅高海拔地区人的动-静脉氧含量差异和脑氧代谢率的研究是缺乏的，迄今为止有限的研究表明，上述地区人的CBF仅略高于海平面居住者，比类似高海拔的安第斯人高20%以上[9]。

Bao等[27]观察慢性高原病患者发展为进行性神经功能紊乱（脑病），研究了9名脑病慢性高原病患者，并将他们与21名无脑病的慢性高原病患者和15名无慢性高原病的健康对照组进行比较。45名受试者均居住在3200~4000 m高海拔区域，他们均在海拔2260 m测量了包括慢性高原病症状评分、多层螺旋CT、灌注CT、脉搏血氧饱和度（$SpO_2\%$）和血红蛋白浓度（HGB）。对1名脑病慢性高原病患者进行了MRI成像，但没有进行CT成像；对5名患者进行了脑脊液压力测量。与对照组相比，脑病慢性高原病受试者有更低的SpO_2，更高的HGB和脑血流密度，以及更低的平均脑血流量和显著的脑循环延迟；9名患者神经功能恶化的慢性高原病受试者影像学表现为弥漫性脑水肿、脑血流动力学紊乱、脑脊液压力升高，研究结果表明，慢性高原病患者中可能会并发脑水肿和引起脑病，与无脑水肿的慢性高原病患者相比，其影响因素为红细胞增多、低氧、CBF减慢，认识和治疗这一严重并发症将有助于降低慢性高原病的发病率和死亡率。

目前对慢性高原病患者并发脑水肿的认识不足，其发病因素及机制可能有：①血液成分及脑血流动力学改变。慢性高原病以红细胞增多、肺动脉高压、低氧血症等为特征，临床以疲乏无力、头晕头痛、睡眠差、神经精神功能紊乱为主要表现。头颅CT灌注成像显示，慢性高原病组与正常对照组相比，脑血流平均通过时间（mean transit time，MTT）明显延长，血流达峰时间（time to peak，TTP）明显延迟，说明慢性高原病患者脑血流流速缓慢。脑血流流速缓慢主要是由于红细胞数量增多、血红蛋白浓度增高、HCT升高，致使血液黏度增加，进而使血液流速缓慢；同时，组织灌注，特别是微循环灌流受阻，最终导致脑组织缺血缺氧。因此，慢性高原病患者长期低氧血症，甚至伴有高碳酸血症、酸中毒等均可使脑血流动力学及脑细胞功能障碍。②脑代谢及脑细胞离子通道改变。正常人脑组织脑血流量在60~80 ml/（100ml·min），而慢性高原病患者血液流变学，以"浓、黏、聚、凝"为特点，脑CT灌注显示，慢性高原病患者的脑血流量，特别是脑灰质脑血流量［（30.4±4.8）ml/（100 ml·min）］显著低于正常对照组［（42.5±3.9）ml/（100 ml·min）］，脑血流量与血红蛋白浓度呈负相关（$r=-0.605$，$P<0.01$），提示血红蛋白浓度越高，血流速度越缓慢，脑灌注不足及脑缺氧加剧，同时代谢产物的局部积聚可破坏血脑屏障，引起血管通透性增加，最终导致血管源性脑水肿。慢性缺氧也可影响细胞能量代谢，使神经细胞膜上的Na^+-K^+-ATP酶活性下降，钠离子在细胞内无法排出，导致水在细胞内潴留而发生细胞毒性脑水肿。另外，细胞因子分泌、HIF合成所致的信号通路改变及其他一些渗透性介质等也参与脑水肿的发生。③血管通透性（vascular permeability）改变。当组织缺氧和/或缺血时，受伤部位有很多新血管生长（vascular growth），又称为血管新生。研究较多的VEGF，由巨噬细胞分泌，能促使血管内皮细胞有丝分裂，增加血管通透性，故又称为血管渗透因子（vascular permeability factor）。大鼠暴露于6%~9%的低氧气体3 h之后，脑组织VEGF-mRNA开始增加，12 h达峰，说明缺氧可促使脑组织中VEGF升高。因此，缺

氧引起的VEGF可使脑毛细血管基底膜溶解，从而破坏血管内皮细胞，扩大细胞间隙，增高血管通透性，引发高原脑水肿[7]。

总之，慢性高原病合并脑功能异常的发病机制可能与低氧血症、氧化应激、脑代谢改变、血液成分改变、脑血管病变、血流动力学改变以及神经调节功能改变等有关。

第四节

慢性高原病对血液系统的影响

居住高原人群血液红细胞数量明显高于平原人，而慢性高原病以红细胞增生过多和严重低氧血症为特征，呼吸驱动减弱引起的肺泡低通气是发病的基本因素。在血液系统的适应中，储血器官释放储备的血液，增强造血活动使循环血液中红细胞数增加，以增强血液的载氧能力，但过度的红细胞增多会使血液黏度增加，血流缓慢甚至瘀滞，进而引起肺循环、体循环和微循环障碍，加重机体缺氧，这可能是慢性高原病患者发病过程中的重要环节。

一、红细胞代偿性及损伤性反应

（一）红细胞代偿性反应

1. 红细胞增多

急性缺氧时，交感神经兴奋，脾脏等储血器官收缩，将储存的血液释放入体循环，使循环血中的红细胞数目增多。慢性缺氧时，红细胞增多主要由骨髓造血增强导致。当缺氧血流经肾脏时，能刺激肾小管旁间质细胞生成并释放EPO。EPO能刺激红系造血，促进红细胞增殖、分化和成熟，增加红细胞的数量和血红蛋白含量。适度红细胞增多可增加血液携氧能力和组织的供氧量，具有重要代偿意义。与同海拔高度正常人相比，慢性高原病患者红细胞数、HCT及血红蛋白浓度显著增高，出现各种临床症状。有研究表明，对严重红细胞增多患者进行放血治疗后肺动脉压下降，心排血量增加，并且运动能力明显提高，但临床症状改善有很大的个体差异。

2. 红细胞内2, 3-二磷酸甘油酸（2, 3-DPG）含量增多，血红蛋白氧解离曲线右移

正常人在进入高原后，红细胞中的2, 3-DPG迅速增加，返回平原后恢复。2, 3-DPG是在红细胞内糖酵解支路中产生的，二磷酸变位酶（DPGM）催化合成，二磷酸甘油酸磷酸酶（DPGP）促进分解。2, 3-DPG是负电性很高的分子，可结合于血红蛋白分子的中央空穴内，调节血红蛋白与氧的亲和力（见图3-3）。

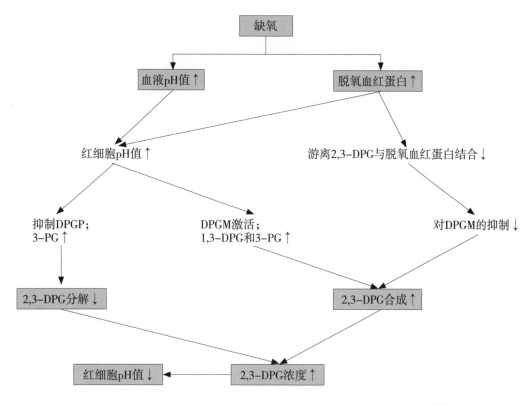

图 3-3　缺氧时诱导和限制红细胞中 2,3-DPG 浓度变化的机制[28]

缺氧时红细胞中2,3-DPG含量增高的主要机制是：①合成增加。低张性缺氧时氧合血红蛋白（HbO_2）减少，脱氧血红蛋白（HHb）增多。HbO_2的中央空穴小不能结合2,3-DPG，而HHb的中央空穴大，可结合2,3-DPG；HHb增多，红细胞内结合的2,3-DPG增加、游离的2,3-DPG减少，使2,3-DPG对磷酸果糖激酶和DPGM的抑制作用减弱，糖酵解增强，2,3-DPG合成增加。②分解减少。低张性缺氧时出现的代偿性过度通气所致呼吸性碱中毒，以及由于脱氧血红蛋白稍偏碱性，pH值升高，进而激活磷酸果糖激酶使糖酵解增强，并抑制DPGM的活性，使2,3-DPG分解减少。

（二）红细胞损伤性反应

高原红细胞增多患者HCT升高，血浆体积缩小，血浆循环时间延长，在肾脏中，HCT与肾脏血浆流量呈负相关。由于红细胞增多过度使血液黏度增加、血流缓慢、小血管内微血栓形成、氧运输能力减弱。患者红细胞2,3-DPG浓度增高，使血红蛋白氧解离曲线右移、血液摄氧能力减弱、动脉血氧饱和度下降。红细胞内2,3-DPG增多，血红蛋白与氧的亲和力降低，使氧解离曲线右移，一方面有利于氧在组织中释放，另一方面不利于氧在肺毛细血管中与血红蛋白结合。因此，缺氧时红细胞内2,3-DPG增多，氧解离曲线右移，对机体的影响取决于吸入气、肺泡气及动脉血氧分压的变化程度。若动脉血氧分压在60 mmHg以上时，氧解离曲线处于平坦段，曲线右移，有利于血液内的氧向组织释放；若动脉血氧分压低于60 mmHg，处于氧解离曲线陡直部分，氧解离曲线右移则会影响血红蛋白与氧结合，使动脉血氧饱和度下降，失去代偿意义。

红细胞过度增多可使血液黏度和血流阻力明显增加、血流减慢、心脏负担加重，对机体不利。严重缺氧时，红细胞内2,3-DPG增多引起氧解离曲线右移将减少血红蛋白在肺中的氧合，使动脉血氧饱和度降低。由于血液黏度异常增高、微循环障碍，组织严重缺氧，易导致血栓形成或局部组织坏死等并发症。

■ 二、对凝血与纤溶的影响

人体暴露于高海拔，无论是旅行、登山或从事生产活动，已被观察到高凝状态诱发血栓栓塞的事件。大量研究表明慢性高原病患者凝血功能异常，发生血栓和出血风险均升高[29]。血栓形成的危险因素直接或间接与高凝状态、内皮损伤和静脉瘀血（即Virchow三联征）的形成相关，其他危险因素有活动受限、创伤、肿瘤等，缺氧也是血栓形成的危险因素，血栓发生率在全身或局部缺氧下增加（见表3-4）。一项对20257名住院患者的前瞻性分析显示，生活在高海拔地区（海拔3000 m以上）和极端海拔地区（海拔5000 m以上）约11个月的人患静脉血栓栓塞的风险比生活在低海拔地区（海拔0~800 m）的人高30倍[30]。

表3-4　血栓危险因素

Virchow 三联征	危险因素
血管损伤	血栓性静脉炎 动脉粥样硬化和心脏病 留置导管或心脏瓣膜 静脉穿刺 身体创伤、紧张或受伤（如由职业、运动及训练等造成）
高凝状态	大手术或外伤 恶性肿瘤 怀孕或产后 遗传性血栓形成倾向 感染和脓毒症 温度极低 高海拔：缺氧和 HCT 升高 炎症性肠病 肾病综合征 雌激素避孕药 炎症 热应激，电解质失衡和脱水 自身免疫状况 心理压力（如由雪崩风险、竞技体育等引起） 运动后血液生理的变化

续表

Virchow 三联征	危险因素
循环瘀滞	不活动或被迫不活动（如恶劣天气导致无法出门活动） 坐着（如开车）或长途旅行（如乘坐航班或长途客车）时，血液会瘀积在下肢 静脉阻塞或限制（如坐位时腘静脉受压） 静脉曲张 血管收缩，调节体温 心房纤颤 左心室功能障碍 心动过缓及低血压（如心肺适应性强） 先天性构造畸形

　　长期暴露在高海拔地区会增加血小板聚集性，高海拔缺氧诱导了参与止血和凝血通路基因表达的改变，进而导致血小板功能障碍[31]。Tyagi等[32]研究了缺氧诱导的血小板调节因子钙蛋白酶（calpain）在血小板超反应性和功能中的作用，表明缺氧诱导钙蛋白酶有助于血栓前血小板表型形成，通过研究大鼠下腔静脉血栓形成过程，发现缺氧通过CAPSN1将钙蛋白酶活性提高了约3倍，并促进血栓形成。另一项研究中，研究人员调查了40名健康男性血小板功能和纤维蛋白原水平，他们从海平面开始，在大约4500 m海拔的3个月和13个月后重新测量，与基础水平相比，在高海拔3个月后，血小板计数下降了12%，在高海拔13个月后，血小板计数下降了31%，但在高海拔3个月和13个月后，平均血小板体积分别增加了40%和50%。研究还显示，在高原生活3个月后，血浆中纤维蛋白原水平升高了53%，结果表明，血小板和纤维蛋白原水平可以被高海拔改变，并可能促进血栓形成[30]。

　　红细胞在血栓形成中的作用主要表现为：①循环中有大量红细胞聚集体，影响微循环血液灌流。②红细胞增多和红细胞变形能力降低，使血液黏度增加、血流减慢，引起组织缺血、缺氧及血管内皮损伤。增多的红细胞与血小板的碰撞增加、血小板与血管壁的接触增多可促进血小板黏附、聚集和释放反应。在高切变应力下，红细胞释放二磷酸腺苷（ADP）可诱导血小板聚集，红细胞释放少量血红蛋白也可形成自由基诱导血小板聚集。③红细胞破坏可引起溶血反应，激活凝血系统。

　　血液黏度是反映血液流变性最重要的指标。血液流变性障碍的综合表现是血液黏度异常增高，血流缓慢，形成血栓风险增加。红细胞异常使血液黏度增高与下列因素有关：①膜流动性降低。见于HCT增高、红细胞变大和形态异常。②变形能力下降。常因血红蛋白浓度增高和性质改变引起。③红细胞聚集性增加。与红细胞膜上负电性降低、血浆中纤维蛋白原（Fbg）等大分子蛋白质增多、血液流经微静脉和毛细血管静脉端时作用于红细胞的切变应力减小等因素有关。

　　缺氧刺激血栓形成与氧合减少触发了相关分子和细胞信号通路相关，对缺氧和血栓形成的研究表明，缺氧及其下游信号促进了血栓的形成和传播，对缺氧反应信号通路干预可用于治疗静脉血栓栓塞。

血管对缺氧的反应主要由缺氧诱导转录因子（HIF）控制，HIF是由α和β亚基组成的异二聚体核转录因子，共同调节基因转录，HIF靶点包括促进血栓形成的因子，如纤溶酶原激活物抑制剂-1（plasminogen activator inhibitor-1，PAI-1）。缺氧诱导促进抗血栓因子表达变化可以通过HIF或HIF靶基因直接控制，也可通过HIF独立机制间接控制（见表3-5）。例如，缺氧激活早期生长反应因子1（early growth response 1，EGR1）调节血栓形成，缺氧反应信号通路也可以通过诱导促炎介质如肿瘤坏死因子（tumor necrosis factor-α，TNF-α）和白介素-1（IL-1）间接调节血栓形成。研究表明，在一个由血流限制和下腔静脉内皮功能障碍引起的小鼠深静脉血栓模型中，新形成静脉血栓的氧含量为静脉血的1/10，与溶解的静脉血栓相比，新形成的静脉血栓中HIF-1α和HIF-2α水平升高，并稳定在周围血管中。鉴于缺氧和HIF靶基因可调节凝血、纤溶和血栓溶解，调节血栓形成的缺氧应答信号通路可能是公认的治疗靶点（见图3-4）。

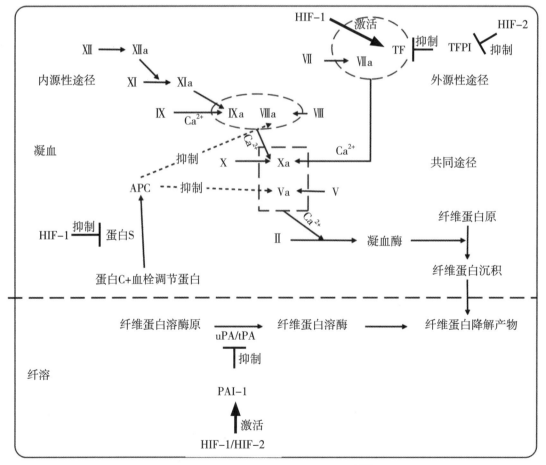

图 3-4　HIF 对凝血和纤溶的影响[27]

注：凝血级联反应与纤维蛋白溶解通路中的促血栓或抗血栓因子分别被 HIF 间接激活或抑制。

HIF：缺氧诱导因子；TF：组织因子；TFPI：组织因子途径抑制物；tPA：组织型纤溶酶原激活剂；

PAI-1：纤溶酶原激活物抑制剂-1；uPA：尿激酶型纤溶酶原激活剂

表 3-5　血栓炎症因子 HIF 靶点

因子	调节因子	表达变化
CCL5	HIF-1	上调
CCR5、CXCL12、CXCR4、ICAM、NF-κB、NLRP3、TACE、TF、TLR4、TNF-α、Protein S		下调
IL-6、PAI-1、IL-1β、CXCL8、IL-12、VEGF	HIF-1/HIF-2	上调
CXCL2	HIF-2	上调
TFPI		下调

注：CCL，趋化因子 CC 配体；CCR，趋化因子 CC 受体；CXCL，趋化因子 C-X-C 基元配体；CXCR，家族趋化因子受体；ICAM，胞内黏附分子；NF-κB，核因子κB；NLRP3，NLR 家族含 pyrin 结构域蛋白 3；TACE，肿瘤坏死因子-α转换酶/ADAM17；TF，组织因子；TLR，toll 样受体；TNF-α，肿瘤坏死因子-α；Protein S，S 蛋白；IL，白介素；VEGF，血管内皮生长因子；PAI-1，血浆纤溶酶原激活物抑制剂-1；TFPI，组织因子途径抑制物。

第五节

慢性高原病对消化系统的影响

长期处于缺氧环境对胃黏膜屏障具有不利影响，慢性高原病常常伴有胃黏膜病变，患者表现出一系列上消化道症状，胃黏膜屏障损伤，伴有典型的形态学改变及组织病理变化，出现食欲不振、腹胀、腹痛、腹泻、便秘等症状，甚至发生应激性溃疡、胃肠道出血等情况。

一、对消化道组织结构的影响

慢性缺氧时人体消化道尤其是上消化道内镜表现为颜色暗红或橘红，黏膜下静脉暴露甚至曲张。食管病变以浅表伴糜烂为主，表现为充血性红斑，血管纹理散乱，点片或小片状出血增多，食管黏膜局灶性增生增厚，呈颗粒状并有黏膜白斑形成，可见多处不规则或片状糜烂，但食管溃疡少见。胃、十二指肠颜色多为暗红、绛红或深红，部分晦暗，广泛充血水肿现象多见，发生部位依次为胃窦部、胃体部、幽门及十二指肠，以及胃底部糜烂、点片状出血发生部位伴随充血水肿。胃、十二指肠黏膜病变发生率达90%，其中慢性浅表性胃炎发生率最高，其次是胃溃疡、十二指肠溃疡，消化性溃疡以多发性、复合性和巨大性为主，同时幽门螺杆菌（Hp）感染率较高。因黏膜代谢障碍，造成胃黏膜上皮再生能力减弱，形成溃疡面积大、凹深苔厚、愈合慢、易复发、难以治愈的临床特点，易被Hp侵犯，发生急性胃黏膜病变，萎缩性胃炎少见[33]。慢性高原病患者食管黏膜活检的组织学观察主要见黏膜上皮分化良好、黏膜肌显著肥厚，其黏膜固有层血管丰富，小血管明显扩张、瘀血，可伴有灶性出血，血管内皮增生，血管壁增厚，血管迂曲、变形及轻度的透明性变，纤维组织增生，其间可见中度的淋巴细胞浸润；胃、十二指肠黏膜活检可见黏膜层结构疏松，上皮无明显缺损（溃疡部位除外），腺体无减少；固有层血管丰富，微小血管扩张、瘀血，间有小灶性出血，血管内皮增生，血管壁增厚，血管多扭曲、变形且常伴有轻度透明性变，纤维组织常有不同程度增生，黏膜全层可见轻至中度的淋巴细胞、浆细胞浸润[34]。

二、慢性高原病胃肠道黏膜损伤机制

消化道疾病是高原地区常见病，世居高原人群的胃黏膜组织从表面到组织超微结构都有不同程度损伤，推测与长期高原缺氧影响胃黏膜微循环有关。

高原人群消化系统疾病高发主要与缺氧导致的胃肠功能紊乱、炎症反应及氧自由基损伤等因素有关。白介素-1（IL-1）是一个重要的炎症细胞因子，它参与调节机体免疫应答、炎症反应等过程，其中IL-1受体辅助蛋白（IL-1RAcP）是IL-1信号传导机制的重要组成部分。高原缺氧胃黏膜表现出典型的慢性高原病形态结构特征，高原缺氧可诱导单核巨噬细胞产生促炎因子，IL-1β通过释放炎症介质引发炎症反应，其中IL-1B/IL-IRI/IL-1RAcP复合体是炎症信号转导的重要条件。炎症反应是造成胃黏膜组织损伤的重要原因，慢性高原病胃黏膜组织IL-1RAcP表达量高于高原正常组，IL-1RAcP可以启动IL-1信号转导，推测慢性高原病诱导胃黏膜组织IL-1RAcP表达水平上调、促进IL-1信号传递扩大、加重胃黏膜炎症反应。

海拔4700 m健康人空腹血清胃泌素水平较平原地区升高，胃泌素水平随海拔升高而升高，差异显著。高原环境下，尤其是慢性高原病患者，其机体患低氧血症，胃泌素分泌增加，使胃酸和内因子分泌增加，一方面导致溃疡发病率增高，另一方面胃酸使食物中铁离解，促进铁离子吸收，内因子促进维生素B_{12}吸收，从而增加了生成红细胞和血红蛋白所必需的原料，加快了慢性高原病的发生。高原慢性萎缩性胃炎患者血浆内皮素（ET）明显高于健康对照组，而降钙素基因相关肽（calcitonin gene-related peptide，CGRP）低于慢性浅表性胃炎组和健康对照组，ET和CGRP参与高原萎缩性胃炎的病理生理过程，含量与萎缩程度有关，这也是高原人易患萎缩性胃炎的重要因素。

正常生理条件下，生物体内的氧化代谢产生的自由基统称为活性氧（ROS），ROS与许多胃肠道黏膜异常疾病密切相关，当缺血缺氧时，体内产生大量自由基，破坏了氧化-抗氧化平衡导致机体组织损伤。高海拔低压缺氧会对胃黏膜屏障产生不同程度的损伤，推测与胃肠道运动功能紊乱、炎性反应及氧自由基损伤等因素有关。在化学作用或缺血缺氧等因素作用下，胃肠黏膜受损可产生氧自由基，当氧自由基超过自身的清除能力时就会损伤胃肠黏膜屏障。过氧化氢酶（catalase，CAT）是人体最主要的抗氧化酶之一，主要参与活性氧代谢过程，CAT的抗氧化作用对人体正常代谢和健康状态起着重要的作用，研究证明，CAT参与维系膜结构完整性。CAT基因对维系氧化-抗氧化平衡至关重要。CAT的表达变化一方面可反映机体自由基量的变化，另一方面也能反映机体清除自由基、维护组织器官完整性的能力。通过对高原胃黏膜组织中CAT基因及蛋白进行测定，发现不同程度的慢性高原病患者胃黏膜组织中CAT的表达升高，推断CAT升高导致的氧自由基相应升高，是造成慢性高原病胃黏膜组织损伤的重要因素，从而对胃黏膜结构及功能造成严重不良影响。

■｜三、其他消化器官病变

慢性高原病患者肝功能损害比较常见，丙氨酸氨基转移酶、总胆红素、乳酸脱氢酶升高，病理可见肝细胞浊肿、颗粒变性、小灶性坏死，以及肝窦扩张充血、间质水肿或片状出血等，这种改变大多是可逆性的，在返回平原后肝功能和肝肿大等可恢复正常。

第六节

慢性高原病对神经系统的影响

脑组织耗氧量大，对缺氧敏感，不同部位神经元对缺氧敏感程度不一，从大脑皮质、小脑、脑干、脊髓到外周神经节，即从高级中枢依次往下，神经元对缺氧耐受性依次增强。严重急性缺氧时，可出现视觉减弱，突然意识丧失、惊厥。当发生慢性缺氧时，首先表现为神经精神症状，包括感觉器官功能减退、特殊的醉酒态、欣快感、定向力和判断力障碍、情绪不稳定等，随后出现中枢神经系统功能抑制，如淡漠、精神不振、神志恍惚、嗜睡等，严重时可能出现晕厥和意识丧失。

■｜一、认知障碍

移居者在高海拔地区停留1年以上，普遍存在注意力、反应和记忆功能受损，危及工作安全、工作效率和生活质量，慢性高海拔暴露导致的认知障碍倾向于逐步恶化，损害在早期阶段是可逆的，离开高原环境或定期吸氧可有效恢复或缓解脑功能障碍。慢性高原病患者更容易产生认知障碍，在高原地区，自由基形成和抗氧化防御之间可能存在一种慢性不平衡状态，导致全身氧化-炎症-亚硝基应激（OXINOS）永久升高，特别是在低氧血症更严重的慢性高原病患者中，认知障碍更为严重，低氧血症诱导的OXINOS可能是一个生理链，与灌注迟钝、血管对高碳酸血症的反应性、认知功能受损相关，当过度升高时，与加速认知衰退有关[35]。但需要注意的是，与心血管、呼吸功能障碍等其他系统损害相比，认知异常往往是隐蔽的，很容易被忽视[36]。研究表明，即使回到富氧环境，一些缺氧相关神经元变化可能也无法恢复，例如，啮齿类动物由于缺氧引起的海马毛细血管密度降低在富氧作用下是可逆的，而胼胝体脱髓鞘是不可逆的。研究显示，出生和成长在高海拔地区的受试者直到成人前，即使在低海拔地区生活1年以上，双侧前额叶皮质和双侧脑岛的灰质密度仍下降。有可能一些不可逆的神经元损伤直接或间接造成了长期、持续的认知损伤，这种损伤甚至在回到海平面区域后仍可观察到，因此，尽管富氧被认为是在高海拔地区改善智力和健康的有效方法，但由于可能存在不可逆的神经元损伤，它在逆转由暴露于高海拔缺氧引起的所有认知损伤方面的能力可能有限。

红细胞过度增多是慢性高原病的主要表现之一，但与认知的关系尚不清楚。有研究发现血红蛋白水平与视觉保留和空间工作记忆呈强烈负相关，提示红细胞过多可能与慢性高原暴露后的记忆损伤机制有关。红细胞增多最明显的表现是血液黏度增加和微循环障碍，进一步加重相关脑区和神经核缺氧，有报道，健康新生移民到西藏两年后表现出记忆下降。壳核在慢性缺氧诱导的认知障碍中起重要作用，因此，血液黏度高可能与壳核（豆状核中）和其他记忆相关核的血液和氧气供应减少有关。以往许多动物研究报道，神经元氧化损伤和凋亡可导致记忆损伤，红细胞增多引起的微血管缓慢血流可能加剧这些损伤过程[33]。

除了神经损伤外，其他生理因素也可能对高海拔地区的认知损伤有重要影响。例如，睡眠障碍在高海拔暴露个体中非常常见，后期睡眠阶段减少，快速眼动睡眠减少，夜间唤醒增加。在高海拔地区，睡眠质量指标与认知功能存在显著相关性，如快速眼动潜伏期与工作记忆显著正相关，食欲减退、疲劳和头痛也可能对认知产生影响。

■ 二、脑出血与脑血栓

RBC增多，血液黏度增加，脑血流缓慢，易引起脑部疾病。慢性缺氧，主要表现为中枢神经系统功能紊乱和大脑皮质神经活动失调，如类神经衰弱综合征、自主神经功能紊乱、抑郁、焦虑等。疾病早期出现头胀痛、头晕、耳鸣等，可能与慢性缺氧导致的脑血管过度充血、扩张有关。病理解剖可见，大脑表面沟回变浅，脑膜与脑实质及静脉窦显著充血，呈老年性退行性样病变，脑细胞散在变性，严重者有散在点状软化灶，部分病例脑细胞肿胀，脑间质水肿。点状脑出血常单独出现，有时与大片出血并存，出血分布主要在大脑，小脑少见，而且多弥散地存在于白质中，灰质少见。桥脑、延脑及脊髓均可有出血，出血点由针尖至帽针头大，圆形，边界清楚，彼此分离，呈蚤咬状，严重者出血可聚集成团或融合成片，一般不形成血肿，也不穿入脑室或蛛网膜下腔，如出血累及灰质且较严重，RBC也可进入脑脊液，脑血栓形成与脑出血常常同时并存。在临床和病理上都得到证实，如偏瘫、脑栓塞、冠状动脉栓塞，以及肠系膜动脉、脾动脉的血栓形成，均会引起严重后果，甚至导致死亡。血栓形成的原因可能是：①缺氧使血管内皮细胞发生损伤，内皮下胶原纤维暴露，激活凝血因子Ⅻ（接触因子），血小板黏附其上，解剖观察到发生血栓部位与血管内皮损伤相一致，即使在同一脑组织内，血管损伤不明显的部分均未见血栓形成。②RBC增多，血流速度减慢，血小板与血管壁接触的机会增加，易附着其上。血流速度减慢，还可使活化的凝血因子不能很快稀释运走，容易在局部聚集，造成血管内凝血。③红细胞生成与破坏增多，可使红细胞的组织因子样物质释放入血，而激发凝血反应。

三、缺氧时中枢神经系统功能障碍的主要机制

（1）线粒体结构和功能受损，ATP合成减少，能量代谢障碍。

（2）神经递质失调，如乙酰胆碱合成减少、多巴胺重摄取减少等。

（3）酸碱平衡紊乱。低氧通气反应可导致呼吸性碱中毒，由于$PaCO_2$降低，二氧化碳对呼吸中枢的刺激作用减弱，造成睡眠时的周期性呼吸和呼吸暂停，导致睡眠时低氧血症，进一步加重缺氧；糖酵解增强又可发生代谢性酸中毒。

（4）脑水肿。缺氧和酸中毒会损伤脑血管内皮细胞，使血管壁通透性增高，血管内液体渗出，引起脑间质水肿。缺氧时，脑细胞能量生成减少，细胞膜钠泵功能障碍，导致细胞内钠水潴留，形成脑细胞水肿。脑细胞水肿、间质水肿、血管内皮细胞肿胀和颅内出血使颅内压升高，进一步加重缺氧和脑水肿，形成恶性循环。

第七节

慢性高原病对组织、细胞的影响

组织、细胞的变化是缺氧时器官功能与代谢变化的基础，细胞对缺氧反应过程包括缺氧的感知、缺氧信号传递、缺氧相关基因表达等，最终表现为细胞代谢、功能及形态结构的改变。

一、组织细胞的代偿性反应

轻、中度缺氧，组织、细胞产生代偿性反应，表现在增加氧供应、提高氧利用能力及节约用氧等方面。

携氧蛋白表达增多，细胞对氧的摄取和储存能力增强

细胞中存在携氧蛋白（oxygen carrying protein），它们与氧的亲和力高于血红蛋白，可有效地促进氧分子向细胞内转移，增强细胞对氧的摄取能力。在细胞氧供-需求不平衡时，携氧蛋白释放结合的氧供细胞利用。肌红蛋白（myoglobin，Mb）是最早在肌肉组织中发现

的携氧蛋白，它是单分子氧结合血红素蛋白，肌红蛋白与氧的亲和力比血红蛋白高。脑红蛋白（neuroglobin，NGb）是另一种携氧蛋白，与氧的亲和力比血红蛋白高，但低于肌红蛋白。此外，机体组织、细胞内广泛存在有胞红蛋白（cytoglobin，CGb），又称组红蛋白（histoglobin，HGb），也是一种携氧蛋白，与氧有很高的亲和力，与肌红蛋白相似。

慢性缺氧可使细胞肌红蛋白、脑红蛋白及组红蛋白含量增多，组织、细胞对氧的摄取和储存能力增强，提高细胞的耐缺氧能力。例如，缺氧时脑红蛋白表达增加，有助于氧通过血脑屏障，提高脑组织摄氧能力，在脑缺氧损伤/保护性反应过程中起重要保护作用。

1. 细胞对氧的利用能力增强

慢性缺氧时，细胞内线粒体数目增多，线粒体膜表面积增大，呼吸链中的酶如琥珀酸脱氢酶、细胞色素氧化酶含量增多、活性增高、对氧的利用能力增强。此外，慢性缺氧还可促使细胞色素C氧化酶亚基Ⅳ（COX 4）1亚型（COX 4-1）向2亚型（COX 4-2）转换，使细胞色素C氧化酶活性增强，提高细胞对氧的利用能力。

2. 组织、细胞对氧的消耗减少，节约用氧

（1）糖酵解增强。缺氧可导致ATP生成减少，ATP/ADP比值下降，糖酵解过程中的主要限速酶磷酸果糖激酶活性增强，糖酵解过程加强。糖酵解通过底物水平磷酸化，在不消耗氧的条件下，生成ATP，补偿能量不足。因此，糖酵解加强，在一定程度上可减少氧消耗，节约用氧。

（2）低代谢状态。缺氧时ATP生成减少，细胞耗能过程从总体上受到抑制，糖和绝大部分蛋白质合成减少，离子泵功能抑制等，此时细胞处于低代谢状态，节约能量，用于维持细胞生存基本需要的生命活动，有利于细胞生存。引起细胞低代谢状态的机制尚不清楚，酸中毒可能是合成代谢降低的原因之一，细胞对缺氧代偿适应性反应是机体对缺氧整体适应的基础。

3. 细胞缺氧代偿性反应的分子机制

机体所有细胞均能感知氧分压的变化，并作出相应反应。细胞对氧分压变化感知是通过氧感受器（oxygen sensor）实现的。有关氧感受器的本质至今未完全阐明，目前认为具有氧感受器功能的物质包括某些含血红素的蛋白，还原型辅酶Ⅱ（NADPH）氧化酶，氧敏感的钾离子通道，活性氧（reactive oxygen species，ROS）和脯氨酸羟化酶等。不同细胞对氧分压变化敏感程度不同，感知氧的机制也不相同。下面以脯氨酸羟化酶氧感受器为例，阐述细胞对缺氧的感知和反应机制。

HIF-1是缺氧基因表达调控中重要的转录因子，由HIF-1α和HIF-1β两个亚基组成。常氧时，脯氨酸-4-羟化酶使HIF-1α的第402位和第564位脯氨酸羟化。肿瘤抑制蛋白（von Hippel lindau tumor suppressor protein，pVHL）能特异性地介导羟化修饰后的HIF-1α经泛素化途径降解，从而抑制HIF-1α功能。另外，天冬酰氨羟化酶使HIF-1α的第803位天冬酰胺

羟化，阻碍HIF-1α转录活性。缺氧时，脯氨酸-4-羟化酶和天冬酰胺羟化酶的羟化作用减弱，HIF-1α降解减少，HIF-1α进入细胞核与HIF-1β形成二聚体，成为有活性的转录因子。HIF-1与缺氧反应相关基因上的缺氧反应元件（hypoxia reaction element，HRE）结合，在多种辅助因子的协助下，增强多种基因的表达，从而引起细胞代谢、功能变化。目前发现的HIF-1靶基因已有近百种，如EPO、血管内皮生长因子、磷酸果糖激酶-L、乳酸脱氢酶A、葡萄糖激酶等，这些基因表达产物可通过促进血管增生、红细胞生成、糖酵解、葡萄糖转运等，增强细胞对缺氧的适应性反应（见图3-5）。

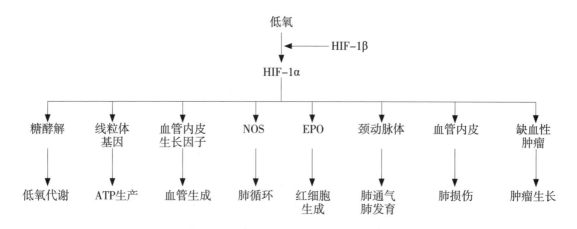

图 3-5　HIF-1α 的靶基因

二、细胞的损伤性变化

（一）细胞膜损伤

缺氧导致ATP生成减少，不能供给钠泵（Na^+-K^+-ATP酶）足够的能量，细胞无氧酵解增强，乳酸增多，pH值降低，细胞膜通透性升高。细胞外Na^+进入细胞增多，细胞内渗透压升高，导致细胞水肿。缺氧可通过增高细胞膜对Ca^{2+}的通透性，增强Na^+-Ca^{2+}交换，引起Ca^{2+}进入细胞增多，以及Ca^{2+}的排出和钙库对Ca^{2+}的摄取减少等多种机制，使胞浆中Ca^{2+}浓度增加，发生钙超载。Ca^{2+}可激活多种磷脂酶，如PLC等，使细胞膜磷脂分解，损伤细胞膜。

（二）线粒体损伤

80%~90%的氧在线粒体内接受电子，通过氧化磷酸化过程生成ATP，余下10%~20%的氧在线粒体外用于生物合成、降解及生物转化等。严重缺氧可引起线粒体损伤，其机制是：①氧化应激（oxidative stress）。缺氧可使线粒体出现单价电子渗漏（univalent leak），毛细血管内皮细胞内黄嘌呤脱氢酶（xanthine dehydrogenase，XD）转化为黄嘌呤氧化酶（xanthine oxidase，XO），产生大量氧自由基诱发膜脂质过氧化反应，破坏线粒体膜的结构和功能。②钙稳态紊乱。缺氧时，细胞内Ca^{2+}超载可触发线粒体摄取Ca^{2+}，使Ca^{2+}在线粒体内聚集并形成磷酸钙沉淀，抑制氧化磷酸化作用，ATP生成减少；Ca^{2+}能激活多种钙依赖性降解酶，如PLC和磷脂酶A2（phospholipase A2，PLA2）、蛋白酶、核酸内切酶等，从而影响线粒体的结构和功能。缺氧时线粒体结构损伤主要表现为肿胀、嵴断裂崩解、钙盐沉积、外膜破裂和基质外溢等。

（三）溶酶体损伤

缺氧可导致糖酵解增强使乳酸生成增多和脂肪氧化不全使酮体增多，细胞出现酸中毒。酸中毒和钙超载可激活磷脂酶，分解膜磷脂，使溶酶体膜通透性增高，稳定性降低。严重时，溶酶体肿胀、破裂，溶酶体内蛋白水解酶逸出，使周围组织细胞发生溶解、坏死。

（四）缺氧诱导细胞凋亡

严重持续缺氧可触发细胞凋亡（apoptosis），可能机制：①缺氧引起线粒体细胞色素C（cytochrome c，Cyt C）的释放。缺氧条件下，线粒体通透性转换孔道（mitochondrial permeability transition pore，MPTP）开放，导致线粒体内环境失衡而引起线粒体膨胀、破裂，Cyt C伴随内膜蛋白等释入细胞质。Cyt C激活caspase（一类与凋亡密切相关的蛋白水解酶家族）级联反应，诱导细胞凋亡。②缺氧使自由基生成增加。缺氧时O_2^-，以及$HO\cdot$等自由基生成增多，可通过影响凋亡相关基因如c-jun，c-fos等表达而影响凋亡进程。自由基还可激活caspase级联反应，触发细胞凋亡。③细胞质中的Ca^{2+}浓度变化。缺氧时ATP生成不足，Ca^{2+}内流增多，激活Ca^{2+}依赖性的核酸内切酶，使DNA片断化，还可激活多种凋亡相关激酶，并促进氧自由基生成，诱导细胞凋亡。

综上所述，机体对缺氧的反应中，急性缺氧时，以呼吸系统和循环系统的代偿反应为主；慢性缺氧时，主要是血液携氧能力和组织、细胞利用氧的能力增强。缺氧时，肺通气及心脏活动增强发生迅速，但这些代偿活动本身要消耗能量和氧；红细胞增生和组织利用氧能力增强虽发生较缓，但这种代偿方式经济、持久。缺氧除导致呼吸、循环、血液、消化、中枢神经系统器官系统功能障碍外，其他如肝、肾、内分泌等功能均可因严重缺氧而受损害。

参考文献

［1］马轶，罗伟. 慢性高原病的最新治疗研究进展［J］. 中西医结合心血管病电子杂志，2020，8（35）：26，46.

［2］AZAD P, STOBDAN T, ZHOU D, et al. High-altitude adaptation in humans：from genomics to integrative physiology［J］. J Mol Med（Berl），2017，95（12）：1269-

1282.

[3] 李桂源，王建枝，钱睿哲，等 . 病理生理学（全国高等学校教材）［ M ］ . 3 版 . 北京：人民卫生出版社，2015：234.

[4] WEST J B. Physiological Effects of Chronic Hypoxia ［ J ］ . New England Journal of Medicine，2017，376（20）：1965-1971.

[5] 国际高原医学会慢性高原病专家小组 . 第六届国际高原医学和低氧生理学术大会颁布慢性高原病青海诊断标准［ J ］ . 青海医学院学报，2005（1）：3-5.

[6] 解力，谢慎威 . 慢性高原病与高原肺动脉高压在心脏超声、血常规与血生化等指标的差异研究［ J ］ . 西南军医，2020，22（4）：322-325.

[7] NETZER N，STROHL K，FAULHABER M，et al. Hypoxia-related altitude illnesses ［ J ］ . J Travel Med，2013，20（4）：247-255.

[8] 曾靖 . 高原红细胞增多症（HAPC）大鼠模型的病理学研究［ D ］ . 成都：四川农业大学，2016.

[9] LUKS A M，AINSLIE P N，LAWLEY J S，et al. Ward，Milledge and West's High Altitude Medicine and Physiology ［ M ］ . 6th ed. Florida：CRC Press，2021：458-460.

[10] 格日历，欧珠罗布，柳君泽，等 . 高原医学［ M ］ . 北京：北京大学医学出版社，2015：169.

[11] 王红娟 . 高原红细胞增多症患者抵中度海拔地区睡眠障碍及睡眠呼吸紊乱［ D ］ . 西宁：青海大学，2014.

[12] REXHAJ E，RIMOLDI S F，PRATALI L，et al. Sleep-Disordered Breathing and Vascular Function in Patients With Chronic Mountain Sickness and Healthy High-Altitude Dwellers ［ J ］ . Chest，2016，149（4）：991-998.

[13] 关巍 . 睡眠呼吸紊乱与慢性高原病关系的研究［ D ］ . 西宁：青海大学，2015.

[14] GUAN W，GA Q，LI R，et al. Sleep disturbances in long-term immigrants with chronic mountain sickness：A comparison with healthy immigrants at high altitude ［ J ］ . Respiratory Physiology & Neurobiology，2015，206：4-10.

[15] 杨立霞 . 红景天苷通过 PI3K ／ Akt ／ HIF-1α 途径减弱急性低压低氧诱导的心肌损伤的机制研究［ D ］ . 兰州：甘肃中医药大学，2018.

[16] 裴雁璐，陈天良 . 慢性肺心病心力衰竭伴红细胞增多症治疗体会［ J ］ . 基层医学论坛，2009，13（26）：815-816.

[17] 李旻晔，张凤如 . 右心室功能不全的研究热点及难点［ J ］ . 临床心血管病杂志，2009，25（4）：244-247.

[18] LEÓN-VELARDE F，VILLAFUERTE F C，RICHALET J. Chronic Mountain Sickness and the Heart ［ J ］ . Progress in Cardiovascular Diseases，2010，52（6）：540-549.

［19］徐天天，孙艳秋．高原红细胞增多症心脏损害机制及影像研究进展［J］.世界最新医学信息文摘，2019，19（92）：108-110.

［20］格桑罗布,古桑拉姆,达娃次仁,等.高原红细胞增多症模型大鼠心脏病理特征分析[J].西藏医药，2020，41（1）：16-19.

［21］MOORE J P，CLAYDON V E，NORCLIFFE L J，et al. Carotid baroreflex regulation of vascular resistance in high-altitude Andean natives with and without chronic mountain sickness［J］. Exp Physiol, 2006, 91（5）：907-913.

［22］PENALOZA D，ARIAS-STELLA J. The heart and pulmonary circulation at high altitudes：healthy highlanders and chronic mountain sickness［J］. Circulation, 2007, 115（9）：1132-1146.

［23］DUNHAM-SNARY K J，WU D，SYKES E A，et al. Hypoxic Pulmonary Vasoconstriction：From Molecular Mechanisms to Medicine［J］. Chest, 2017, 151（1）：181-192.

［24］MAIGNAN M，RIVERA-CH M，PRIVAT C，et al. Pulmonary pressure and cardiac function in chronic mountain sickness patients［J］. Chest, 2009, 135（2）：499-504.

［25］STUBER T，SARTORI C，SCHWAB M，et al. Exaggerated Pulmonary Hypertension During Mild Exercise in Chronic Mountain Sickness［J］. Chest, 2010, 137（2）：388-392.

［26］NAEIJE R，VANDERPOOL R. Pulmonary hypertension and chronic mountain sickness［J］. High Alt Med Biol, 2013, 14（2）：117-125.

［27］BAO H，WANG D，ZHAO X，et al. Cerebral Edema in Chronic Mountain Sickness：a New Finding［J］. Scientific Reports, 2017, 7（1）：43224.

［28］DUHM J，GERLACH E. On the mechanisms of the hypoxia-induced increase of 2, 3-diphosphoglycerate in erythrocytes. Studies on rat erythrocytes in vivo and on human erythrocytes in vitro［J］. Pflugers Arch, 1971, 326（3）：254-269.

［29］王卓亚，杨发满，汪雪萍，等.慢性高原病患者发生血栓与血浆 EMP 和 P- 选择素水平的关系［J］.中国高原医学与生物学杂志，2019，40（4）：232-237.

［30］GUPTA N，ZHAO Y Y，EVANS C E. The stimulation of thrombosis by hypoxia［J］. Thromb Res, 2019, 181：77-83.

［31］JHA P，SAHU A，PRABHAKAR A，et al. Genome-Wide Expression Analysis Suggests Hypoxia-Triggered Hyper-Coagulation Leading to Venous Thrombosis at High Altitude［J］. Thrombosis and Haemostasis, 2018, 118（7）：1279-1295.

［32］TYAGI T，AHMAD S，GUPTA N，et al. Altered expression of platelet proteins and calpain activity mediate hypoxia-induced prothrombotic phenotype［J］. Blood, 2014,

123（8）：1250-1260.

[33] 次仁央金，旦增.慢性高原缺氧对人体消化管道的影响［J］.西藏医药杂志，2010，31（4）：3-4.

[34] 曹祯吾，车惠民，裴澍萱，等.高原红细胞增多症［M］.北京：军事医学科学出版社，1996：97.

[35] BAILEY D M, BRUGNIAUX J V, FILIPPONI T, et al. Exaggerated systemic oxidative-inflammatory-nitrosative stress in chronic mountain sickness is associated with cognitive decline and depression［J］. The Journal of Physiology, 2019, 597（2）：611-629.

[36] SHANJUN Z, SHENWEI X, BIN X, et al. Individual chronic mountain sickness symptom is an early warning sign of cognitive impairment［J］. Physiology & Behavior, 2020, 214：112748.

第四章

慢性高原病诊断

2004年8月在西宁召开了第六届国际高原医学和低氧生理学术大会，以吴天一为代表的中国高原病研究专家，根据多年慢性高原病研究成果，以大量流行病学、生理学、病理生理学和临床学为依据，提出了慢性高原病量化诊断系统（questionnaire scoring system）。该系统具有可操作性强、准确性高的特点。大会专家组经过协商讨论，达成了一致，在中国的国际提案中，应用了以我国为主要意见的计分系统，定名为"青海慢性高山病计分系统"（Qinghai CMS Score），并于2005年6月由国际高山医学会（ISMM）正式发布[1]。

慢性高原病是一种高海拔居住（海拔高于2500 m）的临床综合征，特征是红细胞过度升高和严重的低氧血症，伴或不伴肺动脉高压，可发展为肺心病，并导致充血性心力衰竭的临床表现。本病多呈慢性，发病率随海拔升高而升高，无明确发病时间，一般发生在移居高原半年以上，或由原有急性高原病迁延不愈所致。慢性高原病是由于血液黏度增高，血流缓慢所致的全身各脏器缺氧性损伤，因各脏器受损程度不同，临床症状轻重不一，变化复杂。常见的症状有头痛、头晕、气短、乏力、记忆力减退，临床症状轻重与血液学变化引起组织的缺氧程度有关。当脱离缺氧环境返回平原后，随着血红蛋白（HGB）和HCT的恢复，症状也逐渐消失，但再返回高原时又可复发。进驻海拔5000 m以上地区最短2个月即可发生慢性高原病，在该地区连续生活2年以上而不出现者几乎没有[2]。慢性高原病的诊断基于没有任何可能加重低氧血症和导致红细胞过度增多发展的条件，应排除慢性肺部疾病（如肺气肿、慢性支气管炎、支气管扩张、囊性纤维化、肺癌）或其他潜在慢性疾病加重低氧血症的病例。呼吸功能应通过肺功能检查确认。

第一节

临床表现

1925年，Monge首次报告了第一位慢性高原病患者，在秘鲁安第斯山脉海拔4300 m的小镇居住1年后，HGB为21.1 g/dl，引起了秘鲁医学界和政府的注意，之后，Monge发表关于慢性高原病的文章，认为该病是一种"适应能力丧失"，只有长期暴露于高海拔后才会出现[3]。

Monge[4]在描述安第斯山脉慢性高原病患者时写道："休息时，病人的脸色会发红或发青，稍微活动，就会变成紫色。在严重受累的情况下，巩膜布满血丝，眼睑水肿。他的脸是蓝紫色的，几乎是黑色的，和一个人窒息的脸差不多。黏膜呈红色，舌头看起来比正常大且充血。所有浅表血管都扩张了，静脉曲张是常见的，频繁鼻出血，失声症常出现。手指呈杵状，指甲变得很厚，看起来像手表上嵌上去的玻璃。这个人就像一个老年肺气肿、胸闷的病人，走得缓慢而沉重。他感到非常虚弱，有明显的睡觉倾向，经常出现睡意，头晕和昏厥常发生。偶尔也会出现轻微恶心和呕吐，有间歇性腹泻。视力模糊和暂时性失明是经常观察到的，短暂发生耳聋。有时病人会突然陷入一种窒息，昏迷两三个小时，然后又恢复到可怜的状态。出现失声、咳嗽和反复支气管炎。反复出现的还有肺部充血性进程，并伴有咯血，随着病情发展，随之而来的是心功能不全。"并提到其他症状如"关节、肢体疼痛；感觉异常，如冷或热、麻木、针刺感；性冷淡、神经衰弱、抑郁症等"，共同特点是出血或者到低海拔区域症状即能得到缓解。

吴天一等[5]调查移居及世居高原慢性高原病患者症状出现的频率，发现头痛、头昏、疲乏无力、精神不振、心悸气短、睡眠障碍、食欲减退、耳鸣等大于50%；眩晕、视觉模糊、记忆减退、关节酸痛、鼻衄等大于30%；齿龈出血、易激动、肢体皮肤剥脱、恶心呕吐、上腹不适等大于10%；吐血、黑便分别占4.8%、4.3%。调查体征出现频率，发绀、毛细血管扩张者达100%，颜面紫红占93.6%，肺动脉瓣听诊区第二心音亢进或分裂占71.8%，心尖区杂音占39.9%，指甲凹陷占33%，肢体静脉扩张、桶状胸占17%，杵状指占16.5%，肝大占15.4%，脾大占1.1%，收缩压≥160 mmHg占5.9%，舒张压≥95 mmHg占9.6%，收缩压≤85 mmHg占6.4%，舒张压≤50 mmHg占5.3%。

慢性高原病的许多症状、体征与血液黏度和血管床的增加相关。慢性高原病患者特征性的皮肤红紫是由于血液缓慢流过扩张的皮肤血管时过度脱氧所致，非特异性症状如头痛、头晕、耳鸣，脸和头部发胀感等可能是由于血液黏度增加和血管扩张两者共同引起的。在重度红细胞增多症中，脱氧血红蛋白超过40 g/L（HGB浓度增高时更容易出现）即可出现发绀。慢性高原病患者主要症状和体征为头痛、气短、心悸、乏力、精神萎靡、睡眠障碍、耳鸣、食欲差、发绀、结膜毛细血管充血扩张、肌肉或关节痛、杵状指（趾）、手指脚趾麻木、感觉异常，以及女性月经不调、男性阳痿、性欲减退等[6]。

一、症状

（一）神经系统症状

大脑耗氧量大，能量储备少，对缺氧耐受性较差，慢性高原病患者中，由于红细胞过度增生，HGB升高和血液瘀滞造成的慢性缺氧常常会不可逆地破坏大脑结构，减弱记忆力和认知能力，因此，症状出现得较早，且全部病例均有神经系统症状，且可能会因由血液的高黏度导致的脑血流量降低而加剧，慢性缺氧时主要表现为中枢神经系统功能紊乱和大脑皮质神经活动失调引起的神经精神症状，如头痛、头昏、淡漠、精神不振、神志恍惚、乏力、嗜睡等中枢神经系统抑制表现，也可出现视觉和听觉障碍等感觉器官功能减退表现，以及出现醉酒步态、欣快感、定向力和判断力障碍、情绪不稳定等高级神经行为障碍。由于脑水肿、颅内高压，少数重症病例出现头痛剧烈，恶心、呕吐症状，慢性高原病患者容易发生颅内缺血、梗死和出血，可出现意识丧失、失语、肢体瘫痪、病理反射等[2, 6]。除中枢神经系统症状外，周围神经病变症状亦有报道，如四肢远端烧灼感和刺麻感、神经内膜微血管基底膜带厚度减少[7]，表明周围神经也可能发生适应低压缺氧的结构变化。

《国际头痛分类》（第二版）[8]将高海拔头痛分类归因于稳态失调的头痛，国际头痛协会高海拔头痛诊断标准如下。

A. 头痛至少有以下两个特征和满足标准B、C和D。

（1）双侧的。

（2）额或额、颞叶。

（3）钝痛或压迫性痛。

（4）轻度或中等强度疼痛。

（5）因用力、运动、紧张、咳嗽、弯曲而加重。

B. 海拔 > 2500 m。

C. 升高海拔24 h内出现头痛。

D. 降低海拔后8 h内头痛消退。

头痛部位通常为额叶、颞叶或全部，多数为双侧，强度相对较轻，但可能很严重，通常是钝痛，有30%~75%的搏动。在大约50%的病例中，头痛会因用力或头部或身体的运动而加重。超过25%的头痛不是在晚上使患者醒来就是在患者醒来时发生。恶心可能发生，尤其是有偏头痛病史的患者[9]。一项研究表明，秘鲁慢性高原病患者短暂停留在海平面期间，尽管HCT和血液黏度保持不变，但头痛消失，因此，认为偏头痛的主要触发因素可能是缺氧，而不是血液黏度[10]。

（二）循环系统症状

HCT升高会导致血液黏度增加，从而增加闭塞性血管疾病和冠状动脉粥样硬化性心脏病（简称冠心病）的风险。研究表明，红细胞增多症患者发生心血管事件的概率要高于高原健康者，且与病情严重程度相关。此外，在慢性高原病的人群中，心血管事件发生率升高与日间收缩期和舒张期血压、空腹血糖和胰岛素抵抗以及空腹血清甘油三酯浓度升高相关。可能是由于血液黏度和红细胞增多对涉及心血管和代谢功能的相关因素有关，这些因素除了直接影响心血管事件发展外，还可能间接增加心血管事件[11]，轻型患者心血管系统症状不明显，半数以上病例出现心悸、气短等。在疾病的严重阶段，通常会发生肺动脉高压，伴有肺小动脉重构和右心室扩大，心室肥大程度取决于肺血管收缩性反应，血管阻力强度和缺氧程度，可出现左、右心功能不全，以右心功能不全为主的症状，心悸、气短更明显，常发生心前区疼痛，出现下肢或全身水肿、尿少等症状。长期生活在高原的人由于慢性缺氧使肺小动脉收缩，肺动脉压力增高，持续肺动脉高压及血液黏度增加可引起右心后负荷增加，心室肌为维持心脏泵血功能，代偿性肥大、增生，心室壁肥厚。慢性缺氧不仅引起右心功能不全，另外血液黏度增加引起血流阻力增加、血流速度减慢，加重体循环动脉高压，可使心肌缺氧加重、线粒体功能受损，合成ATP数量减少，引起左心顺应性降低，舒张受限，最终导致左心室每搏心排血量降低[12]。

（三）呼吸系统症状

呼吸系统在高原适应和慢性高原病发生发展中起着重要作用，有研究表明慢性高原病患者存在肺功能障碍[13]。红细胞增多及其伴随的血液黏度增高，势必导致肺血管床阻抗升高，从而促使肺动脉压力增高[14]。通气适应性丧失导致中枢性低通气，被认为是低氧血症加重和随后过度红细胞生成反应的主要机制，呼吸困难是人体对缺氧的一种主观感受，约有20%的患者有夜间睡眠周期性呼吸或呼吸暂停。表现为呼吸中枢和外周化学感受器对二氧化碳、低氧的敏感性降低。部分患者有轻微咳嗽，咳少量痰，偶有痰中带血丝，半数患者有胸闷或伴胸痛症状，与肺部充血、肺泡张力增高、腹部脏器充血、心肌缺氧等因素有关。极少数病例出现剧烈右胸疼痛，提示有肺部小血管梗死发生，发生肺动脉栓塞者突发呼吸困难、发绀、胸痛、咯血、休克、心力衰竭而危及生命。

（四）消化系统症状

据统计，89%慢性高原病患者有消化系统表现，由于消化道缺氧，消化液分泌下降，胃肠蠕动功能减弱，多数病例有腹胀、食欲差、消化不良等症状。腹痛是最常见的症状，部位以上腹及右上腹为多见，疼痛的性质和程度常因病变轻重或患者对疼痛敏感程度差异表现不同，除少数患者外，均为慢性病程，有类似于消化性溃疡的表现。呕吐也是慢性高原病患者常见的消化道症状，除患者胃肠功能紊乱外，慢性高原病合并慢性颅内高压症也是发生恶心、呕吐的重要原因。腹胀、纳差、厌食等症也不少见，可能为胃肠瘀血造成消化功能不良所致。部分病例可因急性胃黏膜出血或胃、十二指肠溃疡出血而出现相应症状，腹腔脏器发生血栓形成时，出现剧烈腹痛及急腹症的临床表现。

消化系统发病机制与慢性缺氧相关，缺氧首先影响细胞线粒体，使之变性，严重时可导致细胞坏死，影响消化道黏膜功能，同时长期缺氧可使交感神经节变性，肠蠕动功能紊乱，缺氧对神经体液调节的不良影响，使消化系统功能紊乱。慢性高原病患者由于胃肠黏膜充血、缺氧、瘀血，常易发生消化道慢性炎症，甚至引起消化道溃疡、出血、血栓。胃镜可见慢性胃炎、胃溃疡及十二指肠溃疡，溃疡多见于胃小弯、胃窦部和十二指肠球部后壁。黏膜呈暗红色、广泛水肿，可见小片状灶性出血，有的胃窦部和胃底出现片状糜烂。

组织病理检查可见黏膜结构疏松，黏膜固有层水肿，小血管扩张瘀血，黏膜全层见较多淋巴细胞和浆细胞浸润。

（五）其他症状

部分病例发生鼻出血、牙龈出血等皮肤黏膜出血，少数患者出现视物模糊或视力减退，这种症状的发生与眼底血管改变、微循环障碍或视网膜病变、眼底出血等有关。个别病例发生突发性耳聋，血小板和凝血因子正常的患者出现鼻或胃出血是毛细血管扩张所致，但引起局部缺血和坏死的循环瘀滞也是很重要的原因，这与慢性高原病患者凝血和纤溶功能异常、毛细血管通透性和脆性增高等有关。

二、体征

（一）一般表现

发绀是本病的主要征象，约95%以上患者有不同程度发绀，慢性高原病患者血容量并不处于正常状态，而是伴有血容量增加、血管床扩大，并降低外周阻力。过度红细胞增多伴随高血容量、全身血管扩张以及低氧血症，患者出现发绀，面颊毛细血管扩张呈紫红色条纹交织成网状，形成特殊的面部特征，通常把这种面容称为"多血貌"。耳垂、手掌、指甲等部位明显发绀，口腔和咽喉黏膜亦发绀，舌下静脉血管盘卷扩张如蛇状。眼睛呈水肿样，结膜明显充血，约17.7%患者有杵状指，12.8%患者有指甲凹陷，部分患者有颜面和下肢水肿，皮肤可发现散在的出血点或瘀斑，在指甲或甲床的基底部更易见到。

（二）心血管系统体征

慢性高原病患者的血压改变不一致，可能出现有症状的舒张期高血压，有时出现收缩期高血压，高血压（占22%~49%）比低血压（占10%）多见，脉压缩小。心律一般规则，少数人心动过缓，或伴窦性心律不齐，半数病例第一心音较低钝，由于肺动脉高压形成，大约20%病例肺动脉瓣听诊区听到第二心音亢进或分裂，肺动脉瓣听诊区第二心音＞主动脉瓣听诊区第二心音，心尖部和/或三尖瓣听诊区常闻及Ⅱ~Ⅲ级柔和的吹风样收缩期杂音，合并有心功能不全时，可见颈静脉怒张，下肢浮肿和瘀血性肝肿大。个别病例由于腔静脉或心房内血栓形成，影响腔静脉回流，可出现腔静脉综合征。

陈苏云等[15]研究发现慢性高原病患者心脏结构及功能已发生改变，以右心结构及功能改变为主，出现右心扩大、右心室流出道增宽、右心室肥厚、前室间隔增厚、右心功能减低，对左心结构及功能未见明显影响。

（三）呼吸系统体征

发绀和生理性肺气肿是部分高原居民的两大特征[16]，胸廓宽大，胸径指数增大，呈桶状胸，相应肺容量及肺表面积也增大，呼吸频率一般在每分钟20次左右，肺浊音界下移，肺部叩诊一般无异常。多数患者自觉深吸气呼出后，继之呼吸暂停，但呼吸困难并不常见，夜间睡眠周期性呼吸或呼吸暂停多见。呼吸音清晰，若有慢性咳嗽史，两肺呼吸音粗糙，合并心功能不全时，两肺底可闻及捻发音或小水泡音，且不易消失。

（四）消化系统体征

慢性高原病患者少数有腹部胀气，肠鸣音活跃，合并慢性胃炎或溃疡时，上腹部轻度压痛，肝常可在右锁骨中线肋下1~2 cm处触及，边缘钝，质地中等，无触痛。肝变大的原因主要是肝缺氧所引起的充血、血液瘀滞、肝细胞浊肿及间质水肿的结果，病情严重者可出现黄疸。

第二节

辅助检查

■｜一、实验室检验

（一）血常规检查

慢性高原病重要特征是血液中HGB浓度和RBC数量异常升高，随着HGB浓度的升高，RBC和HCT呈梯度上升趋势，携氧能力下降，HCT＞70%时，氧运量明显降低，HCT＞80%时，血流呈停滞状态。2014年，中国铁路总公司组织对青藏铁路不适宜高原作业调离人员进行研究，发现红细胞异常占57.85%，HGB异常占23.23%，红细胞圆形、外形光滑、血色素饱满，呈大细胞、高色素外观，白细胞变化不显著，尽管EPO与促血小板生成素之间存在相当多的同源性，但EPO所致的红细胞增多不会出现血小板生成增多，血小板多呈下降水平。

（二）凝血和纤溶功能检查

通过比较慢性高原病患者与高原健康人群的血栓弹力图（thromboelastography，TEG）、常规凝血指标及血小板发现，慢性高原病患者活化部分凝血活酶时间（activated partial thromboplastin time，APTT）、凝血酶时间（thrombin time，TT）延长。有研究认为主要是红细胞不断增多，血液黏度增大，发生微循环障碍，加重组织缺氧，导致乳酸及酸性代谢产物在血液内堆积，激活凝血系统，使凝血因子消耗增加。

TEG检测是一种监测全血凝血状态的方法，在20世纪80年代已广泛应用于临床，并获得了快速发展。其K值及Angle角代表血凝块形成的速率，反映纤维蛋白原功能，纤维蛋白原作为凝血因子I直接参与凝血过程，可以促进血小板聚集和血管平滑肌收缩，在血液凝固和血小板聚集过程中有重要作用，慢性高原病患者K值延长，Angle角降低，提示可能存在纤维蛋白原水平低下。检测发现，慢性高原病患者K值与血小板数量（PLT）呈负相关，且患者PLT减少。目前关于慢性高原病患者PLT减少的机制尚未完全阐明，有研究表明，随着HCT增加，血液黏度不断增高，导致血小板长期被消耗而减少。红细胞增多患者血液黏滞，容易形成微血栓，机体的保护机制启动纤溶系统，从而消耗凝血因子，导致凝血功能异常[15]。PLT减少，在一定程度上减轻了患者血液的高黏滞状态，这对血栓形成有一定的保护和预防作用，属于一种生理性代偿机制。TEG检测中血凝块最大强度（MA）反映血小板聚集功能，TEG参数MA值能更直观地判断血小板质量，患者MA值和Angle角降低，说明患者血小板和纤维蛋白原功能降低，容易发生凝血功能障碍及术后出血。慢性高原病患者凝血因子、纤维蛋白原、PLT及其功能降低，处于相对低凝的状态。因此，在临床工作中，治疗服用抗凝及抗血小板药物的慢性高原病患者时，应该重视发生出血的风险，在临床工作中，TEG联合凝血功能检测能更全面、准确地反映患者体内凝血状态[17]。

（三）肾素-血管紧张素-醛固酮系统（RAAS）

巴应贵等[18]对慢性高原病合并蛋白尿患者行肾素血管紧张素I（A_1，卧位）、肾素血管紧张素II（A_2，卧位）、血浆肾素活性（plasma renin activity，PRA，卧位）及醛固酮（aldosterone，ALD）水平检测，发现慢性高原病合并蛋白尿患者与原发性慢性肾炎患者、体检健康人群比较时，A_1、A_2、PRA及ALD水平均高于原发性慢性肾炎患者和体检健康人群，尤以血浆肾素活性水平升高为主。由此可得出慢性高原病可引起肾脏组织病变及出现临床症状，即慢性高原病肾损害的结论。

由于红细胞过度增多，血液黏度增大，血液动力学明显改变，即血流缓慢，微循环瘀滞，血液出现"浓、黏、聚、凝"等特点，微循环发生严重阻滞，肾脏缺氧，刺激肾脏分泌肾素增多，进而产生过多的血管紧张素II，激活RAAS，RAAS对于维持肾脏生理功能具有重要作用，RAAS活动出现异常则可导致多种器官发生病理变化，特别是肾脏。慢性高原病患者肾脏长期缺氧，上调的血管紧张素受体II（angiotensin receptor II，Ang II）可通过多种途径增加肾小球滤过率（glomerular filtration rate，GFR），而不至于因肾脏灌流减少使GFR下降过多，然而这种保护性反应若持续存在则可能引起进行性的不可逆性肾脏损伤，在临床诊治中应重视RAAS表达检测，加强RAAS阻滞剂的治疗。

（四）肝功能检测

与高原健康人比较，慢性高原病患者天门冬氨酸氨基转移酶（aspartate aminotransferase，AST）、丙氨酸氨基转换酶（alanine aminotransferase，ALT）、γ-谷氨酰转移酶（γ-glutamyltransferase，GGT）、乳酸脱氢酶（lactate dehydrogenase，LDH）、血清总胆红

素（serum total bilirubin，STB）等指标均有升高，慢性高原病患者体内红细胞破坏增加，血液中胆红素增高，缺氧引起肝处理胆红素能力下降，肝细胞散在小灶性坏死，肝增大，肝功能检查为急性肝细胞损害[2]。马永红等[19]研究世居藏族人和移居汉族人慢性高原病对肝功能影响情况，发现移居汉族男性的红细胞、HGB、总胆红素、间接胆红素明显高于世居藏族男性，而丙氨酸氨基转移酶水平较低；移居汉族女性只有HGB浓度明显高于藏族女性。HGB超过正常值的男性，其间接胆红素和总胆红素明显大于HGB低于正常值的男性，而女性中并无此发现。

（五）血气分析测定

慢性高原病患者血气分析表现为显著的低氧血症和相对高碳酸血症。与同海拔高度正常人相比，患者酸碱度（pH值）和氧分压（PaO_2）降低，二氧化碳分压（$PaCO_2$）和肺泡-动脉氧分压差增高。血氧饱和度和血氧分压低于同海拔高度的健康人。动脉血氧饱和度依赖于海拔高度，并且随HGB浓度显著变异（在70%~85%的范围内，变异达15%），很难采用单一的阈值来定义严重的低氧血症[20]。

（六）血糖及胰岛素抵抗

对安第斯山脉，以及中国、印度的研究表明，葡萄糖耐受不良在红细胞增多症患者中比在同海拔健康人中更容易出现，红细胞增多的存在与较高空腹血糖浓度和胰岛素抵抗有关[11]。

（七）血尿酸

有研究表明，在排除肝功能、血脂等指标的影响后（但未排除肥胖、高血压等因素），发现HGB是高血尿酸的独立危险因素[21]，尿酸水平升高与超重/肥胖、血脂异常、较高的动脉血压和红细胞增多等因素有关，慢性高原病患者因HGB增多，常导致高血尿酸，从而引起继发性痛风、肾结石及肾功能损害。机制可能包括尿酸产生增多及排泄障碍两方面，血液黏度增加、肾脏血流减慢、局部相对低氧可能降低尿酸清除能力；另外，过多的红系前体增生以及细胞核的分解也可能导致高血清尿酸。

（八）骨髓检查

慢性高原病骨髓形态学病理改变的主要原因是缺氧，骨髓造血功能活跃，以红细胞增生活跃为主，粒细胞及巨核细胞系无明显变化。据报道海拔3780 m地区红细胞增多症患者的骨髓象表现为红细胞系，占有核细胞的33.3%。红系各期细胞增生活跃，部分红细胞成簇出现，形成红细胞群，以中、晚幼红细胞居多，各期细胞大小不一，部分细胞核浆发育不平衡，呈巨幼样变，内质网、溶酶体少见，线粒体数量不增多，部分嵴排列紊乱、空泡变性、嵴模糊或消失。电子显微镜下观察到粒系各期细胞核膜完整，胞浆内有较多颗粒，线粒体丰富，部分线粒体有空泡，嵴模糊甚至消失，部分细胞核浆发育不平衡。总之，慢性高原病骨髓象改变是红细胞系增生旺盛、幼红细胞比值增高、红系分裂象增多、粒系减少[6]，临床常见的是出现继发性痛风和脾肿大等骨髓增殖性疾病的体征。

■ 二、其他辅助检查

（一）电子计算机断层扫描（computed tomography，CT）检查[22]

1. 慢性高原病患者颅脑 CT 平扫的影像表现

以脑血管密度增高为主要表现，且多伴脑沟、裂变浅，脑室系统变小，大部分慢性高原病患者颅内多发缺血、腔隙性梗死灶，少数患者由于血液黏稠，出现上矢状窦栓塞。颅内动脉密度升高的征象除了见于慢性高原病患者，同时也需与脑动脉硬化、真性红细胞增多及其他疾病引起的继发性红细胞增多等疾病相鉴别。另外，CT出现脑血管密度增高且有长期高原居住史的青壮年，需考虑慢性高原病的可能。

2. 慢性高原病患者肺部 CT 平扫的影像表现

患者有中心肺动脉系统扩张征象。大部分表现为肺部血管增多、结构不规则、呈网状改变，推测这可能是患者肺部通气量下降、残气量增加，引起肺泡张力增高、肺泡壁增厚所致。

3. 多排 CT 肺动脉造影

针对临床上有胸闷、呼吸困难等症状的慢性高原病患者，应及时选择多排CT肺动脉造影（multislice CT pulmonary angiography，MSCTPA）作为确诊肺动脉栓塞的检查手段，MSCTPA具有无创、经济、横断面及三维重建现象更易于血栓的显示等优势。

4. CT 灌注成像

CT灌注成像（CT perfusion imaging，CTPI）结果为，患者脑灰质和白质与正常人脑相比，脑血流量（cerebral blood flow，CBF）和脑血容量（cerebral blood volume，CBV）下降，对比剂的平均通过时间（MTT）、达峰时间（TTP）延长，表明慢性高原病患者因脑组织血供减少而导致局部受损改变，出现头昏、头痛、气促等临床症状。具体脑区微循环灌注改变情况还有待进一步研究，以提高慢性高原病患者脑缺血的早期诊断及治疗水平。

（二）磁共振成像（magnetic resonance imaging，MRI）检查

1. MRI 凭借高组织分辨率比 CT 提供更多的信息

首先，MRI能更好地显示慢性高原病患者弥漫性脑水肿，呈片状长T1长T2信号影，磁共振成像液体抑制反转恢复序列像（fluid attenuated inversion recovery sequence，FLAIR sequence）呈高信号影，并且能发现早期的脑水肿。其次，MRI对缺血、腔隙性梗死灶更

加敏感，其中慢性高原病患者额叶皮层下缺血灶较多见。头颅静脉血管成像（magnetic resonance venography，MRV）对血液黏稠引起的上矢状窦静脉血栓敏感性更高，磁敏感加权成像（susceptibility weighted imaging，SWI）能发现脑内微出血灶。

2. 基于体素的 MRI 形态学技术（voxel-based morphometry，VBM）

在长期高海拔缺氧刺激下，HGB浓度及动脉血氧饱和度变化使大脑血流的氧输送发生改变，最终导致大脑结构的累积性变化。慢性高原病患者右侧舌回、后扣带回、双侧海马旁回及左侧颞下回灰质体积高于正常值；前扣带回灰质体积较正常人缩小，表明该部分脑区对缺氧敏感。另外，各脑区体积的改变可以间接推测患者相关临床表现的发病机制，例如舌回和颞下回与视觉功能有关，慢性高原病患者的视力下降可能与其体积变化有关；后扣带回、海马旁回与情节处理和工作记忆有关，慢性高原病患者记忆力下降可能与海马旁回和后扣带回灰质体积的变化有关；前扣带回有工作记忆，具有启动高级控制任务的功能，前扣带回体积缩小与慢性高原病患者预知功能受损、记忆力下降有关。研究表明，脑白质未见明显异常，这也验证了不同脑区对缺氧的耐受不同，脑白质对缺氧的敏感性较低。

3. 脑磁共振弥散张量成像

扩散张量成像（diffusion tensor imaging，DTI）技术[23]通过检测水分子弥散运动观察神经微结构的变化。胼胝体压部是两侧大脑半球传递视觉信息的重要白质纤维，研究显示，慢性高原病患者胼胝体压部轴向弥散系数值（axial diffusivity，AD）降低，意味着轴突损失或者纤维束一致性损伤，可能与患者的视力减退有关。慢性高原病患者双侧小脑平均弥散系数值（mean diffusivity，MD）和AD值均降低，这意味着大脑-小脑环路的纤维联系出现了轴突损失，可能影响了患者的认知功能。慢性高原病患者右侧海马区表观扩散系数（apparent diffusion coefficient，ADC）升高，与认知功能（MMSE评分）呈负相关。ADC值反映水分子的扩散程度，增高提示脑组织含水量增加，并且右侧海马区认知功能受损明显。额叶白质部分各向异性（fractional anisotropy，FA）减低，FA值反映水分子扩散的各向异性，FA值降低表明神经纤维的细微结构受到损害。

4. 静息态血氧水平依赖功能磁共振成像

通过静息态血氧水平依赖功能磁共振成像（blood oxygen level dependent fMRI，BOLD-fMRI）研究自发脑活动特征来观察脑功能变化。额中回负责认知功能，颞下回和梭状回参与记忆、情绪等高级神经活动。慢性高原病患者额中回、颞下回和梭状回的局部一致性（regional homogeneity，ReHo）降低，表明此区神经元活动减弱或时间上的无序性，可能与患者健忘、注意力不集中等认知功能减退有关。另外，研究发现，海马旁回的ReHo升高意味着神经元活动时间一致性增高，可能是海马旁回神经细胞代偿增生的结果。中央后回属于躯体感觉区，其ReHo升高，说明该区神经元活动代偿性增加，这可能与慢性高原病患者感觉肢体麻木、肌肉关节疼痛相关。

目前，学者们也在做慢性高原病脑部改变的其他方面的研究，如磁共振波谱是唯一能无创性检测化合物的技术，从代谢角度研究长期慢性缺氧下脑组织的变化情况等。

（三）肺功能检查

研究证实慢性高原病患者肺功能下降是引起、加重病情的因素，患者不仅用力肺活量（forced vital capacity，FVC）、第1秒用力呼气容积（forced expiratory volume in one second，FEV1）、呼气流量峰值（peak expiratory flow，PEF）、最大呼气中期流量（maximal mid-expiratory flow，MMEF）、静息每分钟通气量（minute ventilation at rest，VE）、最大肺活量（maximum vital capacity，VCMAX）等反映肺通气功能的指标较对照组明显降低，而且反映肺弥散功能一氧化碳弥散率也明显降低，提示肺通气、弥散功能减退，大小气道受到影响。肺泡通气量明显降低可能是机体长期暴露于缺氧环境导致通气反应迟钝，呼吸驱动不足，使通气功能较差，因此，慢性高原病患者肺通气不足可能与低氧通气反应的钝化有关；而且在高原缺氧环境中，呼吸肌力量增强是对高原缺氧的一种代偿反应，使通气量增加，然而长期过度通气，会使呼吸肌疲劳或衰竭，进入肺泡的气体减少，通气功能降低。慢性高原病反映肺弥散功能的一氧化碳弥散率降低，可能是慢性高原病患者在长期高原缺氧环境下生活，通气功能下降，红细胞增多等因素都导致通气/血流比降低，为弥散功能下降的原因。慢性高原病患者长期居住高原缺氧的环境，肺泡壁弹性纤维增多，使弥散路程距离增加，肺泡壁的气体弥散功能减弱。长期居住高原的居民，进行肺功能检测是必要的，有肺功能异常应及早诊治，对预防高原病的发生有重要意义[24]。

（四）心电图检查

慢性高原病心电图常表现为肺型P波，电轴右偏，右前心导联中rS波，左前心导联中RS型或rS型复合体，右前心导联中T波倒置，QRS低电压、不完全性右束支传导阻滞或局限性右室内传导阻滞等。慢性高原病患者心电图碎裂QRS波发生率显著高于同海拔健康人群，碎裂QRS波（fragmented QRS，fQRS）是近年来备受关注的一项无创电生理指标，相关人群体表心电图分析研究发现fQRS波与心功能状态、肺动脉压力增高及预后有相关性。慢性高原病患者fQRS波发生率增高的机制是血液黏度增加，呈现高凝状态，同时，缺氧损伤还可使组织因子暴露，血液更容易形成血栓；组织缺氧可诱发肺动脉高压，继而导致右心室壁张力增高，出现心肌损伤，上述病理生理改变的持续存在导致局部心肌灶性坏死以及传导系统异常，最终形成fQRS波，HGB增高可能是参与fQRS波发生机制的重要因素。

（五）X线检查

X线表现为肺野中央和周围区域的血管纹理明显，有的呈网状改变，肺主动脉突出，右心房常出现增大，肺血管充血，若发生肺动脉高压和高原心脏病则出现右心室增大，肺动脉段凸出和右下肺动脉管径增大，左心室肥厚发生在晚期。

（六）胃镜检查

由于血液黏度增高，血流缓慢既直接影响胃黏膜微循环，又因血液高凝状态而致毛细血管内血栓形成，胃黏膜严重缺血缺氧，导致黏膜糜烂、出血和坏死；食管静脉显露、曲张，食管下段或贲门黏膜充血、糜烂；胃黏膜呈弥漫性增生结节及脐状病灶；十二指肠溃疡形成或伴有憩室。对21例慢性高原病患者进行胃镜观察，主要表现为慢性糜烂性胃炎、慢性浅表性胃炎和胃窦部线性溃疡等，显微镜下约90%可见胃黏膜出血或出血斑，呈水肿样变，约81%有黏膜糜烂坏死，少数人在组织学上有轻度肠上皮化生和增生性改变。

（七）眼部检查

睑结膜及球结膜高度充血、扩张及弯曲。眼底呈紫黑色，色暗，血管充盈弯曲，色泽变深，尤其是静脉变宽，似腊肠状改变，周围有斑点状渗出，视乳头充血，血管增生变多、排列凌乱，结合膜血管增多、发绀。其发生原因：①高原红细胞增多、血液黏度增加。②SaO$_2$下降，视网膜呈紫黑色，血管柱发暗、发绀。③慢性缺氧导致血供不足，毛细血管增生。④血管内皮细胞损伤，发生动脉痉挛变细，静脉怒张，血管壁通透性增高，出现腊肠状，周围出现斑点状渗出[25]。

高原地区空气稀薄、氧分压低，慢性高原病患者血氧饱和度降低、造血器官增生活跃、红细胞增多、血管扩张，加上缺氧可使未开放的毛细血管重新开放，导致眼球结膜充血。眼底是全身唯一能观测到血管变化的部位，血液流变学改变可引起眼底变化，通过观测眼底变化又可了解到血液流变学改变的程度[26]。

郭灵常等[27]研究515例移居高原汉族慢性高原病患者眼底改变，观察到：①视网膜静脉改变。慢性高原病以视网膜静脉改变为主，随着红细胞数的增多，视网膜静脉发绀、扩张、弯曲明显增加，515例中，眼底视网膜静脉改变者442例（85.83%），其中静脉发绀432例（83.88%），静脉扩张396例（76.89%），静脉弯曲319例（61.94%）。视网膜静脉改变与慢性高原病的程度、病程，以及居住高原时间的关系为随着红细胞数增加，视网膜静脉发绀、扩张、弯曲明显增加；视网膜静脉弯曲随病程和在高原居住时间延长而加重，与球结膜微血管改变相一致；比移居高原的正常汉族人球结膜微血管弯曲出现的时间要早，次数也多。②视网膜动脉改变。515例患者中，视网膜动脉改变89例（17.28%），其中动脉扩张43例（8.35%）、发绀18例（3.50%）、狭窄36例（6.99%），未见有铜丝、银丝状改变者。③视网膜改变。515例患者中，视网膜改变41例（7.96%）、视网膜出血37例（7.18%）、视网膜渗出3例（0.58%）、视乳头水肿1例（0.19%）。④视乳头改变。515例患者中，视乳头改变95例（18.45%）、充血88例（17.09%）、水肿9例（1.75%），视乳头改变以充血为主，原因是乳头上血管扩张，充盈，血管数增加，这种改变一般不影响视力。

徐哲等[28]研究215例慢性高原病患者眼部表现，发现红细胞增多患者眼部表现有：①结膜血管改变。结膜血管扩张充盈，呈螺旋状扩张表现。②视网膜静脉改变。视网膜静脉高度扩张、迂曲、充盈，呈紫红色或紫黑色，静脉管径粗细不均，动静脉交叉处远端静脉膨大，可呈串珠状或腊肠状，静脉管径增粗，可比原来的管径宽2~3倍，动静脉比例可达到2∶5。③视盘改变。视盘可见边界模糊，充血、水肿表现。④视网膜出血及渗出。视网膜片状出血，渗出，可能并发视网膜中央静脉阻塞或分支静脉阻塞，偶有进入玻璃体内。研究表明以上表现严重程度与红细胞增多的趋势呈正相关。

（八）多普勒超声

1. 彩色多普勒超声（color doppler imaging，CDI）

慢性高原病患者视网膜中央动脉阻力指数（resistance index，RI）增高，收缩期峰值速度（peak systolic velocity，PSV）和舒张末期血流速度（end diastolic flow velocity，EDV）降低，表明视网膜中央动脉血管床阻力增加；远侧组织血供严重不足，视网膜中央动脉供血受损，推测可能是慢性高原病患者多出现幻视、复视及视力短暂模糊等症状的主要原因。慢性高原病患者临床治愈后，CDI显示视网膜中央动脉血流速度PSV和EDV及RI与正常眼比较仍有显著差别，具体机制有待于进一步研究。

2. 二维超声心动图

慢性高原病患者以右心房、右心室增大和肺动脉增宽为主。在一定海拔高度内，缺氧环境可导致人体心泵功能和心缩间期某种程度的变化，射血前期（preejection period，PEP）的延长和排血前时间与左心室排血时间的比值（P/L）增大，为高原缺氧条件下的一种适应性改变。慢性高原病患者心泵功能减退，PEP延长、P/L增大，并且出现外周阻力（total peripheral resistance，TPR）的增加和心排血量（cardiac output，CO）的明显降低。二维超声心动图较直观地显示了慢性高原病患者心脏的结构及功能改变，因此，红细胞的过度增生对心泵功能的影响明显。

3. 斑点追踪超声心动图（speckle-tracking echocardiography，STE）

慢性高原病患者左心室形态没有明显异常，而左心室收缩能力下降，左心室舒张能力相对正常人有所改变，二尖瓣左心室舒张早期最大峰值速度/左心室舒张晚期最大峰值速度（E/A）值相对于高原健康人较小；右心室心肌做功指数（Tei index）较健康人增高，提示右心室收缩及舒张功能受损。

4. 经颅多普勒（transcranial doppler，TCD）

慢性高原病患者HGB含量越高，脑血流图受累血管支数所占比例越高；HGB含量越高，高低切度越高，血液黏度越高。通过TCD显像观察慢性高原病患者脑血流和血液黏度的变化，有利于慢性高原病患者脑血管疾病的早期诊断及治疗。

第三节

诊断标准

■ 一、诊断条件及排除标准

慢性高原病是长期生活在海拔2500 m以上高原的世居者或移居者对高原缺氧环境失去习服而导致的临床综合征，主要表现为红细胞增多（女性HGB≥19 g/dl，男性HGB≥21 g/dl），当病人移居到低海拔地区后，其临床症状逐渐消失，如果再返回高原则病情复发。

慢性高原病随着病情的发展，可逐渐引起全身多系统的损害，并出现相应的临床症状和体征。其特点是严重低氧血症、过度红细胞增多，以及各种症状，包括睡眠障碍、头痛、头晕、耳鸣、感觉异常、身心疲劳和认知障碍，发绀特别见于甲床、耳朵和嘴唇。在一些病例中，脸几乎是黑色的，黏膜和结膜是暗红色的，杵状手指是常见现象。最终，慢性高原病会引起严重肺动脉高压，并可能导致心力衰竭[3]。慢性高原病呈慢性发病过程，患者常说不出准确的发病时间，多在逐渐发生缺氧症状后才去就医。一旦发病便迁延多年，在高原缺氧环境中不能自愈，转入平原后RBC、HGB、HCT可恢复正常，症状消失，再返回高原又复发。

（一）诊断条件

1. 临床表现

头痛、头晕、气喘和/或心悸、失眠、乏力、局部发绀、手脚心发热、静脉曲张、肌肉关节疼痛、厌食、注意力不集中、健忘。

2. 辅助检查

红细胞增多（女性HGB≥19 g/dl，男性HGB≥21 g/dl），严重的低氧血症；肺动脉高压（非必须的）；心脏功能减退（非必须的）。

3. 危险因素

既往有慢性高原病史、有低通气及对低氧通气缺乏呼吸易感性、睡眠呼吸暂停及其他呼吸不全、超重肥胖，以及闭经期后。

第六届国际高原医学和低氧生理学术大会制定的对高原海拔的定义是2500 m以上，因此，诊断慢性高原病时，患者长期居住海拔高度应大于或等于2500 m。

青海标准包括症状和血液学指标。在临床工作中发现，有些人的HGB水平很高，但无任何临床症状，生活质量也无任何影响，这些人不能视为慢性高原病。

平原人或较低海拔高度人群移居2500 m以上高原之后，至少在该地区居住半年以上，并符合青海标准者方可诊断为慢性高原病。

（二）排除标准

（1）病人如有下列慢性肺病：肺气肿、支气管炎、支气管扩张、肺泡纤维变性、肺癌等病症。

（2）慢性呼吸功能紊乱者或某些慢性病变而引起的低氧血症，并导致继发性红细胞增多者。

（3）居住在海拔低于2500 m地区的人群。

■｜二、青海慢性高原（山）病计分系统

慢性高原病依据下列临床表现和HGB浓度进行计分（见表4-1）。

表4-1　青海慢性高原（山）病计分表

内容	积分	程度	内容	积分	程度	
发绀	0	无	气喘和心悸	0	无	
	1	轻度		1	轻度	
	2	中度		2	中度	
	3	重度		3	重度	
头痛	0	无	感觉异常	0	无	
	1	轻度		1	轻度	
	2	中度		2	中度	
	3	重度		3	重度	
耳鸣	0	无	血管扩张	0	无	
	1	轻度		1	轻度	
	2	中度		2	中度	
	3	重度		3	重度	
失眠	0	睡眠正常	HGB	男	0	> 18 g/dl~ < 21 g/dl
	1	不能正常入眠			3	≥21 g/dl
	2	睡眠不足，常觉醒		女	0	> 16 g/dl~ < 19 g/dl
	3	无法入眠			3	≥19 g/dl

　　将以上积分相加即可作出慢性高原病的诊断及其严重度判定，慢性高原病可依据计分结果分为：①无慢性高原病（0~5分）。②轻度慢性高原病（6~10分）。③中度慢性高原病（11~14分）。④重度慢性高原病（≥15分），特别是严重头痛，过度红细胞增多（HGB > 25 g/dl）及显著低氧血症（SaO_2 < 70%），其中积分达15分时为重症。

第四节

鉴别诊断

■ 一、红细胞增多症分类

　　红细胞增多症以红细胞容量增加为特征。大多数慢性高原病患者常具有明确的病因，可以根据红系祖细胞对EPO的反应划分为原发性或继发性。原发性红细胞增多症是由于获得性或遗传性基因突变使HSC或红系造血祖细胞改变，对EPO自发地和增强地反应，导致红细胞累积所致。最常见的原发性红细胞增多症为真性红细胞增多症（polycythemia vera，PV），为红系造血祖细胞对EPO超敏感的原发性红细胞增多性疾患。这是因为红系造血祖细胞内在的体细胞突变或生殖系突变导致对EPO反应过强。

　　继发性红细胞增多症为红系祖细胞对EPO的反应是正常的，分为两亚类：缺氧环境中组织对缺氧正常反应的代偿性红细胞增多症，如慢性高原病和非代偿性红细胞增多症，后者为疾病或化学物质等导致的红细胞增多症，如EPO分泌性肿瘤或EPO及其他造血刺激因子刺激的红系造血（如肾移植后红细胞增多），其病因归于循环血液中促红细胞增多因子水平增高（最常见于EPO，还有胰岛素生长因子-1、钴、雄激素和血管紧张素Ⅱ和血管紧张素受体轴的紊乱等），可以是获得性或遗传性的。

　　部分红细胞增多症除EPO水平升高以外，还存在对EPO高敏感性的红系祖细胞，既有原发性红细胞增多症的特征又有继发性红细胞增多症的特征，例如Chuvash红细胞增多症和先天性缺氧感应性疾病，Chuvash红细胞增多症为先天性红细胞增多症，红系造血祖细胞对EPO超敏感，尽管红细胞容量增加，其EPO水平仍正常或增高。原发性和继发性红细胞增多症临床表现非常相似，故鉴别对准确诊断和治疗非常重要。

（一）相对性红细胞增多症（红细胞容量正常）

　　相对性红细胞增多症是指血浆容量减少引起的红细胞数目或者HGB量增加，但是红细胞总量并未增加，例如脱水、使用利尿剂、吸烟等。

（二）绝对性红细胞增多症（红细胞容量增加）

1. 原发性红细胞增多症

（1）PV（获得性）。

（2）原发家族先天性红细胞增多症（遗传性）：EPOR突变、未知基因突变。

2. 继发性红细胞增多症

（1）低氧血症（获得性）：慢性肺病、睡眠呼吸暂停、右向左分流的心脏病、高海拔、吸烟。

（2）碳氧血红蛋白血症（获得性）：吸烟、一氧化碳中毒。

（3）EPO自主生成（获得性）：肝细胞肿瘤、肾细胞肿瘤、脑血管瘤、嗜铬细胞瘤、甲状旁腺癌、脑膜瘤、子宫肌瘤、多囊肾。

（4）外源性EPO增多（获得性）。

（5）病因复杂或不确定（获得性）：肾脏移植后（可疑性血管紧张素Ⅱ信号异常）、雄激素、合成代谢类固醇激素。

（6）高氧亲和力血红蛋白（遗传性）。

（7）2,3-二磷酸甘油酸缺乏（遗传性）。

（8）先天性高铁血红蛋白血症（遗传性）。细胞色素b5还原酶缺陷及珠蛋白基因突变。

（9）非VHL（von Hippel-Lindau）基因（一种抑癌基因）突变导致呈常染色体隐性/显性遗传的EPO增多（遗传性）。

3. 缺氧感应性疾病（已证实或可疑的先天缺氧感应性疾病）

（1）楚瓦什红细胞增多症（遗传性）。

（2）除楚瓦什突变以外的，由VHL基因突变导致的EPO增多（遗传性）。

（3）HIF-2α（EPAS1）突变。

（4）PHD2（EGLN1）突变。

在HCT＜60%时，区分相对和绝对的红细胞增多症常常比较困难。红细胞体积正常值的规定是非常不精确的，因为它受个体的年龄、性别、体重、身高和体型的影响，因此，只要超过平均值的25%就视为异常。

■｜二、原发性红细胞增多症

（一）真性红细胞增多症

真性红细胞增多症（polycythemia vera，PV）是费城染色体（philadelphia chromosome，Ph）阴性的骨髓增殖性肿瘤（myeloproliferative neoplasm，MPN）的主要代表之一，包括了特发性血小板增多、原发性骨髓纤维化及慢性髓细胞白血病，是一种获得性的克隆性原发性红细胞增生紊乱。晚期可进展为骨髓纤维化（myelofibrosis，MF），甚至转化为急性髓系白血病（acute myeloid leukemia，AML）。该病进展缓慢，患者生存期从几年到几十年不等。HGB水平升高及JAK2基因突变是该病的诊断基础，同时可伴有程度不一的粒细胞、单核细胞和血小板的过度增生，往往伴有脾大。高龄、血栓栓塞病史、白细胞增高是患者不良预后的主要因素。PV患者症状负荷和疾病的严重程度相关。PV患者还常伴有包括癌基因TET2、ASXL1等表观遗传学突变，这些突变与JAK2突变的发生顺序不同，与PV疾病进展相关。此外，炎症因子和造血微环境的改变，也在不同层面影响PV的发生和发展。

PV起病隐匿，常见于60余岁老年人，但从儿童至老年人均可发病，就医时症状和体征包括头痛、多血症、瘙痒、血栓形成、胃肠道出血等，但很多患者是因为定期体检时发现HGB水平和红细胞计数增高而被确诊，其他患者是在寻找失血、缺铁性贫血或血栓形成的原因时被发现。在被确诊为红细胞增多症的患者中，至少30%有症状，最常见的症状和体征按发生频率依次递减顺序为头痛、虚弱、瘙痒、眩晕和多汗。

并发症有血栓形成及出血，肝静脉血栓形成（Budd-Chiari综合征），皮肤表现如瘙痒、红斑性肢痛病（表现为四肢发热、指趾疼痛、发红、手脚和手指烧灼感及出现红斑），胃肠道表现如出血、溃疡等，肺动脉高压，神经系统表现如头晕等，心血管表现如心肌梗死、心绞痛、充血性心力衰竭等，其他器官、系统表现如骨髓细胞过度增生导致的核苷酸代谢增加，造成血液中尿酸升高，导致痛风。

世界卫生组织（WHO）在2008年的PV诊断标准如下。

1. 主要诊断标准

（1）男性HGB > 185 g/L、女性HGB > 165 g/L，或HGB并非由于纠正缺铁而出现持续性高于基线20 g/L以上，则男性HGB > 170 g/L、女性HGB > 150 g/L。

（2）出现JAK2V617F或类似突变。

2. 次要诊断标准

（1）骨髓三系增生。

（2）血清EPO水平低于正常。

（3）内源性红系集落（endogenous erythroid colonies，EEC）生长。

确诊PV需要2项主要诊断标准加1项次要诊断标准，或第1项主要诊断标准加2项次要诊断标准。

PV需与假性红细胞增多症、继发性红细胞增多症、先天性缺氧性疾病、先天性红细胞增多相鉴别。JAK2V617F突变的发现大大促进了鉴别诊断，该突变见于95%或更多的PV患者，须通过重复两次检测全血细胞计数、分子学证实存在JAK2V617F突变来诊断。

（二）原发家族先天性红细胞增多症

原发家族先天性红细胞增多症（primary familial and congenital polycythemia，PFCP）

是以脾脏大小正常，无引起继发性红细胞增多症的疾病为特征的一种红细胞增多症，临床表现可包括多血症、高黏滞综合征（头痛、头晕、疲倦、视觉和听觉障碍、感觉异常、肌痛）、因灌注不足和局部缺氧引起的精神状态改变以及动脉和/或静脉血栓栓塞。虽然大多数PFCP患者只有轻微的高黏滞性表现，如头晕或头痛，但有些患者有严重甚至致命的并发症，包括动脉高压、脑内出血、深静脉血栓、冠状动脉疾病和心肌梗死。

不同于PV，PFCP是由生殖系而不是体细胞基因突变引起的，为先天性，呈常染色体显性遗传，散发病例较少见。类似于PV，PFCP原发缺陷也在红系造血祖细胞中，并且EPO水平低。迄今已发现12种与PFCP相关的EPOR基因突变。

虽然PFCP不常见，但经常被误诊，与PV不同，PFCP患者无脾大，无中性粒细胞、嗜碱性粒细胞和血小板增多，亦无JAK2突变，除非接触烷化剂或放射性磷，一般不会进展为急性白血病或骨髓增生异常综合征，一般认为该病为良性，是在所有表达EPOR的组织中EPO信号转导持续增强所致，易并发严重心血管疾患，在PFCP家族受累成员中观察到心血管疾患，在PFCP家族受累成员中观察到心血管疾病发病率增高，男性HGB＞200 g/L或女性HGB＞180 g/L的患者可出现重度红细胞增多，头痛、高血压、冠心病和中风的发生亦有报道，但似乎与HCT增加没有明确的相关性，因为经积极放血治疗后HCT正常的患者亦发生上述并发症，然而，这些并不是该疾病固有的特征性。

PFCP实验室检查特征包括红细胞量增加，但无白细胞及血小板计数增加；HGB氧离曲线正常；一致性血清EPO水平降低；体外红系造血祖细胞对EPO超敏感。PFCP常被误诊为PV，PFCP白细胞计数一般正常，而血小板计数常轻度降低，可能因为红细胞或全血容量通常显著升高，稀释了正常血小板总数所致，部分患者因为同时合并其他可引起白细胞和血小板计数增高的疾病而引起注意，被误认为是PV的表型。

■ 三、继发性红细胞增多症

（一）心肺疾病

在右向左分流的先天性心脏病及肺内分流或通气障碍如慢性阻塞性肺病（COPD）患者中，观察到与高海拔地区居民相似的动脉血氧分压降低程度。右向左分流的先天性心脏病患者出现的红细胞增多与具有相似血氧饱和度程度的高海拔地区居民相当，但许多伴严重发绀的COPD患者并无红细胞增多，这被认为是由于肺部感染和炎症所致的慢性炎症性贫血和血浆容量增加，在一项低海拔前瞻性研究中，COPD患者红细胞增多症发生率低，且与贫血不同，与不良预后无相关性；然而，目前尚不清楚为何有些肺部疾病及先天性心脏病患者发生红细胞增多症，而其他患者却没有。以肺血管阻力增加及血液右向左分流为特征的艾森门格综合征（eisenmenger syndrome）患者常伴有红细胞增多症。

（二）睡眠呼吸暂停综合征

皮克威克综合征（肺换气不良综合征），现在更多被称为睡眠呼吸暂停综合征（sleep apnea syndrome，SAS）。睡眠呼吸暂停综合征严重时可引起动脉血氧分压降低、高碳酸血症、嗜睡及继发性红细胞增多症。红细胞增多症的特征为伴有过度肥胖和嗜睡。尽管没有太多证据，但普遍认为继发性红细胞增多症为长时间睡眠呼吸暂停综合征的并发症，据报道，有5%~10%的夜间性呼吸暂停和呼吸不足者。

（三）吸烟导致的红细胞增多

重度吸烟可致无输送氧能力的碳氧血红蛋白形成，同时亦导致剩余正常HGB的氧亲和力增高，碳氧血红蛋白增高与每日吸烟的数量呈正相关。碳氧血红蛋白的生成导致组织缺氧、EPO生成，并刺激红细胞生成。此外，吸烟还可降低血浆容量，红细胞增多或血容量减少均使HCT增高，吸烟相关性红细胞增多症一般无症状，但血栓并发症发生率高，可能是吸烟本身所致。慢性一氧化碳中毒为轻度红细胞增多症的一个重要原因，但未引起重视。

（四）突变性（高亲和力）HGB继发性红细胞增多症

HGB某些氨基酸替代后可致HGB氧亲和力增强，引发组织缺氧及代偿性红细胞增多。影响HGB $\alpha_1\beta_2$-珠蛋白链相互接触的突变影响分子内部正常旋转，降低HGB脱氧率。C末端和倒数第二位氨基酸突变阻碍了分子内部运动，致HGB处于高氧亲和力状态；HGB中央腔内面的氨基酸突变使该腔与2,3-BPG的结合不稳定，并导致氧亲和力增高；最后，血红素袋部位的突变可干扰脱氧，然而，绝大多数累及血红素袋氨基酸的突变使HGB不稳定，并引起溶血性贫血和发绀。这些疾病常呈染色体显性遗传。

（五）继发于红细胞酶缺乏的红细胞增多症

红细胞糖酵解早期阶段的酶缺乏有时可致2,3-BPG水平显著降低，导致HGB氧亲和力增加，在某些情况下引起红细胞增多症。双磷酸甘油变位酶缺乏可能引发红细胞增多症。细胞色素b5还原酶（高铁血红蛋白还原酶）缺乏所致的高铁血红蛋白血症偶可引发轻度红细胞增多症。

（六）化学物质诱导的组织缺氧

多种化学物质可致组织中毒性缺氧及继发性红细胞增多症，但可预测引起红细胞增多的唯一化学物质是钴，钴可通过增高HIF-1使EPO生成增加。

（七）肿瘤相关的红细胞增多症

1. 子宫肌瘤

红细胞增多症偶见于子宫肌瘤大的患者，肿瘤切除后血液学异常一般也"治愈"，有人提出肿瘤影响肺通气，但研究过的少数病例动脉血气分析正常，不支持此观点，另一可能机制为巨大腹部肿块机械性压迫影响肾脏血液供应，导致肾脏缺氧和EPO生成。

2. 脑肿瘤

研究发现红细胞增多和小脑血管瘤患者动脉血氧分压正常，从患者囊液和基质细胞检测到EPO，以及从1例患者肿瘤细胞发现EPO mRNA，推测肿瘤可直接导致红细胞增多症，尽管并未在这些患者中寻找到VHL基因（是一个抑癌基因）突变，但因为小脑血管瘤是希佩尔-林道综合征（von Hippel-Lindau disease，VHL综合征）的一个固有特征，很可能这些肿瘤为VHL综合征表现之一。

3. 肝癌

1958年，McFadzean等报道中国香港10%的肝癌患者出现红细胞增多，此后，这一相关性成为诊断肝脏疾病的一个重要临床线索，红细胞增多的原因可能是癌细胞异常生成EPO，正常干细胞，以及在较小程度上的非实质干细胞可持续产生少量EPO，也对缺氧产生反应生成EPO。

肿瘤性疾病继发的红细胞增多症一般较轻微，主要临床表现为肿瘤本身症状，甚至HCT中度升高达64%者，仍然没有红细胞增多症引起的症状，切除分泌EPO的肿瘤即可治愈继发性红细胞增多症。

（八）内分泌疾病

已有报道，红细胞增多症可见于嗜铬细胞瘤、产生醛固酮的腺瘤、巴特综合征（Bartter综合征）和卵巢皮样囊肿，患者血清EPO水平增高，肿瘤切除后EPO恢复正常。可能的几种致病机制包括血容量降低，机械性影响肾脏血液供应，高血压性肾实质损伤，醛固酮、肾素与EPO功能性相互作用，以及肿瘤异常分泌EPO等。Cushing综合征（肾上腺皮质分泌过量的糖皮质激素所致）患者可出现轻度红细胞增多。

雄激素的红系造血促进效应具有重要的实用意义，多年来，一直认为男性红细胞数量较高是由于雄激素，因为青春期前男孩与女孩HGB水平相同，直至乳腺癌女性患者服用睾酮治疗后，才充分认识到雄激素促红系造血潜能，此后，多种雄激素制剂被用于治疗难治性贫血，甚至偶尔剂量过大达到红细胞增多症水平。

（九）肾性红细胞增多症

在相当数量的孤立性肾囊肿、多囊肾和肾积水患者中观察到绝对性红细胞增多，这些患者中的绝大多数在囊内液、血清或尿液中检测出EPO，多囊肾患者HCT较正常人轻度增高。一些长期透析治疗的患者，肾脏发生囊性病变，这种获得性肾脏囊性病偶可伴显著红细胞增多。嗜铬细胞瘤、神经节旁细胞瘤和红细胞增多症的患者，发现血清及尿液中EPO水平高于正常，红细胞增多症最可能是由于肿瘤疾病分泌过量EPO引起的，肿瘤细胞中出现的EPO mRNA支持这一假说，红细胞增多症亦偶见于Willms瘤，然而，很多此类患者可能合并有VHL基因的体细胞突变和另一等位基因的生殖系突变，可能为一种未被认识的VHL综合征。

（十）肾移植后红细胞增多

虽然肾移植后红细胞增多的分子基础尚未完全明了，但已明确血管紧张素Ⅱ在发病机制中起重要作用。越来越多的证据表明，血管紧张素Ⅱ-血管紧张素受体Ⅰ途径活性增强，使红系造血祖细胞对血管紧张素Ⅱ超敏感。此外，血管紧张素Ⅱ能够调节红系造血刺激因子释放，包括EPO及胰岛素样生长因子-1，肾动脉EPO水平检测发现过量EPO生成来源于患者自身肾而非移植肾，部分患者自身残存肾切除后HCT迅速恢复正常，本病罕见于其他非肾实体器官异体移植，血管紧张素转化酶基因敲除小鼠发生贫血，证实血管紧张素Ⅱ在促进红系造血中的作用，20世纪90年代，血管紧张素转化酶抑制剂越来越多地被用于减轻蛋白尿。肾移植后的两年内红细胞增多发生率为8%~10%。

肾病和肾移植后红细胞增多非常严重，红细胞计数可高达8.0×10^{12} /L，且可伴有高血压和充血性心力衰竭。在HCT水平较高时（常超过60%），血栓并发症可使临床病程复杂化，然而与肾衰竭相关或引起肾衰竭的并存疾病亦是血栓形成的易感因素，对与红细胞增多症相关的血栓形成风险还没有进行严格的多因素统计分析。

（十一）非VHL基因突变的先天性缺氧感应异常

脯氨酸羟化酶、HIF-2α、VHL轴在人体EPO调控及缺氧感应异常所致的家族性红细胞增多症的发病机制中发挥重要作用。

1. 脯氨酸羟化酶缺乏

有报道称，脯氨酸羟化酶结构域蛋白2（PHD2）突变（950C→G）家系的杂合子表现为轻度或临界性红细胞增多症。

2. HIF-2α 获得性功能突变

文献报道一家系，红细胞增多症家族成员为HIF-2α、Gly537Trp突变杂合子携带者，突变的效应是稳定HIF-2α蛋白。1例HIF-2α基因功能获得性突变患者，红系造血祖细胞对EPO超敏感，提示此类疾病与先天性红细胞增多症相似，兼具原发性和继发性红细胞增多症的特征。

（十二）VHL基因突变的先天性缺氧氧感应异常

1. chuvash 红细胞增多症

chuvash红细胞增多症（chuvash polycythemia，CP）是唯一已知的地方性先天性红细胞增多症，CP是由氧感应途径异常所致，此病引起血栓及出血性血管并发症，常导致早期死亡，60岁以上幸存者少见。CP呈常染色体隐性遗传，以VHL基因生殖系突变为特征。患者有正常血气，正常HGB氧亲和力，正常或增高的EPO水平，没有EPO基因及EPOR基因位点的遗传连锁，亦无异常HGB的证据。对具有多位CP患者的5个家系研究中，发现受累个体有VHL基因纯合子突变（598C→T），此突变干扰VHL蛋白与HIF-1α和HIF-2α的相互作用，降低泛素介导的HIF-1α和HIF-2α降解速度，结果HIF-1和HIF-2异二聚体增多并致靶基因表达增高，包括EPO、血管内皮生长因子（VEGF）、纤溶酶原激活抑制因子（PAI-1）等。Chuvash红细胞增多症的红系造血祖细胞在体外对外源性EPO刺激超敏感，但这一现象的机制仍然不明。

Chuvash红细胞增多症患者血液学检查显示，HGB和HCT较正常值高，而白细胞及血小板计数低于正常值，EPO水平为正常（但从不会接近正常值低限）至增高，有时高出正常值10倍。

2. 经典 VHL 综合征

经典VHL综合征为常染色体显性遗传性异常，影响HIF-1α的翻译后调控，该综合征特征为好发肾细胞癌、视网膜血管网状细胞瘤、小脑和脊髓血管网状细胞瘤、胰腺囊肿和嗜铬细胞瘤，这些肿瘤是由于除生殖系突变之外又出现体细胞突变，即杂合性丢失。红细胞增多症并非VHL综合征的一部分，然而，中枢神经系统血管网状细胞瘤，以及较少见的嗜铬细胞瘤和肾癌一直与红细胞增多症相关，其他VHL综合征患者也可出现获得性红细胞增多症。

（十三）伴EPO水平增高或非代偿性正常的不明原因先天性红细胞增多症

大部分伴EPO水平增高或非代偿性正常的不明原因先天性红细胞增多症患者无VHL、脯氨酸羟化酶（EGLN1）、EPAS1（HIF-2α）基因突变，不存在血红蛋白病及2, 3-BPG缺乏，这些患者红细胞增多症的分子基础尚不清楚。然而，这类家系中的一些呈显性遗传，另一些家系呈隐性遗传，还有些为散发，尚不清楚为何具有相同突变的家系表型却不同。与缺氧非依赖性HIF调控以及氧依赖性基因调节途径相关的病变基因，是EPO水平正常或增高却没有VHL、EGLN1、EPAS1突变的红细胞增多症患者突变筛选的主要候选者。

■ 四、红细胞增多症相关鉴别

临床病史对红细胞增多症鉴别诊断至关重要，如果可能，区分获得性或先天性，散发性或家族性红细胞增多症将简化诊断流程。常染色体显性遗传性红细胞增多症可能为EPOR基因获得性功能突变、EGLN1突变或高亲和力HGB所致；隐性遗传性红细胞增多症则可由VHL基因突变所致，虽然极个别PV可有其他家族成员受累，但PV几乎总是一种后天获得性疾病。

肾脏影像学检查可发现一些患者的肾肿瘤或囊肿。测定氧解离曲线或进行静脉血P50测定可检测由于EPO水平低的常染色体显性遗传性红细胞增多症患者，进行EPOR序列分析可明确部分PFCP患者基因缺陷。如果红细胞增多症为获得性，且患者家族成员多人发病，应考虑家族性PV的诊断。继发性红细胞增多症患者有真正的循环红细胞数量及总量增加，一般没有血小板与白细胞增高，若亦无PV特征性的脾大，且除红系细胞外，无其他有形成分造血增殖受累，则应该怀疑患者为PV之外的红细胞增多症；继发性红细胞增多症患者EPO水平通常为正常至增高，然而部分PV患者与继发性红细胞增多症的EPO水平范围存在相当程度重叠；在继发性红细胞增多症中，偶可出现反应性血小板增高和白细胞增高，以及脾大，这使得与PV的鉴别更困难。

发现高亲和力HGB遗传或罕见的2, 3-BPG缺乏。在EPO水平增高，或与其HGB水平不相称性EPO水平正常的患者，应进行VHL、EGLN1和EPAS1基因分析，部分这类患者可能有常染色体隐性遗传史及典型的先天性红细胞增多症病史，若怀疑吸烟性红细胞增多症，则应检测碳氧血红蛋白浓度。

参考文献

［1］吴天一，李素芝，欧珠罗布，等. 高原病的诊断、预防和治疗指南［M］. 兰州：兰州大学出版社，2014：196.

［2］崔建华，王福领，崔宇，等. 高原医学基础与临床［M］. 北京：人民军医出版社，2012：160-162.

［3］LEÓN-VELARDE F, VILLAFUERTE F C, RICHALET J. Chronic Mountain Sickness and the Heart［J］. Progress in Cardiovascular Diseases，2010，52（6）：540-549.

［4］MONGE C. Life In The Andes And Chronic Mountain Sickness［J］. Science，1942，95（2456）：79-84.

［5］吴天一，陈秋红，李万寿，等. 高原红细胞增多症诊断标准的研究［J］. 高原医学杂志，1997（3）：1-6.

［6］格日历，欧珠罗布，柳君泽，等. 高原医学［M］. 北京：北京大学医学出版社，2015：175.

［7］THOMAS P K. Neurological manifestations in chronic mountain sickness：the burning feet-burning hands syndrome［J］. Journal of Neurology，Neurosurgery & Psychiatry，2000，69（4）：447-452.

［8］Headache Classification Subcommittee of the International Headache Society. The International Classification of Headache Disorders：2nd edition［J］. Cephalalgia，2004，

24（1）：9-160.

[9] QUEIROZ L P, RAPOPORT A M. High-altitude headache［J］. Current Pain and Headache Reports, 2007, 11（4）: 293-296.

[10] APPENZELLER O, PASSINO C, ROACH R, et al. Cerebral vasoreactivity in Andeans and headache at sea level［J］. Journal of the Neurological Sciences, 2004, 219（1/2）: 101-106.

[11] CORANTE N, ANZA-RAMÍREZ C, FIGUEROA-MUJÍCA R, et al. Excessive Erythrocytosis and Cardiovascular Risk in Andean Highlanders［J］. High Altitude Medicine&Biology, 2018, 19（3）: 221-231.

[12] 徐天天, 孙艳秋. 高原红细胞增多症心脏损害机制及影像研究进展［J］. 世界最新医学信息文摘, 2019, 19（92）: 108, 110.

[13] 曹祯吾, 车惠民, 裴澍萱, 等. 高原红细胞增多症［M］. 北京: 军事医学科学出版社, 1996: 90.

[14] 解力, 谢慎威. 慢性高原病与高原肺动脉高压在心脏超声、血常规与血生化等指标的差异研究［J］. 西南军医, 2020, 22（4）: 322-325.

[15] 颜春龙, 齐先龙, 马金凤, 等. MRI对慢性高原病患者心脏结构和功能的评价研究［J］. 医学影像学杂志, 2021, 31（6）: 954-957.

[16] KAUSHANSKY K, LICHTMAN M A, PRCHAL J T, 等. 威廉姆斯血液学［M］. 陈竺, 陈赛娟, 吴德沛, 等, 译. 9版. 北京: 人民卫生出版社, 2018: 804.

[17] 巴应贵, 张瑞霞, 秦凤, 等. 高原红细胞增多症与肾损害关系研究［J］. 高原医学杂志, 2017, 27（1）: 15-18.

[18] 袁莉, 郑兴, 刘德生, 等. 高原红细胞增多症患者凝血功能检测及临床意义［J］. 陕西医学杂志, 2020, 49（5）: 623-625.

[19] 马永红, 王凯. 高原红细胞增多症对正常人群肝功能的影响［J］. 中国实用内科杂志, 2006, 26（S2）: 61-62.

[20] VILLAFUERTE F C, CORANTE N. Chronic Mountain Sickness: Clinical Aspects, Etiology, Management, and Treatment［J］. High Altitude Medicine&Biology, 2016, 17（2）: 61-69.

[21] 邬云红, 刘琳, 潘柏莉, 等. 地处平原的高原世居藏族人群血尿酸与血红蛋白水平的相关性研究［J］. 中国全科医学, 2015（7）: 792-796.

[22] 国静静, 孙艳秋. 慢性高原病影像学研究进展［J］. 现代医药卫生, 2016, 32（10）: 1506-1508.

[23] 杨丛珊, 鲍海华. 慢性高原病脑部改变的病理生理及神经影像学进展［J］. 磁共振成像, 2015, 6（2）: 151-154.

［24］杨彩玲. 高原红细胞增多症患者与正常对照组肺通气和肺弥散功能的比较［J］. 中国实用医药，2011，6（19）：66-67.

［25］马勇，李彬，王引虎，等. 慢性高原病与视网膜改变［J］. 高原医学杂志，2006（1）：29-30.

［26］韩霞，高晓明. 高原红细胞增多症血液流变学与眼底改变的关系［J］. 高原医学杂志，2001（2）：30-32.

［27］郭灵常，苏公祥，齐梅，等. 高原红细胞增多症眼球结膜微循环改变的观察［J］. 中华眼科杂志，1994（1）：68-69.

［28］徐哲，朱华丽，德吉卓嘎. 高原红细胞增多症眼部表现观察［J］. 四川医学，2016，37（11）：1292-1293.

第五章
慢性高原病非药物疗法与西药疗法

慢性高原病的治疗可分为物理治疗和药物治疗，前者以放血疗法或血液稀释疗法为代表，虽有一定效果，但复发率高；后者近年来虽取得一定进展，但有效性和安全性还有待进一步提高。随着高原医学界对慢性高原病研究的深入，目前治疗有了多种可供选择的方案，尤其是中、藏医药防治慢性高原病已经取得较好的疗效（详见第七章的阐述）。本章简述慢性高原病主要的非药物疗法和西药疗法。

第一节

非药物疗法

■ 一、一般治疗

（一）劳逸结合，合理休息

合理安排劳动和休息时间，保证充足睡眠，对降低氧耗、稳定病情、缓解症状、减少合并症有一定效果，因此，尽量减少劳动时间，降低劳动强度，尽可能避免剧烈运动。有报道指出，劳动强度和慢性高原病的发病率呈正相关性，相关机制可能是高强度的体力劳动耗氧量较大，机体需要更多的氧气供应，使缺氧进一步加重，更易发生慢性高原病。降低劳动强度、减少劳动时间，可减少疾病的发生及加重。重症病例不应长期卧床，避免血液流动缓慢、瘀滞而发生血管栓塞，患者应根据病情和自身情况，进行适当的活动和锻炼，以促进血液循环，避免血栓的形成。

（二）适度进行体育运动，以不觉累为宜

进行如散步、慢跑、太极拳、气功等运动。太极拳和气功不但可以强身健体，还能改善呼吸功能，从大气中摄取更多的氧，以适应高原缺氧环境。

（三）有意识深呼吸

深呼吸疗法就是让患者在医务人员的指导下做深而慢的呼吸运动，呼吸频率控制到每

分钟4~6次，每次呼吸缓慢用力，近似于做肺血流量检测时的呼吸，特别要注意尽力做好腹式呼吸，每日2~3次，每次3~5 min，卧位或立位均可，卧位安排在晨间起床前或睡前施行为好，立位做深呼吸疗法时可借助双上肢同时做扩胸或压胸运动。

慢性高原病患者长期缺氧，使机体潮气量小，发生浅快呼吸，形成无效呼吸，从而影响肺功能。深慢呼吸可增加肺泡通气量，减少无效通气，同时可增强呼吸肌力量，改善肺循环，提高血氧分压和饱和度。长期坚持做深呼吸，不仅可以治疗慢性高原病，也能起到预防高原病的作用。

（四）戒烟限酒，饮食以易消化食物为主

避免食用刺激性食物，禁止吸烟，少饮酒。吸烟可导致肺通气功能下降，使肺组织受损，在高原低压缺氧环境下，机体组织及肺脏缺氧会进一步加重，从而导致慢性高原病的发生。因此，饮食以易消化为主，补充适量B族维生素和维生素C等，多食蔬菜和水果，少食脂肪和盐。

（五）减少肥胖、高血脂、高血压等因素的产生

青格勒图等[1]研究发现：肥胖、高血脂、高血压这3个因素可共同促进慢性高原病的发生，是慢性高原病发病的危险因素。肥胖者易出现高脂血症，使人体血液流速减低、黏度增高、凝固性增加，血液循环障碍，使组织器官的氧供需处于失衡状态。高原地区动脉血氧含量下降、小血管收缩和痉挛、血压升高使外周循环阻力增高，加重组织器官缺氧，使红细胞继发性增多，血液黏度增高，从而促进慢性高原病的发生。

（六）脱离缺氧环境

海拔高度与慢性高原病发病率呈正相关性，海拔越高，缺氧越严重，进而引发慢性高原病，因此，如果条件允许，患者可到平原或低海拔地区生活，临床症状会减轻甚至消失。

二、放血及血液稀释疗法

在临床实践中发现，单纯放血300~500 ml，HGB、RBC和HCT的降低靠自身稀释缓慢，症状和体征改善并不明显，所以又采用了放血后随即输入等量的晶体或胶体液的办法，临床观察发现输入胶体液比输入晶体液效果明显而稳定，特别是使用低分子右旋糖酐后，不仅具有一般稀释作用，还能起到防治血栓和维持血浆胶体渗透压的作用。

静脉放血及稀释血液治疗慢性高原病，虽然见效快，但不是针对病因的治疗，如果患者好转后仍在高原生活就会复发，加之反复放血不易被患者所接受，有一定的局限性。

目前，放血及血液稀释疗法主要用于以下情况：①重症慢性高原病（HGB > 230 g/L）且伴有心功能不全，经一般的吸氧和对症治疗后病情改善不明显。②"浓、黏、聚、凝"

综合征明显的慢性高原病患者或有血栓形成病史的患者。③慢性高原病患者需做较大手术的术前准备时，可在手术前数日采用每日或隔日放血300 ml，同时补入胶体液500 ml，连续3~5次。将放出的血用于术中或术后自体回输。这样不仅起到血液稀释治疗的效果，还能减少患者手术的失血量和预防输入异体血可能发生的输血反应。

现代医学的静脉放血疗法和藏医放血疗法有一定的差异，但都认为放血疗法是治疗慢性高原病的一个重要方法，其中藏医放血疗法效果优于药物疗法和静脉放血疗法。

（一）静脉放血疗法

静脉放血疗法能迅速降低红细胞及全血容量，改善症状，减少出血和血栓形成。静脉放血每次300~500 ml，间隔2~3 d，直至HCT达到正常值（40%~45%）。年老体弱或合并心肺疾病者，放血量可适当减少，每次200~250 ml，间隔3~4 d或每周1次。维持治疗期间可每三四个月放血500~1000 ml。

（二）藏医放血疗法

藏医放血疗法是外治法的重要组成部分，应用广泛、疗效可靠、操作简便、费用低廉，是体外实施静脉切开血管来达到治疗目的的传统治疗方法。

1. 技术标准

（1）前期准备：①三果汤为藏医放血疗法治疗慢性高原病前服用的分离汤，作为放血疗法四步中鼓脉法的主要内容，作用是促热症成型、病血成熟，使血流旺盛，促进坏血与正常血液分离。患者放血前3~5 d服用三果汤，每日服用1次，每次30 ml，连续5~10 d；患者放血2次，间隔10~15 d。②放血部位。头部为"赛顿""吾顿"，每次放血50~80 ml；上肢为"如同"穴，每次放血100~180 ml。

（2）实施技术过程：①接受放血疗法的患者放血前服用三果汤，进行血液检验，准备放血。②固定静脉部位，消毒，进刀，依放血量放血，包扎，放血后血液检验，统计治疗结果。

2. 疗效评价

治疗后与治疗前的血红蛋白、红细胞、红细胞比容相比有明显降低。

米玛等[2]报道藏医放血疗法治疗158例慢性高原病患者，检测放血前后的血常规，进行分析，结果与上述疗效评价指标相符。从症状来看，放血后头痛、眩晕、睑结膜充血、面色深红和易疲倦等症状有所缓解，短时间内血容量接近正常，症状减轻。藏医放血疗法主要作用是通过调整"隆、赤巴、培根"，调和气血，疏通血脉而实现的，可归纳为促进血液循环、加速新陈代谢，主要有退热、止痛、降低血液黏度、活血作用。藏医放血疗法施术得当，则能排除病血，消肿止痛，排出血管中积聚的病气。放血前服三果汤可起到分离正常血与病血的作用，应当注意的是在没有服三果汤之前，不宜对病人进行放血，否则会造成正血损失，病血不出，引发隆病，遗留热邪等弊病。

（三）血液等容稀释疗法

每次从静脉放血300~500 ml，每周1次，一般放血3次，每次放血后输入等量的稀释液，如低分子右旋糖酐、生理盐水等，以保持血容量正常。血液的稀释能使慢性高原病患者的HGB降低，RBC数量减少，血液黏度下降；血管阻力减低，静脉血流增加，减轻血液瘀积；血流加快，微循环得到改善，从而改变无氧代谢状态。

李积财等[3]将55例慢性高原病患者随机分为治疗组29例和对照组26例。对照组给予吸氧和对症治疗，治疗组在对照组治疗方案的基础上加施血液稀释疗法和服用调气和血汤。方法如下，静脉放血200~300 ml，同时静脉输入0.9%生理盐水或右旋糖酐葡萄糖注射液或新鲜血浆300~500 ml，并口服调气和血汤（杏仁、桃仁、红花、山药、三七、黄芪、桔梗、冬虫夏草、太子参、红景天）煎剂，每日1剂，共28 d，治疗前和治疗3个月后检测HGB、HCT、RBC。结果显示两组患者治疗后HGB、HCT、RBC有明显下降（$P<0.05$）：治疗组总有效率82.76%，对照组76.92%。国内学者认为放血疗法可能造成恶性循环，多次放血，加速红细胞成熟，使血红蛋白、红细胞数增加，出现"反跳"现象。血液稀释疗法结合调气和血汤治疗很少出现"反跳"，可能机制为调气和血汤能降低血液黏度及血红蛋白，降低血小板黏附、聚集，从而改善肺微循环状态，增强心排血量及肺心肾血流量，调节或增强机体免疫功能，抗炎，调节前列腺素合成及释放，起到保护肺组织细胞的作用。

■ 三、红细胞单采术

采用血细胞分离机对慢性高原病患者进行红细胞单采术治疗，选择性去除血液中的红细胞，同时输入生理盐水，稀释了血液，迅速降低HCT和红细胞数量，改善临床症状，同时又将其他血液成分回输，既避免血浆蛋白、白细胞、血小板、凝血因子等成分丢失，同时又补充等量的生理盐水，保持血容量平衡，从而起到避免低血容量综合征发生和减少形成血栓风险的作用，效果优于静脉放血治疗。

红细胞单采术与传统的放血疗法相比具有以下优点：①血细胞分离机具有可视屏幕装置，能动态地采集红细胞。②在全自动的封闭循环装置中实行分离采集与回输，采集出RBC后，又能及时将血浆和血小板回输给患者。③操作简便、安全、有效，在1周内可实施2次红细胞单采术，每次采集3个循环，间隔3 d后行第2次红细胞采集术，可使患者RBC及HCT降至正常水平。红细胞单采术对慢性高原病是一种有效的治疗手段，安全、可靠、不良反应小，具有较好的临床应用价值。

（一）原理及方法

1. 原理

细胞单采术是根据密度梯度离心原理，去除或者收集血液中的某些细胞成分，如血小板、干细胞、淋巴细胞、单核细胞、粒细胞（多核细胞）、年轻红细胞、年老红细胞等。治疗性红细胞单采术为去除过量或不正常红细胞成分的细胞单采术。红细胞单采术目前主要应用于3类疾病的治疗：①铁代谢紊乱，如高铁血红蛋白血症、遗传性血色病、输血相关性铁负荷过量、迟发性皮肤型卟啉病等。②红细胞增多，如真性红细胞增多症、继发性红细胞增多症。③感染性疾病，如疟疾、巴贝虫病。

2. 方法

单采治疗前后检测患者血常规、凝血功能、肝功能、肾功能。利用血细胞分离机，选粗大且较深的肘部静脉血管进行穿刺采血，回输端为身体任意部位的外周血管均可，连续循环流速维持在20~40 ml/min，3个循环，循环血量1300~1500 ml，一个循环采集红细胞为200 ml，离心参数5200 r/min，一次采集量为500~600 ml红细胞（根据患者的身高、体质量计算全身血容量，从而确定采集量）。采集结束后补充等量的生理盐水（或林格氏液），同时补充10%葡萄糖酸钙注射液10~20 ml，抗凝剂为复方枸橼酸钠注射液，抗凝剂与全血比例为1∶13~1∶11。首次采集结束后，间隔3 d进行第2次红细胞采集，单采过程中密切观察患者生命体征及不良反应，出现不良反应须及时处理。患者在行红细胞单采术的同时采用药物治疗慢性高原病引起的并发症。一次去除800~1500 ml红细胞，可迅速使HCT降至正常范围。理论上单采红细胞200 ml可使HGB下降8~12 g/L，但实际下降值要更低。对于HCT>64%、体重>60 kg的患者，放血量可适当加大，间隔期也可缩短。患者HCT>45%是单采红细胞术治疗指征，对HCT稍高的患者不必大量放血。

（二）疗效判定标准

1. 完全缓解

临床症状消失，皮肤、黏膜色泽恢复正常，HGB和HCT降至正常范围。

2. 好转

发绀、胸闷、气短和呼吸困难等症状减轻，RBC、HGB、HCT明显降低，血红蛋白下降至30 g/L以上。

3. 无效

临床症状、体征改善不明显，RBC、HGB、HCT无明显变化。

（三）血细胞单采术的不良反应

治疗性血细胞单采术使用安全，多数患者耐受性较好，不良反应主要集中在穿刺部位血肿、病情反跳、心血管反应和低钙血症等方面。实行单采术的患者外周血含有较多的异常细胞，血液呈高凝状态，血管脆性较高，易发生血肿。实行单采术的过程中要提高穿刺成功率，尽量避免血肿的发生；采集过程中大量使用枸橼酸盐持续抗凝，患者易产生低钙血症，应给予钙剂治疗。对治疗性单采术患者和志愿者对比研究发现，实行单采术的对象不良心理状态可影响并发症的发生率，因此单采前要做好患者心理安抚工作，单采过程中要密切注意患者的反应，选择合适的单采容量进行治疗，出现不良反应及时处理。

（四）红细胞单采术的护理

单采前嘱咐患者进食营养丰富、低脂食物，不可空腹，以免采血压力不足和发生低血糖症状。单采后患者应休息15~30 min，避免剧烈活动，动作幅度不宜过大，尤其是从卧位或蹲位起立时动作要缓慢，以免身体不适或造成脑部缺血。

1. 采集前准备工作

（1）术前对采血室进行清洁、消毒，准备好术前、术中用药及抢救物品。护理人员要有较高的业务水平和机采理论知识，并有丰富采集经验。

（2）提前预热血细胞分离机（夏季10~15 min，冬季15~30 min），采血前了解患者一般情况和病情，向患者介绍红细胞单采术的目的、适应证、操作过程、可能发生的不良反应，消除患者的紧张情绪，以免在单采术中因情绪过于紧张导致血管收缩、血流不畅而影响采集效果。认真向患者家属解释注意事项和可能发生的不良反应，积极协助患者完成治疗，指导患者家属在治疗同意书上签字。

（3）对患者进行体格检查，准确掌握患者体温、血压、脉搏等生命体征情况，年龄偏大或有心脏病史患者需要在术前做心电图检查，如有异常，应延期治疗。

2. 采集过程中密切观察，及时采取应对措施

（1）患者采取平卧位或半坐卧位，保持相对放松姿势。穿刺前对穿刺周围皮肤进行消毒，选择适合的静脉穿刺，争取穿刺一次成功。因为穿刺针头较粗，穿刺选择有较粗、直外周静脉的部位，首选双侧肘正中或贵要静脉，对比双侧肘部静脉血管情况，一般选择相对条件好的为输出血管，相对条件差的为回输血管。穿刺后管路需用多条输液贴固定，以免针头松动。双侧妥善固定后取下止血带，将手臂处于放松位置，如采血侧出血不畅，嘱患者握拳、放松至出血顺畅。

（2）做好心理安慰工作，保持静脉通畅。当由于情绪紧张而导致血管收缩，管路血流不畅，机器出现低血流报警时，需安慰和鼓励患者，轻轻抚摸患者双手嘱其放松，并根据情况降低机器采血流量直至血流加速。

（3）严密观察生命体征的变化。如发现异常及时采取治疗措施并妥善护理，必要时暂停采集，待患者症状好转，生命体征无异常时再继续进行单采术。

（4）治疗性血细胞单采术是相对安全的操作，但并发症的发生率为4.3%~6.75%，最常见的是低钙血症，症状表现为口唇麻木、畏寒，严重者出现手足抽搐、心动过速等，在采集过程中应注意观察是否有低钙血症状，尤其是女性患者。在单采术进行后90 min或ACD-A抗凝剂用量达到250 ml时，如有类似症状立即给予患者口服或输注钙剂。

3. 术后继续观察，做好护理工作

（1）单采针比常规静脉穿刺针粗，单采术结束拔针时应立即用无菌棉球按压针眼处，三指按压20 min至不出血为止，否则会造成穿刺局部皮肤瘀血或血肿，增加需二次单采术患者的静脉穿刺难度。如有病情危重、凝血功能差的患者，需用弹力绷带加压包扎穿刺部位30 min，并嘱24 h内不能沾水保持局部干燥。如果出现穿刺部位血肿，应及时加压包扎，局部冷敷，一般1周后血肿会逐渐消退。

（2）结束采集后继续监测患者生命体征，生命体征平稳后可以回病房。嘱患者近日避免剧烈活动，补充营养，密切观察针眼处有无出血、血肿及穿刺处感染的情况发生，继续观察有无低钙血症状及过敏反应，可进食含钙高的牛奶、骨头汤等，严重时口服钙剂并及时和医生沟通，采取治疗措施。此外，进行治疗性血细胞单采术时，术前应进行细致的心理护理，完善术前检查及准备；术中熟练操作血细胞分离机，保护好血管通路，密切观察病情变化，预防低钙血症、过敏反应的发生；术后妥善处理终产物，压迫针眼、继续观察病情，抽血，终产物送检，了解单采术或置换效果。

李红梅等[4]研究报道，对12例年龄在39~67岁慢性高原病患者进行红细胞单采术治疗，结果经红细胞单采后RBC、HGB和HCT均较治疗前明显下降，临床症状特别是头痛、头晕、乏力症状消失，面部及肢端皮肤红紫明显减轻。在进行相应的疗程治疗后，对所有病例进行实验室检查，12例患者RBC由（7.45±0.70）×10^{12} /L下降至（5.90±0.72）×10^{12} /L，HGB由（214.00±11.24）g/L降至（170.00±16.18） g/L，HCT由（65.10±3.55）%降至（52.30±4.70）%，HGB下降超过30%，治疗前后比较有统计学意义（$P < 0.05$），达到缓解临床症状的目的。而治疗前后白细胞计数、血小板计数及凝血功能比较差异不明显。

■ 四、氧气疗法

慢性高原病系高原缺氧所致，给氧疗法对轻型和重型患者均有显著疗效，现将慢性高原病使用的普通吸氧和高压氧疗法简述如下。

（一）普通吸氧疗法

普通吸氧是指使用鼻导管或面罩低流量吸氧的疗法。

慢性高原病常规吸氧治疗一般以1~2 L/min为宜，每次1~2 h，每日2~3次。慢性高原病患者单纯使用氧气治疗，不仅能明显改善患者的低氧症状，而且可使患者HGB、HCT下降。然而，一旦停止吸氧，症状又将复发，HGB、HCT含量会再度上升。事实表明，给氧治疗对所有患者虽有效，但效果短暂。吸氧对轻型病人可明显减轻症状，但机体氧运输能

力严重受损的重型患者单纯吸氧并不能改善症状，吸氧的同时须给予药物治疗。

（二）高压氧疗法

高压氧治疗可提高红细胞携氧能力，增加血氧含量，提高组织器官氧含量和氧储备，增加组织内氧的有效弥散距离，纠正组织缺氧，从而改善微循环，达到改善临床症状的目的。

1. 高压氧舱治疗慢性高原病机制

（1）在高压氧条件下，骨髓处于高氧状态，红细胞生成受到抑制。

（2）在高压氧条件下，血氧含量增高，红细胞需求量减小，血液稀释，血流加快，有利于改善微循环。

（3）高压氧可增加吞噬细胞的吞噬能力，纤维溶解酶活动增加，使血凝块及渗出物易被微循环运走或弥散到淋巴中，促进栓子缩小或消失，疏通血管，恢复血运。

（4）引起红细胞中脂类的过氧化作用而发生溶血，使血红蛋白减少，血栓软化，血液黏度降低。

2. 高压氧舱治疗方法

常规采取高压氧的医疗设备为高压氧舱，每日做1次高压氧舱治疗，临床治疗压力控制在0.05 MPa范围内，患者吸纯氧每日40 min，每次20 min，间歇10 min，10次为1个疗程，患者进行2个疗程的高压氧治疗。

张青等[5]报道，采用高压氧治疗98例慢性高原病患者，与治疗前比较，治疗后HGB、RBC、HCT均显著下降，病人自觉症状明显减轻和消失。古桑拉姆等[6]报道，采用以高压氧（压力为216.8~237.1 kPa，加压20 min，稳压70 min，减压30 min的高压氧治疗方法，每日1次，10次为1个疗程，每2个疗程休息5~7 d，再进入下一个疗程）为主，并服用10 d左右的丹参等药物治疗30例慢性高原病患者，观察疗效，结果提示与治疗前相比，患者的RBC、HGB、HCT平均值在第一疗程后下降不明显，第二疗程（基本无药物治疗）后略有下降，第三疗程后下降显著，其中部分患者RBC、HGB、HCT恢复正常。说明高压氧辅助治疗慢性高原病不仅能够有效缓解患者临床症状、降低血液学指标，还提示治疗时间越长，效果越明显。

五、低频旋转磁场

低频旋转的磁场（low frequency rotatingmagnetic field，LFRMF）穿透生物体细胞时产生切割磁力线运动，从而产生感应电流，可促进细胞内多种因子的合成与分泌。研究显示旋转磁场对生命体存在显著的生物效应。LFRMF可使红细胞聚集解聚、变形能力增强，从而降低血液黏度，改善血液流变学特性，改善血供，促进微循环。这说明LFRMF具有改善慢性高原病症状的作用。

郭大龙等[7]使用ZCX型LFRMF系统对6名慢性高原病患者进行治疗，从RBC、HCT、HGB、血尿酸（UA）等4个方面对治疗效果进行评估。经过低频旋转磁场治疗14 d后（每日60 min），患者的RBC、HCT、UA平均值分别降低7.87%、9.67%、31.59%，而HGB则较为稳定（仅降低3.61%）。说明旋转磁场在降低红细胞数量的同时，保持了血红蛋白的相对稳定，也就是使单个红细胞所携带血红蛋白数量增多，保证了人体供氧。试验显示，LFRMF对治疗红细胞增生有一定的效果，有望被用于辅助治疗慢性高原病。

第二节

西药疗法

缺氧使肾合成EPO增加，引发慢性高原病。腺苷（AD）参与EPO合成调节，红细胞膜收缩蛋白异常致红细胞变形力降低、骨髓造血细胞对EPO过度敏感、骨髓红系祖细胞凋亡减少等也是引起慢性高原病发病因素。血管紧张素转换酶抑制剂对纤溶抑制状态有效，AD受体拮抗剂茶碱类可减少EPO与RBC生成，提高肺通气量。乙酰唑胺能降低HCT、EPO和PCO_2，提高PaO_2和SaO_2。血管紧张素转换酶抑制剂、AD受体阻断药是很有前途的慢性高原病治疗药物。本节主要简述治疗慢性高原病西药的应用概况。

一、血管紧张素转换酶抑制剂

血管紧张素转换酶抑制剂（Angiotensin converting enzyme inhibitors，ACEI）常用的有依那普利和卡托普利。高原病有一定纤溶系统功能紊乱的问题，有凝血倾向进而形成血栓，慢性高原病患者尤甚。ACEI使纤溶系统失衡状态得以纠正，对慢性高原病治疗有益。

Plata R[8]报道，选择26例慢性高原病患者（HCT > 55%，24 h尿蛋白定量测定 > 150 mg），试验组13例，口服依那普利，每日5 mg，服药2年；另13例为对照组做常规治疗（持续低流量吸氧，口服双嘧达莫50 mg，每日3次）。结果，试验组2年中收缩压与舒张压较稳定，而对照组则有一定程度升高；试验组HCT（从63.5%降至56.8%）、HGB浓度（从207 g/L降至164 g/L）和尿蛋白量（从358.6 mg/24 h降为247.7 mg/24 h）与基础值比较明显下降。而对照组上述数值与基础值比较则无明显差异。

ACEI用于治疗慢性高原病，多是试验性的，机理知之不多。首先是ACEI的作用使血管紧张素Ⅱ生成减少，血管扩张，降低肾血管阻力，肾血流量增加，从而使EPO合成分泌减少，慢性高原病症状得到缓解。其次，可降低机体耗氧量，有利于慢性高原病的恢复。最后，血浆内N-乙酰丝氨酰-天冬氨酰-赖氨酰-脯氨酸（NASALP）为天然的HSC增殖的调控物，而ACEI可降低其体内代谢，增高血浓度，从而使RBC生成减少。当然，除ACEI外，血管紧张素Ⅱ受体阻断剂（AT$_1$受体分布于心、脑、肾血管；AT$_2$受体在肾上腺髓质），如洛沙坦（losartan）选择性地阻断AT$_1$受体，舒张血管平滑肌，降低外周阻力，增加电解质、水和尿酸排泄，可用于慢性高原病的治疗。

■ 二、腺苷受体拮抗剂

腺苷（AD）激活A$_1$和A$_2$受体，通过AC-cAMP-蛋白激酶系统，增加EPO的生物合成。茶碱类包括氨茶碱、胆茶碱等，是非选择性AD受体阻断剂，可抑制缺氧状态下肾脏合成EPO，使RBC生成减少，从而缓解慢性高原病的症状。茶碱类还可抑制磷酸二酯酶的活性，通过气道平滑肌细胞内cAMP升高，引起气管扩张，对缓解急性高原病或慢性高原病的呼吸道症状明显有益[9]。

■ 三、乙酰唑胺

乙酰唑胺（acetazolamide，ACZ）为碳酸酐酶（carbonic anhydrase，CA）抑制剂，可通过刺激通气反应，起到改善氧合的作用。服用后抑制近曲肾小管上皮细胞的碳酸酐酶，使H$^+$分泌和H$^+$-Na$^+$交换减少，Na$^+$、水和重碳酸盐从尿排出量增加，从而有较弱的利尿作用。除利尿作用外，尚可使脑血流量增加，另外可使机体轻度酸中毒从而促进肺通气量增加，减轻呼吸紊乱，减少肾合成与分泌EPO，因此，可用于慢性高原病的防治。郝玉姣等[10]对乙酰唑胺治疗慢性高原病疗效与安全性的Meta分析结果显示：250 mg ACZ治疗慢性高原病疗效明显，可明显提高PO$_2$，降低PCO$_2$、HCT。对比ACZ 250 mg与500 mg治疗慢性高原病的疗效，PCO$_2$降低无明显差异；在提高PO$_2$方面，500 mg ACZ更有疗效。ACZ治疗慢性高原病不良反应少，安全可靠。

Sharma[11]发现使用ACZ治疗慢性高原病6周后，受试者的HCT降低了6.6%，联合N-乙酰半胱氨酸使用治疗更佳，证实ACZ可降低HCT，乙酰唑胺的使用减少了慢性高原病患者放血和转入低海拔地区治疗的需要，被广泛应用于临床。

■ 四、蝮蛇抗栓酶

蝮蛇抗栓酶是抗凝、溶栓酶制剂，具有去纤、溶栓、抑栓、降黏、降脂、扩血管及改善微循环等功能。刘品发等[12]用蝮蛇抗栓酶对32例慢性高原病患者进行治疗，剂量每日为0.5~0.75 μg，15日为1个疗程，11例重症患者治疗2个疗程。治疗前后观察全血黏度（ηb）、血浆黏度（ηp）、全血还原黏度（ηr）、HCT、HGB、RBC及微循环状况等，结果显示经蝮蛇抗栓酶治疗后上述指标有明显的降低（$P<0.01$），慢性高原病患者血液的"浓、黏、聚"有明显的改善。

五、抗凝血酶Ⅲ

防治凝血或血栓形成药抗凝血酶Ⅲ（antithrombin Ⅲ，AT-Ⅲ）是肝脏合成的一种血浆蛋白，能与凝血酶结合形成复合物而使其失活。抑制凝血因子Ⅹa、Ⅸa、Ⅺa、Ⅶa的活性，抑制凝血酶诱发的血小板聚集反应，阻止血栓形成。慢性高原病患者常有AT-Ⅲ减少的情况，应用AT-Ⅲ治疗效果显著。

六、前列地尔

前列地尔对血管有明显扩张作用，降低心脏负荷，可较快缓解临床症状，还能改善肺循环阻力，降低肺动脉压，同时松弛支气管平滑肌，提高氧合指数。黄义明等[13]以18例慢性高原病患者为对照组进行常规治疗，即持续低流量吸氧，阿司匹林100 mg，每日1次，口服，或双嘧达莫50 mg，每日3次，口服，并给予活血化瘀的中药制剂，部分患者加用低分子肝素钠5000 U，每日2次，皮下注射。治疗组20例慢性高原病患者在常规治疗基础上加用前列地尔注射液10 μg，每日1次，静脉入壶。两组患者治疗时间为3周。前列地尔治疗3周后，患者的临床症状有明显缓解，治疗组患者的RBC、HGB、HCT、PO_2、SaO_2和对照组比较具有明显差异；治疗组的血沉（ESR）、低密度脂蛋白胆固醇（LDL-C）、纤维蛋白原（FDP）、血浆D-二聚体（DD）与对照组比较差异显著；治疗组的平均动脉压（MAP）在排除口服降压药物对血压的影响因素后，与对照组比较差异显著。前列地尔通过对血流动力学及血液流变学的显著作用，改善组织的缺氧状态，达到治疗慢性高原病的目的。

七、低分子肝素

低分子肝素是一种新型的抗凝血酶Ⅲ依赖性抗血栓形成药，药理作用与普通肝素基本相似，通过与血管紧张素AT-Ⅲ结合，激活AT-Ⅲ，灭活多种凝血因子，起到抗凝和抑制血小板聚集的作用。降低血液黏度、治疗和预防血栓形成，缓解慢性高原病的高凝状态，从而降低外周阻力，降低肺动脉高压。应佐华等[14]选取慢性高原病患者60例，对照组30例给予常规治疗（呼吸功能锻炼；间歇吸氧流量1~2 L/min，每日2~3次，每次1~2 h；红景天600 mg，每日2次，15 d为1个疗程）；治疗组30例在常规治疗的基础上加用低分子肝素5000 U腹壁皮下注射，12 h 1次，10~14 d为1个疗程，比较两组疗效。治疗组显效22例，有效7例，无效1例，总有效率96.7%；对照组显效10例，有效5例，无效15例，总有效率50%，治疗组总有效率明显高于对照组。吉建江[15]采用低分子肝素、阿司匹林、丹参滴丸联合用药方法治疗106例慢性高原病。采用双盲随机分为对照组和治疗组，治疗组给予低分子肝素5000 U，1日2次，皮下注射7日，阿司匹林每日100 mg，口服1年，加丹参滴丸每日3次，每次8粒，口服1年；对照组单用复方丹参滴丸（每日3次，每次8粒），口服1年，随访时间6~12个月。采用低分子肝素、阿司匹林、丹参滴丸联合用药方案治疗慢性高原病，红细胞、血红蛋白和红细胞比容均有明显下降，总有效率60.54%，而单纯用复方丹参滴丸组总有效率为23.29%。但血小板计数两组无明显的变化。

参考文献

［1］青格勒图，张雪峰，裴志伟，等. 格尔木地区高原红细胞增多症87例临床观察［J］. 高原医学，2010，20（4）：48-49.

［2］米玛，仁青加，巴珠，等. 藏医放血疗法治疗158例高原红细胞增多症临床疗效评价［J］. 中国民族医药杂志，2011（9）：24-25.

［3］李积财，李进业，羊赞措. 血液稀释疗法结合调气和血汤治疗高原红细胞增多症的疗效观察［J］. 高原医学杂志，2013，23（3）：45-46.

［4］李红梅，王远杰，刘方久，等. 红细胞单采术治疗高原红细胞增多症疗效分析［J］. 检验医学与临床，2019，16（3）：415-417.

［5］张青，张军. 高压氧治疗高原红细胞增多症98例的疗效观察［J］. 西藏医药，2015，36（1）：16.

［6］古桑拉姆，蔡玉霞，次丹，等. 高压氧治疗慢性高原红细胞增多症的临床分析［J］. 西藏科技，2010，29（8）：44-45.

［7］郭大龙，杨军，罗永昌，等. 采用低频旋转磁场治疗高原红细胞增多症的可行性研究［J］. 中国生物医学工程学报，2016，35（1）：124-126.

［8］PLATA R，CO RNEJO A，ARR ATIA C，et al. Angiotensin－converting－enzyme inhibition therapy in altitude poly－cythaemia：a prospective randomised trial［J］. Lancet，2002，359（9307）：663-666.

［9］NAKASHIMA J，BROOKINS J，BECKINO N B，et al. Increased erythropoietin secretion in human hepatoma cells by N－cyclohexyl－adenosine［J］. Am J Phsiol，1991，261：455-460.

［10］郝玉姣，高飞燕，孙琳，等. 乙酰唑胺治疗慢性高原病的疗效与安全性的Meta分析［J］. 海南医学，2020，31（9）：1194-1200.

［11］SHARMA SGRALLA J，ORDONEZ JG. Acetazolamide and N－acetylcysteine in the treatment of chronic mountain sickness（Monge's disease）［J］. Respir Physiol Neurobiol，2017，246：1-8.

［12］刘品发，吉建江，张素琴，等. 蝮蛇抗栓酶治疗高原红细胞增多症的临床研究［J］. 高原医学杂志，1995，5（4）：35-36.

［13］黄义明，李生蓉. 前列地尔治疗高原红细胞增多症20例临床分析［J］. 高原医学杂志，2019，29（2）：24-25.

［14］应佐华，应佑国，边惠萍，等. 低分子肝素治疗高原红细胞增多症30例临床分析［J］. 医学临床研究，2012，29（10）：1874-1875.

［15］吉建江. 低分子肝素、阿斯匹林、丹参滴丸对高原红细胞增多症的疗效观察［J］. 高原医学杂志，2009，19（2）：34-35.

第六章

慢性高原病并发症治疗

慢性高原病主要影响神经系统、循环系统、呼吸系统和消化系统等。由于红细胞过度增生，血液黏度显著增高，血液瘀滞，微循环障碍，组织器官严重缺氧，引起病理性改变，如不及时治疗会导致血栓形成和局部组织坏死[1]。RBC增多、HGB含量增加，提高了血液中的氧含量，但并不一定增加输送到组织中的氧。在高海拔地区提高HGB和HCT是有益的，因为血液携氧量的提高可以弥补动脉氧饱和度的降低，HGB增加起到维持组织氧运输的作用，从而减少心排血量的增加。然而，氧合血红蛋白（HbO$_2$）饱和度下降时（低PO$_2$），增加HGB只能在一定程度上有所帮助，只有适度增加HGB才有利于氧气运输，超过一定的HGB值，代偿性红细胞增多就不再有益，因为血液黏度升高和血容量增加会导致充血性症状，这可能影响肺动脉压力、肺血流分布和肺通气灌注的关系。由此引起的肺气体交换障碍和更大的低氧血症将进一步刺激红细胞生成，因此，当慢性高原病患者进行血液稀释时，血液氧合改善，症状显著减轻。研究发现，静脉氧分压（PvO$_2$）在HGB值为15 g/dl时达到最大值，HGB值达到17 g/dl时变化很小，研究对应的海拔为3200 m，动脉血氧含量（CaO$_2$）低于最大值，因为超过这个值，尽管HGB持续增加，PvO$_2$仍趋于下降[2]。

本病后期的病理损害十分广泛，可累及全身各脏器，尤以耗氧量较多的脏器如脑、心、肺、肝等受累为重，肾、消化道、脾、肾上腺、膀胱、肠系膜也有不同程度的损害。受累组织的细胞呈低氧性浊肿变性，组织间质水肿。病变严重的局部组织可见灶性坏死或片状出血，如血管内血栓形成，导致脏器的血栓栓塞，可使患者猝死[3]。

第一节

血栓性疾病

血液成分在心脏或血管内发生黏附、聚集、凝固形成病理性固体凝块的过程，称为血栓形成。栓塞是指心脏和血管内栓子（如血栓、癌栓、脂肪栓、羊水栓等），随血流运行至相应的动脉血管并将管腔阻塞，造成供应区域的组织由于缺血缺氧而发生坏死的过程。血栓形成的基本病因常与血管损伤、血液成分及血流异常有关。越来越多的证据表明，高海拔（high altitude，HA）等环境是静脉血栓栓塞（venous thromboembolism，VTE）形成的危险因素。

一、慢性高原病合并血栓形成或血栓栓塞性疾病的发病机制

（一）低氧导致血管内皮损伤

血管内皮一旦受损，可引起血小板活化、凝血与抗凝血平衡失调以及血管舒缩功能异常，从而成为血栓形成的重要原因。刘媛[4]研究慢性高原病患者和健康人血浆血栓调节蛋白（thrombomodulin，TM）的差异，慢性高原病患者血浆TM水平明显较对照组高，提示慢性高原病患者存在血管内皮细胞（vascular endothelial cell，VEC）损伤，血浆TM可能参与慢性高原病高凝状态病理生理的过程。鄙中平等[5]报道慢性高原病患者血浆内皮素含量显著高于同海拔健康组，而一氧化氮（NO）含量则显著降低，说明慢性高原病患者存在明显的血管内皮细胞损伤并导致内皮功能紊乱。慢性缺氧刺激内皮细胞合成、分泌较多的血管收缩激素内皮素，以保证机体重要脏器的血氧供应。慢性高原病患者长期缺氧，机体脂质过氧化反应明显增强，刺激血管内皮细胞产生大量氧自由基，通过对生物膜中多价不饱和脂肪酸的氧化作用而引起内皮细胞损伤。一方面，血管内皮细胞损伤导致一氧化氮合酶活性降低，血管释放NO速率降低；另一方面，由于慢性高原病患者体内存在的氧自由基增多，促使NO灭活，导致慢性高原病患者血浆NO水平降低，血管收缩。

（二）红细胞在血栓形成中的作用

作用主要表现为循环中出现大量的红细胞聚集体，影响微循环血液灌流；红细胞增多和红细胞变形能力降低时，血液黏度增加、血流减慢，引起组织缺血、缺氧及血管内皮等组织损伤；红细胞增多使其与血小板的碰撞增加，血小板与血管壁接触增多，促进血小板黏附、聚集和释放反应；在高切变应力下，红细胞释放的腺苷二磷酸（adenosine diphosphate，ADP）可诱导血小板聚集；红细胞释放少量HGB也可形成自由基诱导血小板聚集；红细胞破坏引起溶血反应，可激活凝血系统。

（三）血液黏度升高引起血液流变性障碍

血液流变性障碍主要表现是患者的血液黏度异常增高，血液在血管内流动变缓是血栓形成的重要因素。血液中红细胞最多，对血液黏度的影响较大。血液黏度增高与下列因素有关：①膜流动性降低，见于HCT增高、红细胞变大和形态异常。②变形能力下降，常因HGB浓度增高和性质改变引起。③红细胞聚集性增加，与红细胞膜上负电性降低、血浆中的血浆纤维蛋白原（Fbg）等大分子蛋白质增多、血液流经微静脉和毛细血管静脉端时作用于红细胞的切变应力减小等因素有关。

慢性高原病患者血液黏度明显增加，人体在高原缺氧环境刺激下，EPO合成增加，引起红细胞增多、HGB浓度升高、HCT升高，血液黏度增高。一般来讲，HCT低于45%时，

HCT与血液黏度呈显性关系；当HCT＞60%时，血液黏度就会陡然上升，血流明显缓慢；当HCT＞80%时，微循环血流呈停滞状态。研究表明，慢性高原病患者的血液黏度比正常人增加2~3倍[6]。

（四）低氧导致凝血、抗凝和纤溶相关因子异常

孙乃同等[7]采用固相双抗体夹心酶联免疫吸附法测定慢性高原病患者、高原世居健康人群及不同居住时间的高原移居健康人群血浆组织因子浓度，与世居西宁健康人群对照，慢性高原病组血浆组织因子浓度明显升高。慢性高原病组血浆组织因子浓度与HGB水平呈正相关，与血小板计数呈负相关。任雨笙等[8]报道慢性高原病患者血浆纤维蛋白原（Fibrinogen，FG）和纤维蛋白（原）降解产物（FDP）含量、血浆纤溶酶原激活物抑制物（PAI-1）活性较正常人显著增高。FG含量与凝血酶活性有关，是血栓形成的重要因素之一，血浆中FG含量增高，机体内则存在着血栓形成的倾向。FDP就是纤溶酶对纤维蛋白和纤维蛋白原裂解产物的总称。PAI是凝血纤溶系统的主要抑制物，可抑制纤溶系统激活物t-PA的活性，导致纤溶活性的降低。

二、血栓栓塞性疾病

静脉血栓形成表现为肺血栓栓塞、肠系膜静脉血栓形成、脾梗死、脑静脉血栓形成和四肢深静脉血栓形成（deep venous thrombosis，DVT）等。

（一）脑血管栓塞

大脑是高耗氧量器官，脑组织每分钟需氧量几乎是同等质量肌肉需氧量的20倍，这是数以10亿计的脑神经元传导和维持物质代谢的能量来源。一旦失去充足的氧供，脑组织即出现受损改变。缺氧可引起血管痉挛，并且高凝状态使慢性高原病患者较正常人更易发生颅内缺血、梗死灶，颅底及软脑膜血管明显扩张充血甚至破裂出血，严重时出现脑肿胀、脑水肿。

红细胞增多症及高黏血症导致血栓栓子形成，沿血液循环进入脑动脉或供应脑的颈部动脉，造成血流阻塞而产生脑梗死，多合并短暂性脑缺血发作，可造成脊髓血管血栓形成，脑静脉和静脉窦血栓形成以及视网膜血栓形成等，脑出血少见。数字减影血管造影（digital subtraction angiography，DSA）对脑血管病是一种有效的诊断方法，是诊断脑内静脉系血栓形成的金标准。西藏报道11例慢性高原病患者尸体解剖结果，发现3例有脑血栓，6例有点状和片状脑出血。方靖[9]对10例慢性高原病患者行头颅CT扫描，患者颅内的血管密度出现不同程度的增加，其中有6例患者在平扫中出现脑沟、裂变浅，脑肿胀，脑室系统变小，有2例患者表现出脑梗死，有1例患者表现出上矢状窦栓塞的情况，同时发现双侧大脑的动脉CT值与HGB含量成正相关。

何明丽[10]利用3T核磁弥散张量成像技术（DTI）对17例慢性高原病进行头颅扫描，发现11例患者脑沟、裂变浅，脑室系统变窄，其中15例（含颅内出血者）患者颅内有多发缺血、腔梗灶，3例患者颅内缺血腔梗灶并发出血灶，提示慢性高原病患者易并发颅内小血管梗死。在缺氧状态下，慢性高原病患者脑内组织结构发生一定的改变，但不同组织结构的改变程度存在差异；慢性高原病患者白质纤维束与正常组相比无明显损伤，仅3例伴发颅内出血者出血部位白质纤维束出现稀疏、断裂表现。

慢性高原病并发脑血管栓塞性疾病，临床表现与栓塞的部位有关，如大脑中动脉主干闭塞时引起病灶对侧肢体偏瘫、偏身感觉障碍和偏盲，优势半球主干栓塞可有失语、失写、失读，大脑中动脉深穿支或豆纹动脉栓塞可引起病灶对侧肢体偏瘫，一般无感觉障碍或同向偏盲，优势半球受损，可有失语。

（二）肺栓塞

所有血栓栓塞性疾病中，肺栓塞（pulmonary embolism，PE）较为常见，栓子一般来源于下肢静脉、盆腔静脉血栓的脱落，随血流进入肺动脉及较大分支，堵塞血管。肺血栓栓塞症（pulmonary thromboembolism，PTE）为一常见的心血管疾病，是指内源性或外源性栓子堵塞肺动脉或分支而引起肺循环障碍的临床和病理生理综合征。血液病中红细胞增多症引起的PTE发病较少，其中慢性高原病导致的PTE报道更为少见。

边惠萍[11]治疗慢性高原病合并PTE患者14例，患者长期生活在海拔3000 m以上的地区，曾有或目前有不同程度的下肢肿胀、胀痛病史，全部病例通过B超检查并行下肢核素深静脉扫描，除1例外，其余13例患者可见下肢DVT。1例患者在抗凝、溶栓治疗过程中肺栓塞仍反复发作，导致严重心肺功能不全，后并发脑栓塞死亡，余13例病人治疗好转出院，均未放置下肢静脉滤器。曹成瑛等[12]治疗高原地区PTE患者54例，其中12例合并慢性高原病，其临床特点为呼吸困难和胸痛发生率较低海拔地区高。

慢性高原病合并肺栓塞的临床症状与平原地区的肺栓塞基本相同，临床症状、远期预后取决于栓子的大小、数量，肺脏基础疾病，右心室功能状况，以及机体内在溶栓系统。临床表现缺乏特异性，典型"三联征"者少见，某些病例中没有出现典型的"三联征"，因此过分强调"三联征"则容易导致误诊、漏诊。诊断方面，高度重视高原环境这个重要的危险因素，对于同时具有相关高危因素的患者，一旦出现难以解释的呼吸困难、胸痛、咯血、晕厥、休克、心动过速、顽固性心力衰竭、不明原因的胸腔心包积液等表现，应尽快行血液分析、血气分析、心电图、超声心动图、D-二聚体检查、彩超、CT肺动脉造影（computed tomographic pulmonary angiography，CTPA）、肺通气灌注扫描或肺动脉造影等辅助检查，不难作出诊断。当无条件或不能迅速进行CTPA、肺通气灌注扫描甚至肺动脉造影等检查时，运用心电图、D-二聚体检查、超声心动图对肺栓塞初步筛查有很大帮助，尤其是当发现发病前后心电图有动态变化，即有新出现的$S_IQ_{III}T_{III}$时，超声检查发现下肢深静脉血栓、肺动脉高压，D-二聚体明显升高等临床特征时，对快速确定诊断有很大意义[13]。临床应对慢性高原病的高凝状态导致的肺栓塞有充分认识，并能及时选择确诊肺栓塞的检查手段，做到早诊断、早治疗，减少对该病的误诊及漏诊。

（三）动静脉血栓形成

1. 四肢动脉血栓形成

四肢动脉血栓形成（limbs artery thrombosis，LAT）是心血管外科的急重症，下肢常见。疼痛为最早出现的症状，感觉异常和运动障碍症状，自觉肢体麻木，有针刺样感，下肢运动麻痹，活动无力，可出现足下垂；动脉栓塞后，由于组织缺血，皮肤乳头下静脉丛血液排空，皮肤呈蜡样苍白，若皮下浅血管仍有少量血液留存，亦可出现青紫色斑块及条纹，病久发生呈紫黑坏死。皮肤温度明显降低，越远越明显，而且界限清楚；栓塞动脉处常有压痛，远端脉搏搏动减弱或消失，栓塞肢体严重缺血4~6 h，即可发生坏死。

姚兵等[14]报道12例慢性高原病合并LAT患者。患肢有不同程度的青紫、疼痛，皮温降低，股动脉、足背动脉、腋动脉、尺桡动脉搏动消失。LAT诊断标准为根据患者疼痛主诉，患肢出现青紫，结合发病因素等，行彩色多普勒超声、动脉造影或CT动脉三维成像（CTA）确诊。CTA结果显示，12例患者中有10例发生在下肢髂总动脉至股动脉之间，2例发生在上肢左锁骨下动脉至腋动脉之间。行动脉Forgarty导管取栓术后继续给予溶栓、抗凝、扩血管等治疗，8例患者疼痛消失，动脉搏动恢复，皮肤颜色及温度恢复，肢体活动正常，CTA复查显示血流通畅；2例患肢术后皮肤颜色及皮温恢复正常，但疼痛持续存在，行CTA复查，远端动脉闭塞，部分侧枝循环形成，给予局部神经封闭镇痛治疗；2例患肢术后经溶栓、抗凝、扩血管等治疗，皮温及皮肤颜色无明显改善，动脉搏动未触及，并出现下肢坏疽，行截肢治疗。

2. 深静脉血栓

深静脉血栓（deep venous thrombosis，DVT）已成为严重危害人类的常见病、多发病，发病率逐年上升，以下肢多见。有22%~29%的DVT患者可能并发肺栓塞，50%以上患者可遗留深静脉功能不全。据文献报道，平原地区下肢静脉特别是足底静脉血栓形成率约为50%，但高原地区无确切的流行病学资料。

临床病例观察高原缺氧环境下DVT并不少见，慢性高原病患者有不少人伴有下肢静脉曲张，血栓形成致使下肢肌肉萎缩，沿下肢静脉走行的皮肤坏死、溃疡，静脉血栓形成多发生在下肢静脉和股静脉。西藏军区总医院对125例血栓性静脉炎病例分析显示，下肢静脉血栓占72.8%，下肢深静脉血栓占55.2%。邹密等[15]观察慢性高原病DVT患者19例，左下肢11例，右下肢6例，双下肢1例，左上肢1例。患肢有不同程度的肿胀，疼痛；浅静脉怒张，深静脉走向区深压痛，肌张力高；活动受限或活动后加重，肢体周径比健侧增粗3~12 cm，直腿伸踝试验（homan征）阳性。19例患者经溶栓、抗凝治疗，13例治愈，4例显效，1例复发，1例遗留并发症。张理等[16]观察慢性高原病合并下肢DVT患者28例，经溶栓、抗凝等治疗后康复出院，随访期间RBC、HGB、HCT仍高于正常者20例，其中，复发下肢静脉血栓形成4例，动脉血栓1例，肠系膜上静脉血栓形成1例。

慢性高原病的治疗效果直接影响DVT及预后，张理等[14]发现RBC、HCT降至正常的患者未出现复发，而RBC、HCT仍高于正常的患者中，3例复发静脉血栓，1例出现动脉栓塞。在治疗原发疾病时，如果下肢疼痛或肿胀有所加重，应高度警惕DVT的发生，争取做到早诊断、早治疗。合并慢性高原病的DVT患者，抗凝周期应较一般患者延长，不应少于6个月，复发患者应终身抗凝。

3. 深静脉血栓后综合征

深静脉血栓后综合征（post thrombotic syndrome，PTS）[17]是DVT后，静脉阻塞和深静脉瓣膜功能受损导致长期的静脉高压和肢体静脉回流障碍，引起肿胀、疼痛、皮肤色素沉着，甚至皮肤难愈性溃疡等一系列综合征。暴露在高原是诱发静脉血栓的因素，PTS是一种重要的晚期并发症，发生在30%~50%的DVT患者中，其中5%有严重的PTS。关于高海拔DVT患者的PTS特征的研究并不多。即使经过正规的抗凝治疗，急性DVT后PTS的发生率仍然有25%~50%，放射学证据显示，治疗6个月后仍有血栓残留和D-二聚体持续升高，这与PTS的发病率呈正相关。

血栓后综合征的典型症状表现为肢体的肿胀、坠胀、疼痛、沉重、易疲劳感，在站立时明显。长期的静脉高压和静脉回流障碍可以造成下肢皮肤血循环障碍，导致组织营养不良，表现为皮肤色素沉着、干燥变厚，皮下纤维组织增生。病情进展还可以造成静脉性跛行和皮肤难愈性溃疡，严重影响生活质量，甚至丧失劳动能力。

治疗：①保守治疗。使用医用弹力袜、静脉活性药物，肢体间歇加压治疗和肢体功能锻炼；医用弹力袜是施行压力治疗的重要手段，长期以来一直被认为对预防和治疗血栓后综合征有效。弹力袜有助于降低PTS发生率，大腿长度的弹力袜比膝下弹力袜对预防PTS更为有效。临床实践中，迈之灵、芦丁、类黄酮等药物常用于减轻PTS和慢性静脉功能不全的症状，疗效在临床研究中也有所证实。作为慢性静脉功能不全的药物治疗措施，迈之灵可以改善血液循环，增加静脉张力，疗效和安全性与压迫治疗相当。②腔内治疗。疏通闭塞的静脉。③静脉瓣膜修复手术。

（四）肠系膜血栓形成

肠系膜血栓或栓塞将引起该血管供应区域的肠管缺血继而发生坏死。由于肠管血运障碍或坏死，当肠系膜静脉血栓形成后，肠系膜动脉继续灌注，在发病数小时后便可发生出血性肠梗阻，肠壁出现水肿、充血、出血、坏死等一系列变化，致使有大量浆液性、血性腹水产生。因肠道内容物停止在血循环障碍或坏死的肠道上段，肠管的蠕动严重障碍或停止，表现出肠梗阻的一般症状和体征。邹国有[18]回顾性研究26例高原地区肠系膜上静脉血栓形成致肠坏死患者，其中6例为慢性高原病患者。马新福等[19]报道手术治疗慢性高原病合并血栓性肠坏死10例，全部病例来自海拔 > 2500 m的高原，常伴有不同程度发绀、乏力、头疼、头晕等症状，无冠心病、肺心病、风湿性心脏病（简称风心病）、癌症等疾病或腹部手术，无诱因急性起病，病程5~8 d，病因可能与高原地区寒冷、缺氧环境引起的高原红细胞代偿性增生，以及血液黏稠、高凝有关。

在高原，肠系膜血管栓塞多为静脉血栓形成，动脉栓塞十分罕见，而且血栓多发生在肠系膜上静脉内，肠系膜上静脉所属分支广泛血栓也可见到，患者发病年龄较平原提前且无动脉粥样硬化、风心病、细菌性心内膜炎、心衰等病史。该病应早期诊断，在未发生肠坏死的时候，积极抗凝溶栓治疗可取得良好的疗效，但早期诊断困难，待症状体征明显时，多已发生肠坏死、感染性休克等严重并发症，病死率高。如发生肠坏死时应积极手术治疗，手术指征为已确诊病例，腹痛剧烈难忍，出现腹膜刺激征怀疑肠坏死者，应急诊手术治疗；若诊断性穿刺穿出血性液或脓性，则更应急诊手术；已确诊病例，保守治疗无效，症状体征逐渐加重者，也应积极手术治疗。术后血栓复发风险高，应常规给予抗凝、溶栓治疗，预防血栓复发。未确诊的病例，若出现完全性肠梗阻、大量黑便或血便、腹膜刺激征阳性、腹腔穿刺液呈血性或脓性液，应行剖腹探查，以明确诊断，去除病灶；若不明确是否有肠坏死也可先行腹腔镜探查[18]。临床医生对慢性高原病患者出现不明原因的腹痛、血性腹水时，一定要高度警惕肠系膜血栓、肠坏死发生的可能性。

（五）视网膜血栓形成

视网膜静脉阻塞（retinal vein obstruction，RVO）可发生在中央主干及其分支。阻塞发生后，静脉血液回流受阻，引起广泛的网膜缺血、出血、水肿和渗出，严重影响患者视力。慢性高原病合并RVO在高原地区并不少见。

马劲松[20]利用彩色多普勒成像（CDI）测量了海拔3980 m慢性高原病患者12例，双眼视网膜中央动脉血流动力学参数，如收缩期最大流速（peak systolic velocity，PSV）、舒张末期流速（end diastolic velocity，EDV）及阻力指数（resistance index，RI），发现患者视网膜中央动脉的PSV和EDV较正常眼明显降低，而RI增高，舒张末期血流明显降低，甚至消失。舒张期末流速反映的是远侧组织的血流灌注状态，维持正常视网膜生理功能需有足够的血供，如该值明显下降，则提示远侧组织血供的严重不足。RI高表明远端血管床阻力大，由此可见，慢性高原病视网膜中央动脉血管床阻力增加，由于同时存在血流速度PSV和EDV降低，且伴有视网膜中央动脉供血受损，慢性高原病患者在临床上多出现幻视、复视及视力短暂模糊等症状。杨艳等[21]报道慢性高原病合并RVO患者2例，眼底荧光血管造影检查提示，视网膜静脉与毛细血管充盈迟缓，黄斑有轻度点状荧光素渗漏，经抗凝、扩血管及止血等治疗后视力提高。

■ | 三、红细胞增多症并发血栓栓塞性疾病的预防与治疗

红细胞增多症患者由于血液成分的改变，血流缓慢，血栓形成，并发血栓栓塞性疾病，如肺栓塞、脑栓塞、肠系膜栓塞、静脉栓塞等在临床上常可遇到。因此，对这类疾病的预防极为重要，预防重点在于及早诊断和治疗原发疾病。治疗的原则包括以下几点。

（一）抗凝剂

根据栓塞部位不同，酌情应用抗凝剂。

美国胸科医师学会（american college of chest physicians，ACCP）血栓栓塞性疾病抗栓治疗指南（ACCP-10）推荐，不合并恶性肿瘤的近端下肢DVT及肺栓塞患者前3个月抗凝治疗选择新型口服抗凝药物（new oral anticoagulants，NOACs）如达比加群、利伐沙班、阿哌沙班或依度沙班。如患者未能接受NOACs治疗，则首选维生素K拮抗剂（vitamin K antagonists，VKA），次选低分子肝素（low-molecular weight heparin，LMWH）。最佳抗凝时长依照患者的出血风险而定，抗凝治疗结束1个月后需根据性别以及D-二聚体水平决定是否需要延长抗凝时长，男性复发率约为女性的1.75倍，D-二聚体升高的患者复发率约为不升高者的2倍。对于无诱因的近端DVT或PE患者，停用抗凝治疗后，如无阿司匹林禁忌证，建议使用阿司匹林预防VTE复发。

对脑血管栓塞患者，不宜应用抗凝剂，因为易造成脑血管出血。抗凝剂包括低分子肝素、阿司匹林、双香豆素等。

（二）中成药

具有活血化瘀功效者可辨证应用，如复方丹参注射液20 ml，静脉注射；或复方丹参片口服每次3片，每日3次；银杏叶胶囊，口服，每日3次，每次1粒。

（三）手术治疗

根据血栓栓塞部位的不同，采用不同方法进行手术治疗。如对静脉栓塞的患者，可实施下腔静脉结扎术、下腔静脉折叠术等；对肠系膜栓塞者，根据肠管坏死部位不同，将肠管连同肠系膜一并切除。

（四）血液稀释疗法

对于HGB > 25 g/dl，HCT > 75%的患者，可采用放血疗法，每次放血400 ml，并输入低分子右旋糖酐500~600 ml，每一季度放血1次。

第二节

高血压

平原人快速进入海拔2500 m高原会有40%~50%的人血压升高，特别是舒张压有较大幅度的升高。孙新甫等[22]统计，49%~55%的慢性高原病患者合并有高血压，平均收缩压为135.4~168.4 mmHg，平均舒张压为99.8~108.8 mmHg，以舒张压升高为主。长期居住在高原地区，特别是红细胞增多症患者血压增高，如不存在其他致高血压的因素，返回平原或较低海拔地区之后，随HGB下降，血压逐渐恢复正常，称为高原性高血压。

高血压是最常见的慢性病，也是心脑血管病最主要的危险因素，晚期可进展为慢性心力衰竭，严重影响高原地区居民健康水平。目前认为，导致血压升高的因素有高钠、低钾膳食，超重和肥胖，饮酒，精神紧张等。近年多项研究证实，HGB与血压之间存在密切相关，HGB升高可促使血压升高，进而导致心脑血管病变的发生。如Atsma等[23]对大样本健康人群的研究发现，HGB水平与收缩压（SBP）和舒张压（DBP）均呈正相关，在调整了性别、年龄、气温及BMI等混杂因素后，关联性依然存在。钟海兰等[24]通过对1153例样本人群的研究发现，正常血压、高血压前期及高血压3组的外周血中HGB含量随血压升高有逐步升高的趋势，HGB升高可能增加高血压及高血压前期发生率。张虎等[25]采用横断面研究方法，选取海拔2500~4000 m地区3954人为研究对象，发现高海拔地区生活的人群无论处于何种血压水平，HGB含量随血压升高都有逐步升高的趋势，相关分析显示HGB含量与SBP和DBP显著相关；回归分析也显示HGB是SBP和DBP的独立危险因素。证实在国内高海拔地区生活的人群中，HGB含量与血压升高密切相关。研究资料显示，大约65%的慢性高原病患者舒张压升高，而收缩压在正常范围，舒张压与HCT亦呈正相关。

慢性高原病合并高血压的发病机制与缺氧相关，缺氧引起的血压升高与儿茶酚胺类活性物质释放增多有关，缺氧使交感神经系统兴奋性增强，心排血量增加，周围小血管收缩，同时也可引起肾血管收缩，肾血流量降低，肾素-血管紧张素-醛固酮系统活性增强。慢性高原病患者，由于HGB增多，血液黏度增加，动脉血氧饱和度下降，组织器官缺氧。因此，慢性高原病引起的高血压，除了低氧性交感神经活性增加、肾素-血管紧张素系统功能亢进之外，血容量及血液黏度增加可导致全身细小动脉收缩、阻力增加、血管痉挛而引起血压升高。近期研究发现，游离HGB与NO结合使其失去活性，血管舒张功能产生障碍，可致血压升高[26]。此外，HGB升高能促使红细胞聚集，增强内皮细胞黏附血小板能力，从而促进动脉粥样硬化进展，导致的血管腔狭窄使机体组织缺血缺氧引起HGB代偿性增高，负性循环不断作用，从而使血压升高并导致持续性高血压。由此可见，缺氧可能通过多种途径影响人体血压，在血流动力学、内分泌代谢、血管舒张功能等几个方面造成血压升高，导致高血压发病率上升。

在临床上，慢性高原病患者在尚未出现明显的肺动脉高压，右室增大，心力衰竭，肝、肾功能异常，脑卒中等并发症，早期常常出现血压异常[27]。高原性高血压主要临床表现与一般心脑血管疾病的症状和体征相似。一般症状为头痛、头晕、心悸、胸闷、气短、乏力、耳鸣、口干、易怒、多梦、失眠等，可伴有面部及肢体麻木，消化道症状如恶心、呕吐、食欲减退也较常见，但患者转至低海拔地区，不需特殊处理，血压可于数日或一两个月内逐渐降至正常，重返高原后血压又升高。

一般来讲，高原性高血压不需要治疗，如出现较严重的症状，可对症处理，对长期积极治疗效果不明显或合并严重脏器损害者，应及时转送到低海拔地区进行治疗。有研究表明，平原单纯舒张期高血压人群血压最终多数转归为收缩及舒张期均高的高血压，在不进行干预的情况下很少转归为正常血压[28]。仁丹等[27]在临床观察到的慢性高原病早期为舒张期高血压，最终也发展成为收缩期和舒张期均高的高血压。认为平原原发性高血压的舒张期高血压患者的心血管风险虽然稍低于收缩期和舒张期均高的高血压，但并非没有风险，所以慢性高原病早期合并的舒张期高血压也应早期干预以便降低患者的心脑血管风险。

长期生活在高原的人由于慢性缺氧使得肺小动脉收缩，肺动脉压力增高，持续的肺动脉高压及血液黏度增加可引起右心后负荷增加，心室肌为维持心脏泵血功能，代偿性肥大、增生，心室壁肥厚。慢性缺氧不仅引起右心功能不全，另外血液黏度增加引起血流阻力增加、血流速度减慢，加重体循环动脉高压，可使心肌缺氧加重、线粒体功能受损、合成ATP数量减少，引起左心顺应性降低，舒张受限，最终导致左心室每搏心排血量降低[29]。

第三节

脑水肿

脑组织耗氧量大，对缺氧极为敏感，大脑完全缺氧6~8 s即可出现意识丧失。不同部位的神经元对缺氧的敏感程度不一，从大脑皮质、小脑、脑干、脊髓到外周神经节，即从高级中枢依次往下，神经元对缺氧的耐受性依次增强。严重急性缺氧时，可在20 s内出现视觉减弱、意识丧失，伴有惊厥。急性高原脑水肿是人体快速暴露高原缺氧环境引起的急性重型高原病，发病急，临床表现以严重头痛、呕吐、共济失调等中枢神经系统功能紊乱症状为主，如治疗不及时，可危及生命。当缺氧发生较缓时，首先表现为神经精神症状，包括感觉器官功能减退、特殊的醉酒态、欣快感、定向力和判断力障碍、情绪不稳定等。随后出现中枢神经系统功能抑制，如淡漠、精神不振、神志恍惚、嗜睡等，严重时可能出现晕厥和意识丧失。慢性缺氧时主要表现为中枢神经功能紊乱和大脑皮质神经活动失调引起的神经精神症状，如类神经衰弱综合征、自主神经功能紊乱、抑郁、焦虑等。

目前慢性缺氧导致的脑功能损害相关研究较少，青海大学附属医院研究了9例诊断为慢性高原病合并脑水肿患者，患者为长期生活在海拔3200~4000 m的久居人群，因严重头痛、眩晕、恶心、呕吐、意识障碍等症状进行性加重而就诊，诊断标准采用2004年第六届国际高原医学和低氧生理学术大会确立的国际标准，即《慢性高原病青海诊断标准》。

■ 一、影像学表现

（一）多层螺旋CT平扫

用16层螺旋CT行全颅平扫，并在CT平扫图像上测量双侧大脑中动脉和上矢状窦感兴趣区（region of interest，ROIs）的CT值（单位为Hu）。慢性高原病患者脑CT显示，脑组织弥漫性水肿，脑沟、裂变浅，脑室较小，脑血管密度明显增高，特别是两侧大脑中动脉及上矢状窦脑血流密度增高。患者组和正常组的大脑中动脉血管CT值分别为（50.3 ± 5.1）Hu和（38.8 ± 3.3）Hu（$P < 0.01$），CT值与HGB水平呈显著正相关，说明HGB浓度越高，脑血管密度越高。

（二）CT灌注成像

CT灌注成像是一种脑功能成像技术，是在常规CT增强扫描的基础上，结合快速扫描技术和计算机图像处理技术而建立起来的一种成像方法。CT灌注之后，专用软件计算出时间-密度曲线（time-density curve，TDC）、脑血流速度（CBF）、脑血容量（CBV）、造影剂平均通过时间（MTT）以及造影剂达峰时间（TTP）等指标。结果表明，慢性高原病脑水肿组的灰质脑血流量显著低于正常对照组，但脑血容量无显著差异，灰质脑血流量与HGB水平呈负相关。正常人上矢状窦的造影剂达峰时间为22 s，大脑中动脉达峰时间18 s，而慢性高原病患者的上矢状窦的造影剂达峰时间为50 s、大脑中动脉达峰时间35 s，说明慢性高原病患者由于红细胞增多、血液黏度增高、血流缓慢，而致TTP显著延长。

（三）磁共振成像

慢性高原病脑水肿患者的脑MRI显示，双侧小脑、枕叶、基底节区和双侧半卵圆中心等区域在T2W1和磁共振成像液体抑制反转恢复序列像（FLAIR sequence）显示为对称性高信号，T1W1显示为低信号影，说明大脑和小脑均发生水肿，患者经吸氧、利尿、降颅内压等对症治疗30日后，临床症状、体征显著改善，脑MRI异常信号消失。

MRI分辨率高，定位准确，因此，MRI诊断脑水肿大小和位置十分清楚，通过MRI评估诊断水平及治疗效果是其他方法无法替代的。对居住在海拔2500 m以上高原的人群，若出现红细胞增多、低氧血症，并伴有中枢神经系统症状，应及时做脑CT、MRI等影像学检查，尽早采取有效的治疗，以防止发生严重的并发症。

二、脑水肿形成的因素及机制

目前对慢性高原病患者并发脑水肿发病因素及机制的认识仍处于起步阶段。

（一）血液成分及脑血流动力学改变

慢性高原病以红细胞增多、肺动脉高压、低氧血症等为特征，临床以疲乏无力、头痛头晕、睡眠差、神经精神功能紊乱为主要表现。头颅CT灌注成像显示，慢性高原病组与正常对照组相比，脑血流平均通过时间（MTT）明显延长，血流达峰时间（TTP）明显延迟。说明慢性高原病患者脑血流流速减慢。脑血流缓慢主要是由红细胞数量增多、HGB浓度增高、HCT升高引起的血液黏度增加所致。由于血液黏度增加，血流流速缓慢，组织灌注特别是微循环灌流受阻，导致脑组织缺血缺氧。因此，慢性高原病患者长期低氧血症，甚至伴有高碳酸血症、酸中毒等均可使脑血流动力学及脑细胞功能障碍。

（二）脑代谢及脑细胞离子通道改变

研究证实，正常人每分钟每百克脑组织血流量在60~80 ml，而慢性高原病患者的血液流变学以"浓、黏、聚、凝"为特点，脑CT灌注显示，患者的脑血流量，特别是灰质脑血流量（30.4 ± 4.8）ml/（100 ml·min）显著低于正常对照组（42.5 ± 3.9）ml/（100 ml·min），脑血流量与HGB浓度呈负相关，提示HGB越高，血流速度越缓慢，可加剧脑灌注不足及脑水肿。慢性缺氧也可影响脑细胞能量代谢，使神经细胞膜上的Na^+-K^+-ATP酶活性下降，Na^+在细胞内无法排除，导致水在细胞内潴留而发生细胞毒性脑水肿。另外，细胞因子分泌、HIF合成所致的信号通路改变及其他一些渗透性介质等也参与脑水肿的发生。

（三）血管通透性

当组织缺氧或缺血时，受伤部位有很多新的血管生长，又称为血管新生。VEGF由巨噬细胞分泌，能促使血管内皮细胞有丝分裂，增加血管通透性，故又称为血管渗透因子。大鼠暴露于6%~9%的低氧气体3 h之后，脑组织VEGF-mRNA开始增加，12 h达到高峰，说明缺氧可促使脑组织中VEGF增高。因此，缺氧引起VEGF对脑毛细血管基底膜的溶解，破坏血管内皮细胞，使细胞间隙扩大，血管通透性增高，致使高原脑水肿的发生。

总之，慢性高原病合并脑功能异常的发病机制可能与低氧血症、氧化应激、脑代谢改变、血液成分改变、脑血管病变、血流动力学改变以及神经调节功能改变等有关。

三、治疗

本病多发生在高原地区，交通及医疗条件较差，因此，如何早期诊断就地进行抢救非常重要。如有条件，应及早转送病情严重者至低海拔地区，治疗原则包括以下几方面。

（1）病人应绝对卧床休息，以降低氧耗。

（2）高浓度、高流量吸氧（4~6 L/min），有条件者可使用高压氧袋或高压氧舱治疗。

（3）药物治疗包括口服乙酰唑胺250 mg，每日3次；地塞米松20~40 mg静脉滴注。降低颅内压，改善脑循环，可静脉滴注20%甘露醇250 ml，每日2次；呋塞米20 mg稀释于25%葡萄糖液20 ml中静脉注射，但特别要注意利尿过度引起的各种并发症。

（4）降温能减少脑血流量，降低脑代谢率，促进受伤细胞功能恢复，可使用体表冰袋、冰帽或冰水灌肠等。

（5）根据病情发展的情况给予对症治疗。

第四节

胃黏膜病变

胃黏膜病变（gastric mucosal lesion，GML）是慢性高原病常见的并发症，患者常出现的胃脘痛、消化不良、厌食、呕吐、腹泻等消化症状，是患者就医的主要原因。慢性高原病患者行剖腹手术常常发现明显增多的血管网和广泛的胃、肠瘀血。研究表明，微血管中血液流动对包括胃肠道黏膜在内的所有组织结构和功能维持具有重要作用。红细胞增多导致微血管血栓形成，胃黏膜缺血可能是慢性高原病诱导GML的原因。采用全身性低氧大鼠的疾病模型表明，低氧将导致胃溃疡[30]。

邓全军等[31]对114例慢性高原病患者行胃镜检查，慢性高原病组胃溃疡（23.7%）、糜烂性胃炎（48.3%）、十二指肠球部溃疡（27.2%）、十二指肠球炎发生率（37.7%）高于正常对照组。郭德忠[32]探讨幽门螺杆菌（helicobacter pylori，Hp）与慢性高原病合并消化性溃疡的临床特点，对5203例病人进行上消化道内镜检查，检出慢性高原病合并消化性溃疡49例（0.94%），其中男性44例、女性5例。Hp检测采用改良cimtnz染色液染色，凡一处阳性者均按阳性统计。结果发现49例慢性高原病患者共查出溃疡71处，溃疡直径大于1.5 cm者28处（39.4%），大于2.0 cm者4处（5.6%），其中胃多发性溃疡占24.5%、十二指肠溃疡占20.4%、复合性溃疡占20.4%、胃角溃疡占16.3%，Hp感染率高达89.9%。慢性高原病合并消化性溃疡男性多于女性，职业以体力劳动患病率高，汉族为主，临床症状除上腹痛外，其他症状不典型，上消化道出血是主要并发症，出血较高的原因与慢性高原病血流流变学及凝血机制具有典型的"浓、黏、聚、凝"特点和组织病理学有关。具有溃疡面大、溃疡深凹苔厚、愈合慢、易复发的临床特征。

高原缺氧使红细胞代偿性增生，血液黏度增加，血流动速度减慢，影响胃黏膜微循环。患者微循环受到影响，胃黏膜供氧失去平衡，酸性代谢物质因无氧代谢而增加，从而导致毛细血管内皮、毛细血管壁受损，毛细血管通透性增加等。胃部供氧不足还可导致胃黏膜供氧不足，降低胃黏膜的屏障功能，引起胃溃疡、胃炎的发生。慢性高原病患者由于红细胞代偿性生成增加，对红细胞的构成物质需求量也随之增加，引起胃泌素分泌增加，胃泌素促使壁细胞胃酸生成量加大，诱发胃黏膜病变和出血[33]。由于胃黏膜代谢障碍，胃黏膜上皮再生能力减弱，形成溃疡面大、溃疡深凹苔厚、愈合慢、易复发、难以治愈的临床特征。

慢性高原病的胃黏膜病理具有特征性改变，胃黏膜结构镜检以固有层血管扩张、瘀血为主，部分血管扭曲变形，不同程度透明变性，黏膜各层有较多的淋巴细胞、嗜酸细胞及浆细胞浸润。胃黏膜病理改变是由长期居住于缺氧环境、血液黏度增高、胃黏膜微循环不能进行有效的物质交换导致的无氧代谢增强、酸性代谢产物和有毒物质大量堆积，直接使毛细血管内皮、血管受损，通透性增加，造成渗出、出血和水肿，高凝状态可导致小血管内血栓形成，致使胃黏膜缺血、糜烂、坏死。由于长期缺氧环境，慢性高原病胃黏膜产生侵袭作用的攻击因子与黏膜自身防御因子之间失去平衡，诱发胃黏膜病变及出血是主要的病理生理基础。熊元治等[34]调查发现，慢性高原病并发胃肠出血主要诱发因素是幽门螺杆菌（Hp）感染与胃黏膜病变，其次为服用非甾体类抗炎药（nonsteroidal anti-inflammatory drugs，NSAIDs）药物，可认为慢性高原病并发胃肠道出血的诱发因素以Hp感染为主导地位，Hp感染与使用NSAIDs药物之间导致胃肠道出血起着相互作用，可增加胃肠道出血的风险，使用NSAIDs药物后消化道出血的风险增加两倍。

一、慢性高原病GML内镜标准

青海省医学会内镜分会经研讨发布慢性高原病GML内镜标准（草案）[35]（见表6-1）。

表 6-1　慢性高原病 GML 内镜标准（草案）

内镜分型	内镜特征	分级标准
慢性高原病浅表性胃炎	黏膜色泽呈暗红、绛红或深红色伴黏膜呈绛红色	I级：黏膜呈深红色，有较多黄白色黏稠分泌物
		II级：黏膜呈绛红色，部分为深红色，黏膜质脆，触之易出血，色泽晦暗
		III级：黏膜呈暗红色，质脆，触之出血，色泽晦暗。黏膜静脉充盈扩张
慢性高原病糜烂性胃炎	糜烂（扁平糜烂、圆形、椭圆形、疣状、卵石样）：黏膜破损，周围黏膜平摊或隆起，四壁黏膜覆有黄白黏液斑	I级：单发或多发≤6处
		II级：多发局部≤6处
		III级：广泛多发≥6处

续表

内镜分型	内镜特征	分级标准
慢性高原病出血性胃炎	黏膜内出血，黏膜内点状、片状出血，不隆起或隆起的暗红、绛红或深红色出血斑点（伴或不伴渗血，新鲜或陈旧）	I级：局部 II级：多部位 III级：弥漫
慢性高原病萎缩性胃炎（按活动期、愈合期、瘢痕期分期）	黏膜萎缩：黏膜呈颗粒状，皱襞变平，血管透见，可有暗灰色肠上皮化生结节	I级：细颗粒，血管部分透见。单发暗灰色肠上皮化生结节 II级：中等颗粒，血管连续均匀透见，多发灰色肠上皮化生结节 III级：粗大颗粒，皱襞消失，血管达层，弥漫暗灰色肠上皮化生结节
慢性高原病胃溃疡病	可单发或多发，以胃底体多见，大小不一，有时同时可见各期溃疡	—

注：1. 胃镜报告中要详细描写内镜下所见。
　　2. 若见到两种以上表现，可将主要诊断写在第一位，次要诊断列在其后，并注明病变部位。
　　3. 多点活检要垂直于黏膜表面，取材达黏膜肌层，可以提高内镜与病理诊断的符合率。
　　4. 关于取材部位、活动性判断、Hp诊断要求仍按2000年消化病学会井冈山分级标准实行。

二、病理学检查

慢性高原病胃黏膜病理检查可见颗粒结构疏松，黏膜固有层小血管丰富，以固有层小血管扩张瘀血为主或有小灶性出血。部分可见微血管栓塞、血管壁增厚、内皮增生，少部分有血管扭曲、变形及不同程度透明性变，纤维结缔组织增生，黏膜全层有较多淋巴细胞，浆细胞及嗜酸细胞浸润，淋巴滤泡形成，但中性白细胞少或无。无浅表上皮细胞坏死脱落（消化性溃疡除外），病例均符合慢性炎症改变。

三、治疗

（1）饮食。宜食易消化、无刺激性食物，少吃过酸、过甜食物及饮料，忌烟酒、浓茶、咖啡，进食细嚼慢咽等。

（2）避免服用损伤胃黏膜的药物，如阿司匹林、吲哚美辛等。

（3）根除Hp治疗。对于慢性胃炎伴胃萎缩、糜烂，消化不良症状，计划长期使用非甾体抗炎药，有胃癌家族史者应给予根除Hp治疗。根除Hp治疗能使部分患者消化不良症状消失，同时减轻炎症程度，减少肠上皮化生的发生或者进展。质子泵抑制剂（PPI）对Hp有较强的抑制作用，提高胃内pH值能明显增强抗菌药物的杀菌活性。

（4）对症治疗。以反酸、腹痛为主要表现，内镜下表现糜烂的病例，可给予抑酸治疗。消化不良，以腹胀、早饱为主，应用促动力药物有助于改善症状。存在胆汁反流可给予中和胆汁的黏膜保护剂如铝碳酸镁等。萎缩性胃炎伴恶性贫血者可给予维生素B_{12}和叶酸。中药及维生素类药物对肠上皮化生可能有益。存在心理因素的可以考虑心理干预。

（5）癌前病变的干预。内镜下治疗是胃癌前病变治疗的重要手段，包括内镜下黏膜切除术、内镜下黏膜剥离术、内镜下高频电切治疗、内镜下氩气刀治疗、内镜下激光治疗、内镜下微波治疗等。长期口服叶酸（每日3次，每次5 mg）可能对预防癌前病变进展有一定积极作用。

（6）出血的治疗。①有休克者，维持生命体征稳定。②局部止血药的使用，用冰水或冰盐水加入去甲肾上腺素反复灌洗胃腔，也可口服，老年人慎用强烈血管收缩剂。③全身用药，H_2受体抑制剂（H_2RA）和PPI可抑制胃酸分泌，如奥美拉唑40 mg，每12 h 1次，静脉滴注或静脉推注，必要时可增加剂量80 mg或8 mg/h静脉泵入，维持使用。PPI止血效果显著优于H_2RA。生长抑素可直接抑制胃酸和胃泌素分泌，促进前列腺素合成，减少胃黏膜血流量。④内镜下止血是快速而有效的手段。

第五节

痛 风

痛风是由人体嘌呤代谢过程失调或尿酸排泄异常而引起的一种晶体性关节炎，严重者会导致肾功能残缺、主要关节残疾。高尿酸血症是引起痛风的主要原因，高尿酸血症可能由两种原因导致：①尿酸产生异常增加。人体中尿酸产生有外源性和内源性两种途径，内源性的尿酸主要来自于核苷酸分解，占体内总含量的80%；外源性的则来自食物，占20%。②尿酸排出异常。尿酸主要经过肾脏排出，过程包括肾小球过滤、重吸收等环节。由尿酸生成的盐是极性分子，穿越肾小管需通过离子通道，迄今发现的离子通道里，阴离子交换器至关重要，能够促进肾小管的重吸收作用，对尿酸排泄量也有影响[36]。

于海涛等[37]研究高原体检人群HGB浓度对UA水平及高尿酸血症患病率的影响，共调查高原人群5644人，发现随着HGB浓度升高，UA水平也进行性升高。慢性高原病患者中，女性高尿酸血症患病率为非慢性高原病的3倍，男性高尿酸血症患病率显著高于女性；非慢性高原病人群中，男性高尿酸血症患病率也显著高于女性。这充分显示了高原人群高尿酸血症患病情况，以及高原缺氧环境所导致的HGB浓度升高对UA水平的不利影响。曹祯吾[38]分析了西藏军区总医院收治的痛风病例，发现其中有56.32%的患者同时患有慢性高原病，

95%以上的痛风患者HGB＞160 g/L；还将收治痛风患者入院月份统计数与2682例慢性高原病患者各月收治人数相比较，结果显示，一年中慢性高原病患者入院多的月份，痛风患者的人数亦多，反之，慢性高原病患者入院少的月份，痛风患者的入院人数亦少，慢性高原病患者伴发的痛风属于继发性痛风范畴。邹恂达等[39]研究慢性高原病继发性痛风45例，认为高原红细胞增多症引起继发性痛风并非罕见，可能是高原缺氧引起的红细胞增生及破坏增多，从而引起UA升高。积极治疗慢性高原病是防治痛风的关键，秋水仙碱能迅速控制急性炎症，保泰松、消炎痛有较好的消炎、止痛作用。应用别嘌呤醇等能使血中尿酸降低，对巩固疗效，防止复发有一定效果。

Jefferson等[40]研究秘鲁海拔4300 m高海拔红细胞增多症、蛋白尿和高尿酸血症之间的关系，高海拔地区红细胞增多患者UA水平显著升高，27例患者中有4例发生痛风。尿酸盐水平与HCT密切相关，与海平面相比，该组尿酸盐产量（24 h尿酸排泄量和尿酸-肌酐比值）增加。血清尿酸盐水平与平均血压相关，尽管红细胞增多组肾功能正常，但蛋白尿普遍明显增加。唐中伟等[41]研究发现，缺氧会导致黄嘌呤氧化酶活性变化，从而引起UA浓度变化，UA浓度与HGB及黄嘌呤氧化酶浓度均成正相关。长期高原缺氧可导致体内乳酸水平增高，竞争性地抑制UA的排泄，从而引起UA水平增高[42]。慢性高原病患者中，血尿酸和HCT水平存在显著的相关性，且明显高于健康人群[43]。

高原环境下导致较平原地区更高的UA水平，可能与以下因素相关：高原环境下红细胞增多，HGB合成与分解速率增加，嘌呤代谢产物尿酸产生增多；低氧使机体ATP代谢障碍，细胞钙离子浓度增高，激活蛋白酶A，不可逆地催化黄嘌呤脱氢酶转化为黄嘌呤氧化酶，使尿酸生成增多；高原缺氧条件导致体内糖酵解增加，乳酸增多竞争性抑制尿酸的排泄；肾小球缺氧改变使肾小球血流量减少，近曲小管分泌部位供血不足影响尿酸分泌，使尿酸排泄减少等[35]。高尿酸血症在高原常见，除缺氧因素外，高原地区UA水平与肥胖、HGB、血脂异常、高血压和肾疾病相关[44]。

临床治疗应达到以下4个目标：①尽快终止急性关节炎发作。②防止关节炎复发。③纠正高尿酸血症，防治尿酸盐沉积于肾脏、关节等部位所引起的并发症。④防止尿酸肾结石形成。

■ 一、急性发作期治疗

急性期治疗的目的是迅速控制急性关节炎症状。急性期应卧床休息，抬高患肢及局部冷敷，局部冷敷有利于减少滑膜渗液量及缓解炎症关节疼痛，一般建议卧床休息至关节疼痛缓解后再逐步恢复活动。急性痛风发病后24 h内，应给予药物治疗，尽早治疗效果更佳；急性发作期，已经使用的降尿酸药可以继续使用。非甾体抗炎药（NSAIDs）、秋水仙碱、糖皮质激素是急性关节炎发作的一线治疗药物，也有专家将糖皮质激素作为二线药物，仅在NSAIDs、秋水仙碱治疗无效或者有禁忌时使用。

二、慢性期及间隙期治疗

慢性痛风治疗以降低UA为主要目的，同时对痛风石及可能并发的肾脏疾病等合并症进行治疗，必要时对痛风石进行外科手术处理以提高患者的生活质量。

（一）一般处理

饮食控制对痛风或高尿酸血症患者非常重要，建议痛风患者应避免进食动物内脏、高果糖饮料和酒，限制肉、海鲜和甜点的摄入，鼓励多食蔬菜、樱桃，以及低脂或无脂奶，可适量饮用咖啡。注意控制体重，保持健康的生活方式，多饮水，保持每日尿量＞2000 ml。严格的饮食控制只能使UA下降1~2 mg/dl，多限制高嘌呤食物，鼓励低嘌呤饮食以综合防治。肥胖患者必须减少热量摄入，同时降低体重，慎用抑制尿酸排泄的药物如利尿剂，避免过度劳累、紧张、受冷、受湿及关节损伤等诱发因素。

（二）降尿酸药物

每年痛风急性发作在两次以上、有痛风石或尿酸盐沉积、有肾结石或肾功能损害为应用降血尿酸药物的指征。用药后如能使UA低于360 μmol/L，常可防止痛风急性发作，消解痛风石形成需降低UA至300 μmol/L以下，减轻肾脏损害。首选抑制尿酸生成的别嘌醇和非布司他，另可选促尿酸排泄药物如氯沙坦、非诺贝特及碱化尿液药物如碳酸氢钠等。

（三）痛风石的治疗

1. 药物治疗

当UA水平维持在300 μmol/L以下时，痛风石会逐渐被溶解，同时需要预防关节及肾损害的发生。

2. 手术治疗

痛风石手术治疗的目的是解除痛风石对关节、组织和神经的压迫，以及去除可能造成进一步损害或破溃后长期不能愈合的痛风石。另外，手术也适用于痛风石过大、影响外观、积极要求手术的患者。手术去除痛风石有利于提高患者的生活质量并改善关节功能。但患者术后仍需接受包括低嘌呤饮食、戒酒、多饮水、多运动、保暖，以及降血尿酸、血压和血脂等在内的综合治疗。

参考文献

[1] 袁莉，郑兴，刘德生，等. 高原红细胞增多症患者凝血功能检测及临床意义 [J]. 陕西医学志，2020，49（5）：623-625.

[2] VILLAFUERTE F C，CÁRDENAS R，MONGE C C. Optimal hemoglobin concentration and high altitude：a theoretical approach for Andean men at rest [J]. Journal of Applied Physiology，2004，96（5）：1581-1588.

[3] 崔建华，王福领，崔宇，等. 高原医学基础与临床 [M]. 北京：人民军医出版社，2012：155-156.

[4] 刘媛. 高原红细胞增多症患者血浆血栓调节蛋白的研究 [D]. 西宁：青海大学，2019.

[5] 郜中平，陈广浩，肖青林，等. 高原红细胞增多症患者血管内皮细胞损伤的研究 [J]. 武警医学，2005，16（4）：278.

[6] 吴天一，张琪，陈秋红，等. 高原红细胞增多症的心血管改变和血气分析 [J]. 军队卫生杂志，1987（3）：31-36.

[7] 孙乃同，贾乃镛，顾明，等. 高原红细胞增多症患者血浆组织因子水平 [J]. 中国病理生理杂志，2006（11）：2197-2206.

[8] 任雨笙，符中明，冯国军，等. 溶栓胶囊对高原红细胞增多症患者凝血纤溶系统的影响 [J]. 高原医学杂志，2003（2）：8-10.

[9] 方靖. 慢性高原病脑部CT表现与血红蛋白含量的对照研究 [J]. 临床医药文献电子杂志，2017，4（61）：11939-11941.

[10] 何明丽. 3TMRI对慢性高原病患者脑结构与认知功能的对照研究 [D]. 西宁：青海大学，2013.

[11] 边惠萍. 高原红细胞增多并发肺动脉栓塞的临床分析 [J]. 高原医学杂志，2008，18（3）：19-20.

[12] 曹成瑛，陈秋红，陈红，等. 高原地区肺动脉血栓栓塞的临床特点及危险因素分析 [J]. 第三军医大学学报，2017，39（4）：390-393.

[13] 邓翠东，李方安，蔡波. 高原地区肺动脉栓塞32列临床分析 [J]. 中国实用医药，2012，7（11）：83-84.

[14] 姚兵，李勇. 高原红细胞增多症合并四肢动脉血栓形成的外科治疗 [J]. 高原医学杂志，2011，21（3）：8-10.

[15] 邹密，刘汉斌，陈彬，等. 高原红细胞增多症合并深静脉血栓形成19例诊治体会 [J]. 西藏科技，2009（12）：52-53.

[16] 张理，昝文明，李国杰. 高原红细胞增多症合并深静脉血栓的临床观察 [J]. 高原医学杂志，2006，16（3）：34-36.

[17] YANAMANDRA U, BODDU R, PRAMANIK S, et al. Prevalence and Clinical Characteristics of Post−Thrombotic Syndrome in High−Altitude‐Induced Deep Vein Thrombosis: Experience of a Single Tertiary Care Center from Real−World Settings [J]. High Altitude Medicine & Biology, 2020, 21（4）: 319−326.

[18] 邹国有. 高原地区肠系膜上静脉血栓形成致肠坏死的诊治分析 [J]. 西藏科技, 2018（2）: 52−55.

[19] 马新福, 张成武, 文英. 对10例高原红细胞增多症合并血栓性肠坏死患者的手术治疗分析 [J]. 高原医学杂志, 2012, 22（4）: 34−36.

[20] 马劲松. 彩色多普勒超声对高原红细胞增多症患者视网膜中央动脉血流动力学的研究 [J]. 中国超声医学杂志, 1999（1）: 3−5.

[21] 杨艳, 王仁爱. 高原红细胞增多症与视网膜静脉阻塞2例报告 [J]. 高原医学杂志, 2010, 20（1）: 24.

[22] 孙新甫. 慢性高原红细胞增多症（二）[J]. 西藏医药杂志, 1996（2）: 1−5.

[23] ATSMA F, VELDHUIZEN I, de KORT W, et al. Hemoglobin Level is Positively Associated with Blood Pressure in a Large Cohort of Healthy Individuals [J]. Hypertension, 2012, 60（4）: 936−941.

[24] 钟海兰, 卢新政, 陈秀梅, 等. 外周血中血红蛋白含量与血压水平的关系 [J]. 中华高血压杂志, 2008, 16（12）: 1111−1114.

[25] 张虎, 汪晓泊, 刘彦民, 等. 高海拔人群外周血中血红蛋白含量与血压水平的相关性研究 [J]. 中日友好医院学报, 2019, 33（3）: 131−134.

[26] CABRALES P, HAN G, NACHARAJU P, et al. Reversal of hemoglobin−induced vasoconstriction with sustained release of nitric oxide [J]. American Journal of Physiology−Heart and Circulatory Physiology, 2011, 300（1）: 49−56.

[27] 仁丹, 白玛央金. 慢性高原红细胞增多症患者的血压分析 [J]. 西藏医药, 2019, 40（5）: 20−21.

[28] 董岩. 单纯舒张期高血压人群的血压转归和影响因素 [D]. 唐山: 华北理工大学, 2015.

[29] 颜春龙, 齐先龙, 马金凤, 等. MRI对慢性高原病患者心脏结构和功能的评价研究 [J]. 医学影像学杂志, 2021, 31（6）: 954−957.

[30] LI K, GESANG L, HE C. Mechanism of apoptosis involved in gastric mucosal lesions in Tibetans with high−altitude polycythemia [J]. Experimental and Therapeutic Medicine, 2017, 14（4）: 3780−3787.

[31] 邓全军, 米玛拉姆, 扎西措姆, 等. 高原红细胞增多症合并消化性溃疡病临床分析 [J]. 中华实用诊断与治疗杂志, 2017, 31（2）: 167−169.

［32］郭德忠. Hp感染与高原红细胞增多症合并消化性溃疡的临床特点分析［J］. 高原医学杂志，2006（1）：10-12.

［33］魏建全，白嵘，李玉华. 上消化道出血合并高原红细胞增多症临床治疗分析［J］. 陕西医学杂志，2016，45（3）：291-293.

［34］熊元治，杨桂英，马颖才，等. 高原红细胞增多症并胃肠出血诱发因素的研究［J］. 高原医学杂志，2006（2）：5-7.

［35］青海省医学会内镜分会. 慢性高原病胃黏膜炎症内镜分型分级标准（草案）［J］. 中国消化内镜，2008，2（12）：55-56.

［36］廖光惠. 痛风的发病机制与治疗研究进展［J］. 中外医学研究，2017，15（8）：161-163.

［37］于海涛，次仁措姆，寒小菊，等. 高原地区体检人群血红蛋白浓度对血尿酸水平的影响［J］. 西藏科技，2018（12）：47-48.

［38］曹祯吾，车惠民，裴澍萱，等. 高原红细胞增多症［M］. 北京：军事医学科学出版社，1996：128.

［39］邹恂达，杨亚美，孙峰. 高原红细胞增多症继发性痛风45例临床分析［J］. 新医学，1983（7）：362-364.

［40］JEFFERSON J A, ESCUDERO E, HURTADO M, et al. Hyperuricemia, hypertension, and proteinuria associated with high-altitude polycythemia［J］. American Journal of Kidney Diseases, 2002, 39（6）：1135-1142.

［41］唐中伟，刘福玉，徐刚，等. 移居高原（4520 m）汉族青年男性高尿酸血症发病特点及遗传易感性研究［J］. 解放军医学杂志，2016，41（10）：859-864.

［42］孙玉萍，姚华，艾木拉江·买买提艾力，等. 汉族和维吾尔族居民血尿酸及高尿酸血症分析［J］. 中国公共卫生，2008（2）：185-187.

［43］解力，谢慎威. 慢性高原病与高原肺动脉高压在心脏超声、血常规与血生化等指标的差异研究［J］. 西南军医，2020，22（4）：322-325.

［44］GONZALES G F, TAPIA V. Increased levels of serum γ-glutamyltransferase and uric acid on metabolic, hepatic and kidney parameters in subjects at high altitudes［J］. J Basic Clin Physiol Pharmacol, 2015, 26（1）：81-87.

第七章
慢性高原病中、藏医诊疗

中医按病因病机理论将慢性高原病的主要证候分析归纳为气虚、阴虚、阳虚及痰、湿、瘀、热等，临床表现属喘证、心悸、头痛、胸痹、眩晕等范畴[1]。慢性高原病藏医称为查培病，认为是"隆""赤巴""培根"，以及血的平衡和功能失调所致，属藏医学"坏血增多"范畴[2]。

从古至今，关于高原环境与人体适应的记载散见于史料中，曾有"瘴、瘴气、烟瘴、药瘴、瘴疠、雪瘴"等称谓，多认为寒冷瘴气为引起高原反应的原因[3]，现代研究表明，慢性高原病发病与海拔高度、居住时间、人种、性别、体质、攀升速度等因素相关，其中暴露于高原低压、缺氧环境为最重要原因。

中华人民共和国成立以来，全国各族人民满怀对祖国的热爱，积极支援、建设高原，高原医疗卫生事业和高原医学得到很大发展。晏鹏程首先提出高原病发病与正气不足关系密切；谢茂森认为"由于高原氧分压低，血氧饱和度低，常人多有气虚症状"；杨素芬则明确指出高原缺氧是重要病因，"致使机体正气不足，而引起全身或某一脏腑功能减退，出现一派气虚的临床表现，所以，气虚与高原适应不全症密切相关"。20世纪80年代，高原"清气不足"概念被明确提出，认为"由于高原气薄，清阳气乏，宗气形成不足，不能助肺以行呼吸，贯心脉，行营血"。陶玉华则提出"高原清气不足（缺氧），肺吸入之清气不足，则宗气形成乏源，而致宗气不足，宗气贯心肺以行呼吸，宗气不足则肺脏失养，而致肺气虚。肺主周身之气而朝百脉，肺气虚则周身之气皆虚"。张选志提出清气不足为高原六淫之一的观点，且认为"高原气少为百病之长"。至此，中医清气不足是高原病的主要病因已形成共识[4]。姜正谦等提出"高原缺氧低气压中医病因多元论"的观点，认为高原缺氧、低气压等对机体的影响不是机械的、呆板的、单一的，而是运动的、变化的、复杂的，应当按不同病种、不同疾病阶段、不同个体确定病因，辨证论治，不能一概以气虚论治[5]。

《素问·上古天真论》云"虚邪贼风，避之有时"，当人体暴露于高原环境时，始终处于低压、缺氧状态，无可避免，为了改善生存状态，机体适应性产生一系列代偿反应，这些代偿反应在适应高原环境的过程中发挥了重要作用，但相应地增加了机体负荷，久居高原，则长期处于虚性代偿状态。"正气存内，邪不可干"，脏腑功能正常之人，能较好地适应高原环境，受环境影响较小，而禀赋不足，或外感时邪，或带病状态，或饮食不节，或劳欲过度，或七情内伤等则导致正气虚损，脏腑功能减弱，机体不能适应高原环境，逐渐发展为慢性高原病。

慢性高原病以正气虚损为主要表现，病机为气、血、阴、阳的虚损。病损部位主要在五脏，高原清气不足，首先导致肺脏气、血、阴、阳的亏损，而由于五脏相关，气血同源，阴阳互根，一脏受病，累及他脏，气虚不能生血，血虚无以生气；气虚则血运无力，出现瘀血；气虚则痰湿易聚，出现痰湿；气虚者，日久阳也渐衰；血虚者，日久阴也不足；阳损日久，累及于阴；阴虚日久，累及于阳。以致病势日渐发展，致病情趋于复杂。正如《素问·缪刺论》云："夫邪之客于形也，必先舍于皮毛，留而不去，入舍于孙脉，留而不去，入舍于络脉，留而不去，入舍于经脉，内连五脏，散于肠胃，阴阳更盛，五脏乃伤，此邪之从皮毛而入，极于五脏之次也。"故本病属本虚标实，以五脏及气血阴阳虚损为本，以瘀血、气滞、痰湿、湿热为标。

第一节

病　因

慢性高原病的发生与地域有密切的关系，通过流行病学调查，本病易发生在海拔3000~5000 m的高原地区，一般以移居者为多，居住时间长者易发病，男性发病率高于女性，重体力劳动者发病率相对较高[6]。

《素问·五常政大论》云："地有高下，气有温凉，高者气寒，下者气热。"从地理环境角度，阐发了地域与气候变化的关系。《伤寒论》曰："土地温凉，高下不同，物性刚柔，飧居亦异，是黄帝具四方之问，岐伯举四治之能，以训后贤，开其未悟者，临床之工宜须两审也。"指出不同地区、不同自然环境对人体均能产生影响而发病。

《素问·五常政大论》云："一州之气，生化寿夭不同，其故何也？岐伯曰：高下之理，地势使然也。"指出各个地方人的寿命与居住的地势关系密切。高原气候相对平原地区恶劣，影响人类生存，现今仍有证据提示人类尚未完全适应高原环境。但有研究也表明，青藏高原海拔2000~3000 m的地区大多为林区、山区，气候变化小，冷暖适中；云雨多，利于避暑；植被较好，空气清新，非常益于人们的身心健康[7]。

■│一、环境致病因素

（一）清气不足

《素问·阴阳应象大论》说："天气通于肺。""天气"是自然界的清阳之气，故称清气，其中就包含人体赖以生存的氧气。海拔越低，空气越密集，海拔越高，空气越稀薄。随海拔升高，气压降低，氧分压也降低，空气含氧量也随之下降，海拔3000 m的空气含氧量为海平面的72%，海拔5000 m的空气含氧量只有海平面的57%[6]。

《素问·阴阳应象大论》云"天不足西北，故西北方阴也……地不满东南，故东南方阳也"，在高原地区居住生活，可出现环境性缺氧，即"清气不足"。肺主呼吸之气，是气体交换的场所，肺赖肃降以吸入天之清气，靠宣发以呼出体内浊气，吐故纳新，实现机体与外界环境之间的气体交换，以维持人体正常的生命活动。

宗气积于胸中，亦称胸气、大气、胸中大气，是以肺从自然界中吸入的清气和脾胃从饮食之物中运化而生成的水谷精气为主要组成部分，相互结合而成。宗气的生成直接关系到一身之气的盛衰。《灵枢·邪客》曰："宗气积于胸中，出于喉咙，以贯心脉，而行呼吸。"宗气一方面上出于肺，循喉咙而走息道，推动呼吸；一方面贯注心脉，推动血行。《读医随笔·气血精神论》曰："宗气者，动气也。凡呼吸、语言、声音，以及肢体运动，筋力强弱者，宗气之功用也。"宗气上走息道，推动肺的呼吸，因此，凡是呼吸、语言、发声皆与宗气有关，宗气充盛则呼吸徐缓而均匀，语言清晰，声音洪亮。反之，呼吸短促微弱，语言不清，发声低微。《灵枢·刺节真邪》载"故厥在于足，宗气不下，脉中之血，凝而留止"，由于宗气助心脉之血气的运行，宗气不足则往往导致血行瘀滞，凝而留止的病理变化。宗气作为后天生成之气，与先天元气相互资助，借三焦为通道，元气自下而上运行，散布于胸中，以助后天之宗气；宗气自上而下分布，蓄积于脐下丹田，以资先天元气，先天与后天之气相合，则成一身之气。由于禀受于父母先天之精是有限的，其化生的元气也是一定的，因而一身之气盛衰主要取决于宗气生成，而宗气的生成又取决于脾、肺两脏功能是否正常及饮食营养是否充足。因此，一身之气不足，即所谓气虚，在先天主要责之肾，在后天主要责之脾、肺。

高原地区海拔高，空气稀薄，氧气含量不足，肺从自然界吸入的清气不足，首先影响宗气生成，导致人体之宗气不足，《医权初编》曰"人之生死，全赖乎气。气聚则生，气壮则康，气衰则弱，气散则死"，气虚发病率随海拔升高、移居高原时间增长而上升，提示外环境缺氧因素对高原地区气虚发生的影响非常突出[8]，因此，慢性高原病患者易出现气虚及瘀血表现，如气短、乏力、心悸、口唇色紫，皮肤色泽黯滞，舌质发暗等。

（二）高原气候与外感六淫

中医认为人和自然界共同构成了一个统一的整体，人的生、长、壮、老、已与所处大自然密切相关，自然界的种种变化，都会影响人体的生命活动。即《素问·六节脏象论》云："天食人以五气，地食人以五味，五气入鼻，藏于心肺，上使五色修明，音声能彰。五味入口，藏于肠胃，味有所藏，以养五气，气和而生，津液相成，神乃自生。"《素问·宝命全形论》云："人以天地之气生，四时之法成。"即《灵枢·岁露论》所载"人与天地相参也，与日月相应也"之理。世居或移居高原地区的居民受高原之水土、气候影响，机体的生理、病理必然有异于其他地区。

中医把一年之中季节性气候特点归纳和排列为风、寒、暑、湿、燥、火六气，随时令变化的六气，为自然界万物的生长变化提供了必要条件。而疾病发生也往往与气候的变化有关，一般情况下，人体对各种气候变化具有一定的适应能力，气候因素不会使人致病，但当气候变化异常，非其时而有其气，尤其六气的太过或不及，常是导致疾病发生的重要原因。于是把异常的六气称为六淫，但临床又不单拘泥于气候因素，六淫的临床表现实际上包含了致病因素、体质、病种等的综合作用，气候条件是发病的重要条件之一。

1. 风

《素问·异法方宜论》云："西方者，金玉之域，沙石之处，天地之所收引也。其民陵居而多风，水土刚强。"林亿等新校正云："大抵西方地高，民居高陵，故多风者。""风胜湿"，陵居而多风，气候则干燥。我国西部高原地区，特别是青藏高原，水硬地坚，气候寒冷，风多而干燥。随着海拔高度升高，气流速度也增大，高原地区一般风速年平均在2~3 m/s，最大达34 m/s。冬春季多大风，有的地区几乎每日必风，常夹带沙粒。大风常起于午后，至傍晚始停。强风有降低大气温度、加速机体水分蒸发的作用，加重寒冷程度，随着风速增大，皮肤表面温度也随之下降，故风与寒冷有密切关系。凡具有其性开泄、善动不居特点的外邪即为风邪。风邪侵犯人体多从皮毛而入，是六淫中最主要的致病因素，常为寒、湿、燥、火（热）等邪的先导，故为"六淫之首"。风邪的致病特点如下。

（1）风为阳邪，其性开泄，易袭阳位。风性轻扬、向上、向外、升散，风邪侵犯机体可致机体腠理疏泄开张，表现为汗出恶风之症。如《素问·风论》曰："风气藏于肌肤之间，内不得通，外不得泄。腠理开则洒然寒，闭则热而闷。"从病位而言，风邪多侵犯人体的上部、肌表、肺、腰背等阳位，故常出现头痛、眩晕、鼻塞、流涕、肩背上肢疼痛、皮肤瘙痒等症状，故《素问·太阴阳明论》说："伤于风者，上先受之。"

（2）风性善行而数变。风邪具有行无定处、病位游移的特点。《素问·风论》说："风者，善行而数变。""善行"指风邪致病的病位游移不定，易导致四肢关节疼痛，即为"行痹"，故《素问·痹论》曰："其风气胜者为行痹。""数变"是指风邪致病具有发病急、变化快的特点，如风疹具有瘙痒时作，疹块发无定处，此起彼伏，时隐时现等特征，如《金匮要略·中风历节病脉证并治》说："邪气中经，则身痒而瘾疹。"

（3）风为百病之长。其一，风邪最易中人，《素问·风论》说："风者，百病之长也，至气变化，乃为他病也。无常方，然致有风气也。"其二，风邪最易兼他邪合而伤人，如《临证指南医案·卷五》说："盖六气之中，惟风能全兼五气，如兼寒曰风寒，兼暑曰暑风，兼湿曰风湿，兼燥曰风燥，兼火曰风火，盖因风能鼓荡此五气而伤人，故曰百病之长也。其余五气，则不能互相全兼"。《温病条辨·卷四》说"风者，六气之帅也，诸病之领袖也"。所以风邪常为外邪致病的先导。

（4）风性主动。风邪具有善动不居的特点，风邪入侵，常表现为眩晕、震颤、四肢抽搐、角弓反张、两目上视等。所以，《素问·阴阳应象大论》说："风胜则动。"

2. 寒

《素问·五常政大论》云："地有高下，气有温凉，高者气寒，下者气热。"阐明地理位置高者如高原、高山，气候寒凉，地理位置低下者如凹地、盆地，气候温热。青藏高原是全国年平均温度最低的地区，海拔越高，气温越低，平均而言，海拔每上升150 m，气温下降1℃。日温差可在15~30℃，冬季寒冷漫长，夏季短而凉爽，故有"年无炎夏，日有四季""早上冰，中午晒，午后风，夜间寒"等说法，寒冷对人体的影响是诱发或加重急、慢性高原病或其他疾病（如感冒、支气管炎、哮喘、冻伤等）的重要因素。由于气温低且多变，如不注意防寒保暖，极易发生上呼吸道感染和冻伤等疾病。由于气温低，机体的触觉与痛觉迟钝，末梢血管处于收缩状态，因而肢体末端常因循环不良，发生冻疮及指甲凹陷症。凡具有寒冷、凝滞收引等特性的外邪称为寒邪。寒邪的致病特点如下。

（1）寒为阴邪，易伤阳气。《素问·阴阳应象大论》曰："阴胜则阳病……阴盛则寒。"故寒邪属于阴邪，感受寒邪，最易损伤阳气。如《伤寒论》中的太阳伤寒表实证，寒邪侵袭肌表，卫阳被遏，出现恶寒、发热、脉浮紧等；太阴病，寒邪直中太阴，损伤脾阳，则出现脘腹冷痛，呕吐泄泻等；少阴寒化证，寒邪直中少阴，心肾阳气受损，则出现恶寒蜷卧，手足厥冷，下利清谷，小便清长，精神萎靡，脉微细等。

（2）寒性凝滞而主痛。寒邪侵袭易使人体气血津液运行迟缓，凝滞阻塞而不通，"不通则痛"，因此，寒邪易引起"痛痹"。《难经·二十二难》曰："血得温则行，得寒则凝。"《素问·举痛论》说："寒气入经而稽迟，泣（涩）而不行，客于脉外则血少，客于脉中则气不通，故卒然而痛。"《素问·痹论》云："寒气胜者为痛痹。"寒性凝滞引起疼痛的特点是遇寒加重，得热痛减。

（3）寒性收引。寒邪侵犯人体可使机体的气机收敛，腠理闭塞，经络筋脉收缩而挛急。《素问·举痛论》说："寒则气收""寒气客于脉外则脉寒，脉寒则缩蜷，缩蜷则绌急，绌急则外引小络，故卒然而痛。"临床有两种表现形式，一是寒邪侵犯肌表，可致腠理闭塞，汗孔闭合，出现发热恶寒，无汗等症状，故《灵枢·岁露》云："寒则皮肤急而腠理闭"；二是寒邪侵犯经络，引起筋脉收缩挛急，气血不通，见关节挛急疼痛，屈伸不利等症状，故《景岳全书·卷七·初诊伤寒法》中说："凡病伤寒者，初必发热，憎寒，无汗，以邪闭皮毛，病在卫也；渐至筋脉拘急，头背骨节疼痛，以邪入经络，病在营也。"

3. 燥

随着海拔的升高，大气中水蒸气减少，空气干燥、湿度降低。正如清代医家石芾南所说，"西北地高，燥气胜""西北之风，燥而寒也"。如以海平面空气中水蒸气的绝对含量作为100%，在海拔3000 m的高原上，空气中水蒸气含量仅为20%，不及海平面的1/3，而海拔6000 m时，只有海平面的5%，气候非常干燥。由于高原地区相对湿度较平原地区低，正常情况下，干燥、大风易使体表及呼吸道散失水分，尤以劳动、剧烈运动时更甚。水分蒸发促使人的体液丧失，如果体液丧失过多，可出现脱水症状，致使呼吸道黏膜和全身皮肤干燥，造成黏膜干燥、皲裂，如嘴唇干裂、鼻出血、咽炎，严重的出现皮肤皲裂，冬季尤为明显。燥邪的性质及致病特点如下。

（1）燥性干涩，易伤津液。《素问·阴阳应象大论》曰："燥胜则干。"燥邪为病，易出现伤津干涩症状，如口咽干燥，口渴，皮肤干燥，甚则皮肤皲裂，毛发不荣，小便短少，大便干结等。故《素问玄机原病式·燥类》说："物润泽滑泽，干泽滞涩，燥湿相反故也。"

（2）燥易伤肺。肺为娇脏，喜润恶燥，"天气通于肺"，肺开窍于鼻，外合皮毛，故燥邪可从口鼻及皮肤侵入人体，劫伤肺津，影响肺的宣发与肃降，出现干咳，或痰少黏难咳，甚则咳出血丝痰、胸痛喘逆等。肺与大肠相表里，燥邪伤肺津液，可导致肠燥大便干结。

4. 热

高原地区日照时间长，太阳辐射强。《素问·阴阳应象大论》说："阳胜则热。"《易经》曰："燥万物者，莫熯乎火。"日照强度随海拔的升高而增加，由于高原地区大气层薄，对辐射线吸收减少，强度大，其中日照中紫外线增强，300 μm的紫外线强度在海拔4000 m的高原较海平面增加2.5倍[7]，同时，辐射夏天比冬天强，晴天比阴天强，雪地比非雪地强，一日之中，午时最强。高原居民由于长期接触强辐射的太阳照射，因而皮肤发红，血管扩张，长久充血可导致色素沉着，以面颊部最为明显。热邪的性质及致病特点如下。

（1）热易化火上炎。《素问·阴阳应象大论》说："阳胜则热。"故热为阳邪。火为热之极，故热盛易化火上炎，临床表现为发热、恶热、心烦、口渴、汗出等阳热亢盛的症状。若热盛化火，火性炎上，又可见面红目赤、舌红，或口舌生疮、牙龈肿痛等，故《素问·至真要大论》曰："诸逆冲上，皆属于火。"若火热扰乱心神，还可见心烦、失眠、狂躁妄动，神昏谵语等，故《素问·至真要大论》曰："诸燥狂越，皆属于火。"

（2）热易伤津耗气。阳热亢盛，迫津外泄，常见大汗出，并见口干渴、小便短赤等津液耗伤的症状，故《素问·举痛论》曰："炅则腠理开，荣卫通，汗大泄，故气泄矣。"气依附津液而存，故汗多则气随汗泄。《素问·阴阳应象大论》曰："壮火食气，气食少火，少火生气。"说明正常的生理之火（少火）能够生气，而过亢的壮火则耗伤人体元气。故感受火热病邪，除发热、汗出之外，又常见神疲乏力、少气等气虚症状。

（3）热盛可生风动血。生风是指热邪侵犯人体易引起肝风内动，热邪引起的肝风内动,又称热极生风。机理有两点:一是热邪耗伤津液,使筋脉失养,而出现手足颤动;二是热盛易助阳,使肝阳升动不止,阳气升动无制则化风。"动血"是指热邪为病,易引起各种出血的病症,如吐血、便血、皮肤发斑等,其机理也有两点:一是热邪使血行加快,迫使血液妄行横溢,容易导致出血;二是热邪可灼伤血络,使血出脉外。

(4)热邪夹毒,易致肿疡。夹毒的热邪侵入血分,聚于局部,可发为肿疡。《灵枢·痈疽》曰:"大热不止,热胜则肉腐,肉腐则为脓,故名曰痈。"《医宗金鉴·痈疽总论歌》曰:"痈疽原是火毒生。"临床上见疮疡,局部红肿热痛,久则化脓,常伴发热、心烦、口渴等。

5. 暑

暑邪致病有明显的季节性,《素问·热论》说:"先夏至日者为病温,后夏至日者为病暑。"故暑邪致病主要发生在夏至以后,立秋之前。《时病论·卷四》曰:"其时天暑地热,人在其中,感之皆称暑病。"暑病只有外感,没有内生。高原地区夏季气候偏于凉爽,由于日照强度大,人在其中,亦有得之者,但发病者远较平原少。暑邪是火热之邪的一部分,是在夏季常出现的致病邪气。暑邪致病根据轻重分为伤暑和中暑。暑邪的致病特点如下。

(1)暑性炎热。暑邪伤人多出现阳热亢盛的一系列临床症状,如高热、面赤、心烦、汗出、脉洪大等。《医学心悟·卷三》中说:"大抵暑证辨法,以自汗、口渴、烦心、溺赤、身热、脉虚为的。然有伤暑、中暑、暑闭之不同。伤暑者,感之轻者也,其症烦热口渴……中暑者,感之重者也,其症汗大泄,昏闷不醒,或烦心、喘喝、妄言也";"闭暑者,内伏暑气,而外为风寒闭之也,其头痛、身痛、发热恶寒者,风寒也;口渴、烦心者,暑也。"

(2)暑性升散,易伤津液。故暑邪侵入人体,使腠理开泄而多汗,汗多则易伤津耗液,则见口渴喜饮、尿短赤等,《温热经纬·卷四》引《薛生白湿热病篇》,说:"暑月热伤元气,气短倦怠,口渴多汗。"汗多则气随汗泄,导致气虚,见气短、乏力、体倦等症,《素问·举痛论》曰:"炅则腠理开,荣卫通,汗大泄,故气泄矣。"

(3)暑多夹湿。因夏季气候炎热,且多雨,故常见暑湿相兼为病。另外,内湿素盛之人,最易中暑,而成暑湿相合证,如《医门法律·风湿论》曰:"体中多湿之人最易中暑,两相感召故也。外暑蒸动内湿,两气交通,因而中暑。"临床表现除有暑热症状外,尚有湿阻之症,主要表现为身热不扬、烦渴、身重倦怠、胸闷、呕恶、大便溏泄、小便短赤、舌苔厚腻等。

6. 湿

长夏是高原多雨之季,为一年中湿气最盛的时节,湿热熏蒸,人体易感受湿邪,青藏高原降水量分布地区差异显著,降水高度集中,日数多,强度小,降水集中在6~9月(约占全年的90%），且夜雨多[7]。高山地区降雪和积雪多，平地及河谷降雨多，涉雨时节，气候湿冷。涉水淋雨，水上作业，或长期在潮湿环境中工作，或汗出衣里，受湿渐渍等，均可感受湿邪而为病。湿邪的性质及致病特点如下。

（1）湿为阴邪，损伤阳气。湿性类水，故其性属阴。"阴胜则阳病"，湿喜归脾，故湿邪易伤脾阳，湿困脾阳，影响脾胃功能，出现胃纳呆滞、脘腹痞闷、胀痛、泄泻、神倦、四肢困重、口不渴，或小便不利、水肿等。故《素问·六元正纪大论》曰："湿胜则濡泻，甚则水闭胕肿。"

（2）湿性重浊。感受湿邪，湿邪阻滞、清阳不升、湿浊不降等，常出现头重如裹、周身困重、四肢酸重等症，如《素问·生气通天论》曰："因于湿，首如裹。"湿邪为病，临床上常出现排泄和分泌物秽浊不清等特点。如湿浊在上，则见面垢眵多；湿阻中焦，则见大便溏泄不爽，或下痢脓血黏液；湿浊下注，则见小便浑浊，妇女黄白带下；湿邪浸淫肌肤，则见肌肤湿疹等。

（3）湿性黏滞，阻滞气机。湿性黏滞，主要表现：其一，临床症状有黏腻阻滞的表现，如便溏黏滞不爽，小便滞涩，妇女带下黏滞等。其二，湿邪致病，常病程长，缠绵难愈或反复，如湿温病、湿疹、湿痹等。阻滞气机，指临床上常见的气机阻滞，运行不畅现象，如湿阻清阳，则"首如裹"；湿阻上焦，见胸闷；湿阻中焦，则见脘腹胀闷，吐泄等；湿阻下焦，则见下腹胀痛、里急后重或小腹胀痛，小便涩痛等。

（4）湿性趋下。湿与水同类，故湿邪亦有趋下、下注的特点。《素问·太阴阳明论》曰："伤于湿者，下先受之。"湿邪致病，病症多见于下部，如泄泻、下痢、下肢浮肿等。

（5）湿多夹热。湿为长夏主气，夏秋之交，雨湿较甚，天暑下逼，地湿上蒸，常由湿热病邪外感引起湿温（热）病。《薛生白湿热病篇》曰："湿热证，始恶寒，后但热不寒，汗出，胸痞，舌白，口渴不引饮。"临床表现或湿重于热，或热重于湿，或湿热并重，兼具湿邪和温热病邪的性质及致病特点。

二、个体致病因素

（一）七情内伤

七情是指喜、怒、忧、思、悲、恐、惊7种情志变化，即人的7种情感。适度的情绪反应，为人之常性，属生理范畴；七情过度，即刺激的强度和时间超过机体生理调节范围，则成为病因，可使人致病。由于七情致病，先自脏腑郁发，外形于肢体，故称为七情内伤。情志过度是内伤病的主要致病因素之一。

人的情志活动是以脏腑气血阴阳为物质基础，以心神为主导的。《素问·天元纪大论》曰："人有五脏化五气，以生喜怒思忧恐。"《素问·阴阳应象大论》曰，肝"在志为怒"，心"在志为喜"，脾"在志为思"，肺"在志为忧"，肾"在志为恐"，只有五脏的精气和生理功能正常，人的神志和情志活动才能正常。

由于人们对高原缺乏认识，或者受错误宣传影响，存在对高原反应的恐惧心理，进入高原后，由于自身轻微反应症状，或受他人暗示，往往导致高原反应症状加重，增加了高原反应的发生率。当外部的不良刺激超过了人体心理承受和调节能力时，就形成了七情内伤，其承受能力因人而异。外界不良刺激有许多方面，如气候环境恶劣、社会动荡、工作条件和环境差、家庭突变、人际关系紧张等，均会产生各种不良情绪，导致身心受伤而致病。心理承受和调节能力与个体脏腑气血阴阳、心理特征及身体素质密切相关。如《素问·调经论》曰："血有余则怒，不足则恐。"在临床上，肝气郁结的病人常表现为抑郁不乐，而肝郁化火则常心烦易怒。

七情直接伤及内脏。《素问·阴阳应象大论》曰，"怒伤肝""喜伤心""思伤脾""忧伤肺""恐伤肾""惊伤心胆"。《济生方·惊悸怔忡健忘门》曰："夫惊悸者，心虚胆怯之所致也。"《三因极一病证方论·卷七》曰："惊伤胆者，神无所归，虑无不定。"情志所伤的病证，以心、肝、脾3脏和气血失调为多见，尚可影响气机，还可导致湿、食、痰诸郁为病。如《素问·举痛论》云："怒则气上，喜则气缓，悲则气消，恐则气下……惊则气乱……思则气结。"又如《三因极一病证方论·七气叙论》曰："喜伤心，其气散；怒伤肝，其气出；忧伤肺，其气聚；思伤脾，其气结；悲伤心胞，其气急；恐伤肾，其气怯；惊伤胆，其气乱。虽七诊自殊，无逾于气。"七情波动可使病情加重，或迅速恶化，如有长期移居高原者因严重精神创伤，而突然发生急性高原肺水肿的例子。

（二）饮食

良好的饮食习惯是健康的重要保证。《素问·上古天真论》云，"饮食有节，起居有常，不妄作劳，故能形与神俱，而尽终其天年"，"逆于生乐"。不良的饮食习惯，即不良的生活方式，是内科疾病发病的重要因素。例如，嗜食肥甘厚味，加上贪逸少动，容易发生胸痹心痛病；不吃早餐，或长时间紧张工作，就容易发生胆胀、胃脘痛；性生活不节或不洁，可导致阳痿、早泄；长期吸烟与肺癌发病有关等。

饮食虽然是生存和保持健康的必要条件，但要有一定的规律和节制，饥饱适宜，饮食卫生，食物搭配合理，不宜偏嗜，否则可形成饮食伤，如《素问·生气通天论》云："高粱之变，足生大丁。"

高原低温气候特点和独特的地理环境形成了高原人民独特的饮食习惯，多以高热量、高蛋白、高脂肪为主，如吃糌粑时，大部分先把酥油茶倒入碗中，加青稞面，用大拇指扣住碗沿，其余四指不停转动、搅匀，直到能捏成团为止。这种食物中脂肪含量达80%~90%，并含有不少的维生素A，藏医学认为酥油可使人精力充沛，增加热量，润泽气色[9]。虽然这种饮食习惯与现代推荐的健康平衡膳食模式相悖，但研究表明，喜马拉雅地区的高原世居者及我国藏族人血脂水平均低于低海拔地区人群[10]，原因可能与研究对象为藏区牧民有关，其生活方式传统，活动量大，平素亦进食其他有益食物。

高原地区人民亦偏嗜烟酒，肥甘厚腻，多盐饮食。酒为水谷之精，少饮可宣通血脉，舒筋活络，但饮酒过度，可使人致病。酒可损伤脾胃，酿成内湿、内热，或湿热内盛，亦有饮酒过多而致内热壅蒸，灼伤胃络，热迫血逆，而为吐血。嗜食肥甘厚腻，可以产生内热、脘腹胀满，或发生疔疮、消渴、中风等病，如《素问·通评虚实论》云："消瘅仆击，偏枯痿厥，气满发逆，肥贵人则高粱之疾也。"五味即酸、苦、甘、辛、咸，若长期偏嗜其中一味，可使人的脏腑功能偏盛，久而损伤内脏，发生病变。如《素问·生气通天论》云："味过于酸，肝气以津，脾气乃绝；味过于咸，大骨气劳，短肌，心气抑；味过于甘，心气喘满，色黑，肾气不衡；味过于苦，脾气不濡，胃气乃厚；味过于辛，筋脉沮弛，精神乃央。"《素问·五脏生成篇》曰："多食咸，则脉凝泣而变色；多食苦，则皮槁而毛拔；多食辛则筋急而爪枯；多食酸，则肉胝胸而唇揭；多食甘，则骨痛而发落。"

（三）劳逸

劳逸所伤，是指过劳、过逸致病。劳伤指过度劳累，积劳成疾；逸伤指过度安逸而生病。人体需要适当的劳动或运动，以助气血流通，增强体质；亦需要适当休息，以消除疲劳，恢复体力和脑力。劳逸均要适度，才有利于健康。过劳、过逸均可导致疾病的发生。

高原急性缺氧和慢性缺氧都能使体力或脑力劳动能力下降，在同一海拔高度，轻、中、重、很重体力劳动强度的人患病率分别是1.86%、2.43%、3.67%、5.78%，说明在高原地区体力劳动的强度与慢性高原病的发生有着密切的关系，临床上也曾多次遇到由于劳动强度减轻而自愈的患者[11]。在平原地区进行体力活动时，动脉血氧饱和度虽有变化，但改变数值甚小，说明机体可以通过增强心肺功能，摄取较多的氧气，保持动脉血氧饱和度在一定的水平，不致使机体产生缺氧症状。在高原地区进行重体力活动时，因为肺对氧的弥散功能受到限制，而使动脉血氧饱和度显著下降，继而产生机体缺氧症状。在高原从事体力劳动时，可能由于供氧不足，而使心脏工作能力受到限制，不能长时间连续地适应如此负荷强度的体力劳动，从而使劳动能力降低。另有研究表明，随着海拔高度的增加，记忆力减退也随之加重，在高海拔，脑力活动能力下降，常出现脑力疲乏、计算错误发生率高、智力减退等。

■ 三、高原体质特征

中医学把个体在形态结构、代谢和生理功能等方面相对稳定的特性称为体质。《灵枢·五变》曰，"肉不坚，腠理疏，则善病风……五脏皆柔软者，善病消瘅"，"小骨弱肉者，善病寒热"。体质不但表现为生理状态下机体对外界刺激的反应和适应上的某些差异性，而且是机体发病的内在因素，表现为结构功能、代谢，以及对外界刺激反应等方面的个体差异性。清代医家章虚谷指出"六气之邪……随人身之阴阳变化而为病"。《医宗金鉴》亦云："人感邪气虽一，因其形脏不同，或从寒化，或从热化，或从虚化，或从实化，故多端不齐也。"临床常见同一种致病因素作用于不同的体质，发病也不同，故体质对某些病因和疾病的易感性，以及疾病传变转归中的某种倾向性，决定着某些疾病的证候类型。

《素问·三部九候论》云："必先度其形之肥瘦，以调其气之虚实，实则泻之，虚则补之。必先去其血脉而后调之，无问其病，以平为期。"这是体质调控思想的最早体现。后世医家在《黄帝内经》基础上，又有所发展。《医门棒喝》曰："治疗之要，首当察人体质之阴阳强弱，而后方能调之使安。"进一步论述了体质调控思想。而张介宾《景岳全书》中"当辨因人因证之别。盖人者，本也；证者，标也。证随人见，成败所由。故因人为先，因证次之"的思想，不但进一步指出了辨证论治和体质调控的区别，更是阐明了"故因人为先，因证次之"的体质调控优先论。《临证指南医案》中也强调："凡论疾先论体质，形色，脉象，以病乃外加于身也。"

据流行病学调查，在高原地区，BMI与血红蛋白浓度呈正比，体重越重越容易患慢性高原病。《医学源流论·五方异治论》指出："人禀天地之气以生，故其气随地不同，西北之人气深而厚……东南之人气浮而薄。"现代研究表明，北方人群的阳虚体质比例高于南方，青藏高原痰湿体质明显高于长江中下游地区。《医学阶梯》曰："善疗疾病者，必先别方土。方土分别，远迩高卑，而疾之盛衰、人之强弱因之矣。"另有多中心调查研究显示，慢性高原病患者气虚质占22.5%，阳虚质占17.2%，阴虚质占11.3%，瘀血质占13.3%，痰湿质占8.5%，湿热质占6.2%，气郁质占4.3%，特禀质占9.5%，平和质占7.2%[12]。

高原地区海拔高，空气稀薄，氧气不足，呼吸中清气不足，首先影响宗气，宗气对呼吸运动和血液循行具有推动作用，《灵枢·邪客》曰："宗气积于胸中，出于喉咙，以贯心脉而行呼吸焉。"说明宗气具有助肺以行呼吸和贯心脉以行营血的作用。当宗气不足时，就可导致血液运行不畅，血脉凝滞，形成瘀血。故《灵枢·刺节真邪》曰："宗气不下，脉中之血，凝而留止。"宗气不足，则出现肺气虚弱及血行瘀滞，世代久居者，必导致人体与之相适应的变化，出现体质改变，如居民易出现胸闷气短，动则喘息，口唇色紫，皮肤暗滞，舌质发紫等。即体质九分法中之"气虚质""瘀血质"[13]，气虚日久，亦会出现阳虚体质。

高原气候干燥，易伤津耗液，肺居胸中，上通咽喉，开窍于鼻，通调水道，输精于皮毛，肺为娇脏，喜润恶燥，长期受高原环境影响，津液亏虚，常表现为口燥咽干、鼻唇干燥、皮肤脱屑、大便干燥、小便短少、月经量少等。阴液久亏、血脉不充，血液黏滞，导致血液运行不畅，而成阴虚血瘀之证。高原气燥在慢性高原病阴亏方面起重要作用，往往易形成阴虚体质与瘀血体质。

高原地区冬季寒冷漫长，终年偏寒冷。《素问·阴阳应象大论》曰："阴胜则阳病……阴盛则寒。"故寒邪属于阴邪，感受寒邪，最易损伤阳气，居住在此地的人容易感受寒邪。《素问·离合真邪论》曰："寒则血凝泣。"《素问·举痛论》也说："寒气入经则稽迟，泣而不行……"寒性收引凝滞，可使血脉收引、阻滞不通，气血运行不畅，形成"气滞证""血瘀证"。高原久居者易出现阳虚质、气郁质或瘀血质的表现。

此外，高原地区居民喜饮熬茶（咸），嗜食牛羊肉、牛羊乳及相关制品，如酥油等，且喜饮烈酒。久食肥甘厚腻加之醇酒为浆则多致热盛，痰湿中生，湿热内蕴，往往导致体质偏于阳盛、痰湿、湿热、阴虚等变化，容易出现腻滞质（形体肥胖，身重如裹，舌苔多腻，好饮酒）、燥红质（形体瘦弱，口燥咽干，内热便秘，阳举遗精，五心烦热，耳鸣，舌苔少）、痰湿质、湿热质等[13]。吴天一等[14]调查证明了体型肥胖的人群，以及既往有低通气及对低氧通气缺乏呼吸易感性的人群易患慢性高原病，调查显示，肥胖人群中阳虚和痰湿体质比例偏高，而既往有低通气及对低氧通气缺乏呼吸易感性的人群中往往气虚的体质证象表现较多一些。

由于男女在遗传性征、身体形态、脏腑结构等方面的差别，相应的生理功能、心理特征也不同，因此，体质上存在着性别差异。男子多用气，故气常不足，女子多用血，故血常不足，男子病多在气分，女子病多在血分。慢性高原病男性患病率明显高于女性，原因多为男性吸烟人数多于女性，在高原缺氧环境中吸烟更易造成红细胞增多，男性睡眠质量比女性差，易发生夜间低氧血症；女性因月经期失血，能防止红细胞过度增多[15]。

有学者认为，慢性高原病患病率随年龄增高逐渐增加；另有学者则认为，慢性高原病与年龄无相关性；也有学者认为，该病以青壮年居多，原因可能为青壮年劳动量大，更易出现缺氧[11]。人的个体生命存在于生、长、壮、老、已的发展变化过程中，处在不同阶段的人，内脏功能活动和气血阴阳盛衰是存在差异的，因而形成了不同的体质。小儿生机勃勃，蒸蒸日上，体质呈渐趋加强之势；老年人内脏功能活动衰退，体质必然日趋下降。随着年龄的递增，正常型体质越来越少，异常型体质越来越多，同时，老年人的异常体质不似青年人那样单纯，多表现为以一种体质为主，兼夹其他体质。

第二节

病机及诊断

慢性高原病是由于高原清气不足，长期影响人体，以致人体宗气生成不足；加之高原六淫邪气侵袭、七情内伤、饮食、劳逸等造成正气虚损，导致气血津液运行敷布障碍，形成痰饮、瘀血等病理产物；继而为害，导致五脏功能失调，气血阴阳亏虚。

高原缺氧环境是慢性高原病的根本病因，缺氧导致机体能量代谢及能量物质的缺乏是基本病理基础，发病及病情严重程度与海拔高度、居住年限、性别、体质、人种等因素有关。病位上，海拔越高与心、肺的关系越密切，累及肝、脾、肾；病性上，该病本虚标实，虚实夹杂，多具有兼夹血瘀证的特点。由于受高原地区气候因素及饮食习惯等的影响，亦可兼夹气滞、痰湿、湿热或阴津不足[16]，气虚日久可进展为阳虚，气虚血瘀是本病的关键病机。

一、诊断

（一）发病特点

可见于海拔2500 m以上及居住6月以上所有人群，主要影响呼吸及心脑血管系统，病程较长，病情发展缓慢，海拔越高、居住时间越长，越易发病，病情也越重。

（二）临床表现

本病以血红蛋白明显升高，并出现发绀、气喘、心悸、头痛、失眠、耳鸣、感觉异常、黏膜充血等症为主要临床表现，可兼见头昏、精神不振、胸闷、乏力、听力下降、视物模糊、健忘、水肿、纳差、月经失调、手心热、指甲凹陷、皮肤干燥、肌肤甲错、脱发等。

二、鉴别诊断

（一）喘证鉴别

喘即气喘、喘息，以气息迫急为其主要临床表现，可见呼吸困难，甚至张口抬肩、鼻翼煽动、不能平卧，严重者每致喘脱，当喘成为这些疾病某一阶段的主证时，即称作喘证。发病主要表现为呼吸困难。实喘病势急骤，声粗息高，甚则张口抬肩；虚喘病势徐缓，慌张急促，呼多吸少，动则加剧。喘脱则不仅喘逆剧甚，端坐不能平卧，还见烦躁不安、面青唇紫、汗出如珠、肢冷、脉浮大无根，或模糊不清，为肺气欲绝、心肾阳衰危象。

与哮病相鉴别。喘证是一个临床症状，可见于多种急、慢性疾病过程中；哮病是一个独立的疾病，哮必兼喘，故称哮喘，以反复发作、喉间哮鸣有声的特点而区别于喘证。

与短气相鉴别。短气即呼吸微弱而浅促，状若不能接续，似喘而无声，亦不抬肩，坐而喜伏。但喘证有时为短气之渐，既有区别又有联系。

喘脱是许多严重疾病并发的危急重症，如呼吸衰竭、急性呼吸窘迫综合征及部分充血性心力衰竭等疾病，可出现气息喘促、张口抬肩、唇面青紫、痰壅咳逆、神昏厥逆等症，甚则危及生命。

（二）心悸鉴别

心悸包括惊悸、怔忡，是指因气血阴阳亏虚，痰饮瘀血阻滞导致心失所养、心脉不畅，以发作时患者自觉心中急剧跳动、惊慌不安、不能自主为主要表现的一种病证，常伴有气短、胸闷，甚则眩晕、喘促，脉象或迟或数，或节律不齐。惊悸、怔忡虽属同类，但两者亦有区别，惊悸常因情绪激动、惊恐、劳累而诱发，时作时辍，不发时一如常人，证较轻；怔忡则终日觉心中悸动不安，稍劳尤甚，全身情况较差，病情较重。惊悸日久不愈，可发展为怔忡。

与胸痹心痛鉴别。胸痹除见心慌不安、脉结或代外，必以心痛为主症，多呈心前区或胸骨后刺痛、闷痛，常因劳累、感寒、饱餐或情绪波动而诱发，多呈短暂发作。但甚者心痛剧烈不止，唇甲发绀或手足青冷至节，呼吸急促，大汗淋漓，直至晕厥，病情危笃。胸痹心痛常可与心悸合并出现。

与奔豚鉴别。奔豚发作之时，亦觉心胸躁动不安，《难经·五十六难》曰："发于小腹，上至心下，若豚状或上或下无时，称之为肾积。"《金匮要略·奔豚气病脉证治》曰："奔豚病从小腹起，上冲咽喉，发作欲死，复还止，皆从惊恐得之。"鉴别要点为惊悸、怔忡系心中剧烈跳动，发自于心；奔豚乃上下冲逆，发自小腹。

与卑慄鉴别。卑慄与怔忡相似，卑慄症"痞塞不饮食，心中常有所怯，爱处暗室，或倚门后，见人则惊避，似失志状"（《证治要诀·怔忡》），病因在于"心血不足"。怔忡亦胸中不适，心中常有所怯。鉴别要点为卑慄之胸中不适由于痞塞，而惊悸、怔忡缘于心跳，有时坐卧不安，并不避人。卑慄一般无促、结、代、疾、迟等脉象出现。

（三）头痛鉴别

头痛是以患者自觉头部疼痛为特征的病证，头痛原因涉及临床各科，许多颅内疾病、全身性疾病、功能性或精神性疾病等均可引起头痛。慢性高原病患者常有头痛症状，且伴头昏、精神不振等证，多因气虚血瘀所致。气血亏虚，不得上荣，脑髓失养，故头痛隐隐；劳则伤气耗血，每于劳累后诱发或加重；中气不足，生化乏源，故纳少神疲，面色少华。瘀阻脑络，气血不通，则头痛如刺、固定不移或呈跳痛、胀痛，夜间血行缓慢，瘀阻加重，故夜间疼痛加重，病程缠绵，反复发作。需与外感或情志不遂引起的头痛相鉴别，风寒头痛证以头项强或胀痛、伴恶风寒、脉紧等风寒表证为特征；风热头痛证以头胀痛、恶风汗出、脉浮数为特征；肝阳头痛证以头胀痛、眩晕、面红、心烦易怒、脉弦有力为特征；痰湿头痛证以头痛而沉或头痛如裹、胸闷、苔腻、脉滑为特征；肾虚头痛证以头部隐痛或空痛、腰酸耳鸣、脉沉弱为特征。

与类中风鉴别。类中风病多见于45岁以上患者，常表现为眩晕反复发作、头痛突然加重，多为风痰壅盛引起，常兼半身肢体活动不灵，或舌謇语涩。临床按病情轻重，分中经络和中脏腑。中经络者，一般无神志改变，症状有口眼歪斜、语言不利或半身不遂等；中脏腑者，症状有突然昏倒，不省人事，病情较重。又有闭证和脱证的区别，闭证伴见牙关紧闭、两手握固等证；脱证伴见口开、手撒、眼合、遗尿、声如鼾、汗多等证。中风后遗症以半身不遂较为多见。

与真头痛鉴别。真头痛多呈突然剧烈头痛，常表现为持续痛而阵发加重，甚至呕吐如喷不已，以致肢厥、抽搐，真头痛为头痛中之急危重症，病位在脑，与五脏相关，脑为髓海，元神之府，精气所聚，神气会聚之处，为清虚之脏，受邪则痛不可忍；清阳被扰，故常伴恶心呕吐，若不及时救治可严重威胁患者的生命。

三、证类病机

（一）心肺气虚证

《素问·评热病论》所说"邪之所凑，其气必虚"。由于长期缺氧，宗气生成不足，累及心、肺；或兼年老体虚，劳倦太过，耗伤心肺之气所致。心气亏虚，鼓动无力，气机不畅，故心悸胸闷。肺气亏虚，宣降失职，呼吸功能减弱，故咳喘气短。津液输布无力而停聚为痰，气虚不降，则痰涎壅塞，吐痰清稀。气虚全身功能减弱，劳则耗气，故声低懒言、神疲乏力、自汗，且活动后诸症加重。面色少华、舌淡、苔白、脉弱等为气虚常见之证。

辨证要点：以咳喘无力、心悸胸闷等与气虚症状共见为辨证要点。

（二）肺脾气虚证

久病长期缺氧，宗气生成不足，呼吸功能减弱，肺气虚，宣降失职，气逆于上，则咳嗽不已，气短而喘。肺气虚，不能输布水津，聚湿生痰，故咯痰清稀。子病及母，或兼饮食劳倦，脾胃受损，运化失职，则食欲不振而食少、腹胀、便溏。脾虚不能运化水液，水气泛溢肌肤，则面部虚浮，下肢肿。气虚全身脏腑功能活动减退，故少气懒言，神疲乏力。气虚运血无力，面部失养，则面色少华。脾不统血，则见衄血、舌淡、苔白滑、脉弱，为气虚之证。

辨证要点：以咳嗽、气喘、咳痰清稀、食少、便溏等与气虚症状共见为辨证要点。

（三）气阴两虚证

由于宗气不足，日久气虚，加之年龄、七情、饮食、劳逸等因素，气不生津，阴伤气耗，故神疲乏力。肺失滋润，肃降无权，肺气上逆，故咳嗽痰少或痰稀、咳声低弱、气短喘促。如水谷之精微不足，不能化生气血，奉养形体，则气血日衰而致形体瘦削。先天之肾精亦属于阴，精以化血，精以化气，若阴精亏损，则出现眩晕、失眠、健忘、耳鸣、视物不清等。阴不敛阳，则生内热，表现为潮热、盗汗、不寐、五心烦热等症状，即为阴虚生内热，水亏则火浮的机制。阴虚内燥，则口干少饮，皮肤干燥，大便秘结，小便短少。舌红少苔、脉细弱为气阴两虚之象。

辨证要点：以气虚和阴虚证为辨证要点。

（四）心肾阳虚证

气虚进一步发展或久病损伤阳气，久居寒凉之处或过服寒凉清苦之品，年高命门火衰等原因导致阳气亏虚，温煦、推动、气化等作用减弱而致本证。阳虚则脏腑经脉失于温煦，且人体之津液全赖阳气之温蒸化行，以行濡润、滋养之职，若阳虚失于温化，则津液聚而成痰，停而成饮，蓄而成水，而为痰饮，心阳虚衰，鼓动无力，则心悸、怔忡。水饮凌心射肺，肺失宣降，发而为喘；若阳虚阴寒之邪影响血气运行，又可产生血脉凝涩而生瘀阻，见面色晦暗、唇甲青紫、舌淡紫。肾阳亏虚，气化失司，水湿内停，外泛肌肤，故肢体浮肿、小便不利；心肾两脏阳虚，形体失于温养，脏腑功能衰退，故形寒肢冷、腰膝酸冷。阳虚常与气虚同存，故神疲、乏力、气短，以及舌淡紫、苔白滑、脉弱为虚寒证常见之证。

辨证要点：以心悸、怔忡、腰膝酸冷、肢体浮肿等与阳虚症状共见为辨证要点。

（五）气虚血瘀证

因长期缺氧，宗气生成不足，导致气虚，气为血帅，气行则血行，气虚无力推动血行，血行迟缓，导致瘀血病证，常因瘀阻部位不同而表现出不同的临床症状。瘀阻络脉，故面色晦黯、唇甲青紫，若指甲失养，则见指甲凹陷。血行瘀阻，不通则痛，故疼痛如刺，痛处不移，临床以心脑肝病变为多见，疼痛常出现在头部、胸胁部位。瘀血不去，新血不生，血失所养，则见皮肤晦暗干燥，甚则脱屑。瘀血阻塞脉道，血流不通，溢于脉外则见出血；久病瘀血郁积生热，则见手足心烧等。气虚舌淡，血瘀舌紫暗，沉脉主里，涩脉主瘀，是为气虚血瘀证的常见舌脉。身倦乏力，胸闷气短，气少懒言，为气虚之常见证。

辨证要点：气虚血瘀证虚中夹实，以气虚和血瘀的证候表现为辨证要点。

（六）痰湿阻滞证

由于环境、内伤等因素，肺、脾、肾及三焦气化功能障碍，津液停滞，"脾为生痰之源"，"诸湿肿满，皆属于脾"。脾虚运化失常，聚湿生痰；或素体肥胖，多湿多痰。脾阳为痰浊阻遏而不振，则神疲倦怠，形体肥胖，纳少多寐；痰浊上蒙清窍，故眩晕；痰为湿聚，湿性重浊，阻遏清阳，故头重如裹，视物旋转。痰湿内停，滞于胸脘，气机不利，则有胸闷泛恶，胃气上逆，则多痰。痰湿下注，壅滞冲任，有碍血海满盈，以致月经延后，带下量多，色淡黏腻，闭经；舌胖、苔白腻，脉滑或弦滑，均为痰湿阻滞之证。

辨证要点：以形体肥胖，头重昏蒙，纳少痰多，舌胖，苔白腻，脉滑为辨证要点。

（七）湿热内蕴证

湿为重浊黏滞之邪，往往起病缓慢，缠绵难愈。若湿久郁化为火，上扰清窍，则头目胀痛；若湿夹肝阳上扰，则兼头痛耳鸣，面赤易怒，胁肋胀痛。痰火扰心，则心烦而悸。湿阻滞气机，清阳不升，在上则体倦身重，神志昏沉；在中则胸脘痞满，不思饮食，口干苦，黄疸等；与热邪相合，湿热交困则发热，午后尤甚。热因湿阻而难解，湿受热蒸而使阳气更伤，阳气损伤，气化不利，易出现水湿浊秽。如大便黏腻不爽，小便不利或黄赤，妇女带下稠浊；舌苔黄腻，脉弦滑而数皆为痰热内蕴之证。

辨证要点：以身热口苦，热势缠绵，午后热高，身重疲乏，胸脘痞满，大便黏腻不爽，小便黄赤为辨证要点。

（八）痰瘀互结证

肺、脾、肾及三焦气化功能障碍，津液停滞，聚而为湿为痰，痰随气走，阻于经络而生病变。由于环境、内伤等因素，人体气虚、气滞，或血寒、血热，使血行不畅而凝滞，从而产生瘀血。《临证指南医案》云，"久病入络"，"久瘀入络"。痰浊与瘀血相互搏结，阻于脉络，气血不得正常流布，经脉失养，则见肢体麻木、痿废；盖气不煦则血不濡，脑失所养，则出现精神不振，眩晕时作，头痛，痛处不移，健忘，失眠、耳鸣等；痰瘀阻滞心胸，瘀血不去，新血不生，心肺失养，则见心悸、气短、胸闷多痰；口唇色紫，皮肤黯滞，舌质发暗，舌有紫斑或瘀点，苔白腻或黄腻，脉弦涩或细涩，为痰瘀阻络之证。

辨证要点：以肢体麻木、头晕目眩，舌暗，舌有瘀斑，苔腻，脉涩等为辨证要点。

第三节

辨证论治

一、辨证要点

（一）辨虚实

慢性高原病辨别虚实，首先要注意舌象和脉象，再结合病史和症状。气血虚者，多见舌质淡嫩，脉细弱；偏阴虚者，多见舌嫩红少苔，脉弦细数；偏阳虚者，多见舌质胖嫩淡暗，脉沉细、尺弱；痰湿重者，多见舌苔厚滑或浊腻，脉滑；痰热者，舌苔黄腻，脉弦滑而数；内有瘀血者，可见舌质紫黯或舌有瘀斑瘀点，唇黯，脉涩。起病突然，病程短者多属实证；反复发作，缠绵不愈，或劳则诱发者多属虚证，或虚实夹杂证。

（二）辨标本缓急

慢性高原病多属本虚标实之证，气虚为本，痰、湿、瘀为标，临床特征各有不同，如痰湿性黏滞，瘀性留著等，都需加以辨识。早期以气虚为主，或为气阴两虚，病在肺、脾、肾；后期气虚及阳，甚则可见阴阳两虚，病变以肺、心、肾为主。病理产物早期以痰湿为主，渐而瘀血为患，并可兼见气滞、郁热、水饮等。后期痰瘀互结，脏腑经络失养，本虚与标实并重。

二、治则

（一）益气、活血

《素问·阴阳应象大论》云"治病必求于本"，气虚这一病机贯穿慢性高原病始终，故益气法为本病重要治疗法则。大量临床实践证实，具有益气作用的中药对慢性高原病具有较好的治疗效果，代表药物有红景天、沙棘、刺五加、黄芪、人参等。气虚则血瘀，慢性高原病是以瘀血为基本病变的病证，故使用活血化瘀药以达到通利血脉、促进血行、消散瘀血的目的，常用药物有丹参、银杏叶、地龙、三七、红花、大黄等[17]。

（二）养阴、温阳

由于高原气候干燥，日照强烈，久而伤及阴津；高原居民长期过食肥甘，致脾胃运化失职，湿热内蕴，可化燥伤津。疾病后期，气虚日久，津液化生不足也可导致机体阴血不足，治疗上应兼顾滋阴养血，临床常用药物有枸杞、当归、麦冬、沙参等。气虚进一步发展或久病损伤阳气，久居寒凉之处或阴虚而阳衰，以及年高命门火衰等原因可导致阳气亏虚，高原地区寒冷时期常常远多于温热时期，慢性高原病患者多耐夏不耐冬，需要加用温阳散寒之剂，如淫羊藿、鹿茸等。

（三）调畅气机、清利湿热

中医理论认为肝藏血，主疏泄，对调畅全身气机、推动血和津液运行有重要作用，且高原地区饮食多以肥甘厚味为主，损伤脾胃，聚湿生痰，久则导致机体湿热内生、气机不畅。气行则湿化，故加用调畅气机、清利湿热之品可增强疗效，代表药物有柴胡、郁金、龙胆、栀子等。

（四）化痰通络

痰瘀阻络，可出现痹阻心脉，脑腑失养，郁而化热，扰动心神等，"痰为诸病之源，怪病皆由痰而成也"。临床可见慢性高原病部分顽固性病证按痰瘀论治，能明显提高疗效[18]。

三、分证论治

（一）心肺气虚证

心悸胸闷，咳喘气短，动则尤甚，吐痰清稀，神疲乏力，声低懒言，自汗，面色少华，舌淡苔白，或唇舌淡紫，脉弱或结、代。

治法：补益心肺。

方药：养心汤合补肺汤加减。黄芪、人参各15 g，远志、柏子仁、酸枣仁各12 g，当归、川芎、熟地黄、茯苓、茯神、五味子、半夏曲、桑白皮、紫菀各10 g，肉桂、甘草各6 g。

方中人参、黄芪益气，当归、川芎、熟地黄补血和血；茯苓、茯神、柏子仁、远志泄心热、宁心神；酸枣仁、五味子收敛心肺之气；半夏祛扰心之痰涎；桑白皮、紫菀祛痰而不伤正；肉桂引药达心经；甘草补中益气，调和诸药。可加用红景天、沙棘、刺五加等增强益气之功；兼心气不足，心血亏虚，见心动悸、脉结代者，可用炙甘草汤；兼心阴亏虚者，加用二冬（天冬、麦冬）、玄参滋养心阴；肺阴虚者，加生脉散或百合固金汤；自汗重者，可加防风、白术等；健脾和胃可加用山药、白术、焦三仙（焦麦芽、焦山楂、焦神曲）、陈皮、枳壳等。

（二）肺脾气虚证

胸闷，久咳不止，气短而喘，咳痰清稀，食欲不振，腹胀便溏，声低懒言，神疲乏力，或兼见面部虚浮，下肢肿，衄血，面色少华，舌淡，苔白滑，脉弱。

治法：补肺健脾。

方药：补中益气汤。黄芪18 g，人参、升麻、柴胡、白术、当归、陈皮各9 g，炙甘草6 g。

方中人参、黄芪、炙甘草补益肺气；升麻引阳明清气、柴胡引少阳清气上行；白术健脾；当归活血；陈皮理气，补而不腻。上药合用，可肺脾同调，元气得充，清阳得升。可加用红景天、沙棘、刺五加等增强益气之功；常加山药、薏苡仁甘淡益肺；五味子摄纳肺气；表虚自汗加浮小麦、大枣，或加制附片、龙骨、牡蛎以敛汗固卫；食少、腹胀、痰多者，加半夏、前胡；形寒、心悸者，加保元汤或黄芪建中汤温阳益气；健脾和胃可加用山药、白术、焦三仙、枳壳等；平常可服六君子丸或资生丸。

（三）气阴两虚证

咳嗽痰少或痰稀，咳声低弱，气短喘促，神疲乏力，形体瘦削，眩晕，五心烦热，失眠，健忘，耳鸣，视物不清，腰膝酸软，自汗或盗汗，口干少饮，皮肤干燥，大便秘结，小便短少，舌质红或淡，脉细弱。

治法：益气养阴。

方药：参芪地黄汤加减。党参、黄芪各20 g，地黄、怀山药、山茱萸各13 g，牡丹皮、泽泻、茯苓各9 g。

方中党参、黄芪益气，六味地黄丸滋补肾阴，共同组成益气养阴的代表方。若偏于气不足、劳则喘悸者，可用红参、高丽参、红景天、沙棘、刺五加等增强益气之功；若偏于阴亏虚、虚烦不寐者，可用西洋参、枸杞子、麦冬、沙参、酸枣仁、首乌藤等；若心动悸，脉结、代者，合用炙甘草汤；兼血虚者，合用当归补血汤、二至丸。

（四）心肾阳虚证

心悸怔忡，喘息，形寒肢冷，肢体浮肿，口淡不渴或渴喜热饮，小便不利，神疲乏力，腰膝酸冷，面色晦暗，唇甲青紫，可兼有神疲，乏力，气短症状，舌淡紫，苔白滑，脉弱。

治法：温补心肾。

方药：真武汤合五苓散加减。附子、干姜、桂枝各9 g，茯苓、白术、芍药、猪苓、泽泻各12 g。

方中附子、干姜、桂枝温心肾，暖脾土，通胸阳；茯苓、白术健脾利水；泽泻、猪苓利水消肿；芍药破结行水，并制约附子、桂枝、干姜之温燥。诸药相伍，温中有散，利中有化，心、脾、肾三脏并治，而解水泛之急。若水饮上凌心肺、胸闷气急、不得卧者，合用葶苈大枣泻肺汤；若经治疗，水肿消退不明显者可加用活血化瘀药，如毛冬青、泽兰、益母草、丹参、红花、鸡血藤等；若以本虚为主，心肾阳虚突出，而水肿轻微者，可用参附汤合金匮肾气丸，温补心肾，益气强心、滋阴利水、攻补兼施。

（五）气虚血瘀证

面色晦暗，唇甲青紫，指甲凹陷，身倦乏力，胸闷气短，气少懒言，手足心烧，疼痛如刺，常见于胸胁，痛处不移，皮肤干燥，甚则脱屑，舌淡暗或有瘀斑，脉沉涩。

治法：益气活血通络。

方药：四君子汤合血府逐瘀汤加减。人参、茯苓、白术、甘草、桃仁各12 g，红花、当归、生地黄、牛膝各9 g，川芎、桔梗、赤芍、枳壳、甘草、柴胡各6 g。

方中人参、茯苓、白术、甘草益气；桃仁、红花、川芎、赤芍、牛膝活血祛瘀；当归、生地黄养血活血，使瘀去而正不伤；柴胡、枳壳、桔梗疏肝理气，使气行血亦行。可根据患者虚实兼夹的不同情况加减化裁。兼血虚者，加熟地黄、枸杞子、制何首乌补血养血；兼阴虚者，去柴胡、枳壳、桔梗、川芎，加麦冬、玉竹、女贞子、墨旱莲等养阴生津；兼阳虚者，去柴胡、桔梗，酌加附子、肉桂、淫羊藿、巴戟天等温经助阳。

（六）痰湿阻滞证

形体肥胖，眩晕，神疲倦怠，多寐，头重昏蒙或伴视物旋转，胸闷泛恶，纳少痰多，月经延后或带下量多，色淡黏腻，舌胖，苔白腻，脉滑或弦滑。

治法：燥湿除痰。

方药：四君子汤合导痰汤加减。党参、茯苓、白术、半夏各9 g，橘红、茯苓、枳实、胆南星、甘草各6 g。

方中党参甘温扶脾养胃，补益中气；脾虚易生湿，白术苦温，能健脾燥湿，扶助运化，茯苓甘淡，助白术健脾利湿；胆南星燥湿化痰，祛风散结，枳实下气行痰；半夏功专燥湿祛痰，橘红下气消痰；炙甘草甘温，补中和胃，共奏健脾燥湿，行气化痰之功。痰多湿盛，合平胃散；湿浊甚者，加藿香、豆蔻、石菖蒲等；兼热加清利湿热之品，如龙胆、柴胡、栀子、金钱草、茵陈蒿、钩藤等；酌加猪苓、茯苓、泽泻淡渗利湿，通利小便；兼气滞者，加柴胡、香附、郁金等疏肝行气之品。

（七）湿热内蕴证

头目胀痛，耳鸣，面赤易怒，心烦而悸，胁肋胀痛，身热口苦，热势缠绵，午后高热，体倦身重，神志昏沉，胸脘痞满，不思饮食，大便黏腻不爽或溏泄，小便不利或黄赤，或黄疸等，舌苔黄腻，脉弦滑而数。

治法：清热利湿。

方药：龙胆泻肝汤或清中汤加减。龙胆、黄芩、山栀子、木通、车前子（包煎）、泽泻、柴胡、当归各9 g，生地黄18 g，生甘草6 g。

方中龙胆、黄芩、山栀子清肝胆湿热；泽泻、木通、车前子能够清下焦湿热，清热利水，使肝胆之火从小便排出；热易伤阴动血，生地黄清热凉血兼养阴，当归活血养血，合用补益阴血；肝喜调达，柴胡疏肝，使凉而不郁；甘草健脾且调和诸药。头痛头晕，加钩藤、菊花、夏枯草；出血，重用生地黄，加针对性止血药；目赤肿痛，加菊花、蝉蜕、木贼；湿盛热轻，去黄芩、生地黄，加滑石、薏苡仁；胁痛，加川楝子、延胡索，疏肝行气，开郁通络；生疮，阴囊肿痛等，去柴胡，加连翘、黄连、大黄；偏脾胃湿热者，可用清中汤加减。

（八）痰瘀互结证

肢体麻木、痿废，精神不振，眩晕，头痛，痛处不移，健忘，失眠，耳鸣，心悸，气短，胸闷多痰，口唇色紫，皮肤黯滞，舌质发暗，舌有紫斑或瘀点，苔白腻或黄腻，脉弦涩或细涩。

治法：理气化痰，活血化瘀。

方药：血府逐瘀汤合温胆汤加减。党参、丹参各15 g，半夏、橘红、茯苓、枳实、桃仁、红花、川芎、当归、赤芍、生地黄、石菖蒲、远志各9 g，甘草6 g。

方中用半夏、橘红、茯苓、枳实化痰祛湿；丹参、川芎、桃仁、红花、赤芍活血行瘀；当归、生地黄补益阴血；石菖蒲、远志交通心肾；党参、甘草补气健脾以增强运化之力，有助于祛除痰湿之邪。诸药合用，标本兼治，痰浊化，瘀血散，脉络通则诸病除。兼热象者，加黄芩、栀子以清热泻火；痰热盛者，加天竺黄清化痰热；头晕、头痛，加钩藤、菊花、夏枯草平肝清热；头重眩晕，肢体麻木等，加天麻、钩藤、地龙等；胸脘呕恶，加竹茹、生姜；酌加健脾益气之品，使痰瘀去而正不伤。

四、转归预后及调摄

（一）转归预后

清气不足即环境性缺氧贯穿慢性高原病始终，人体在适应高原自然环境过程中，出现正气虚损，脏腑功能减退。早期表现主要以气虚或气阴两虚为主；加之六淫、七情、饮食、劳逸等因素影响，逐渐产生痰、湿、瘀、热等标实证象。中期表现为本虚标实，以标实为主；病情继续进展，后期出现阳虚或痰瘀阻络等证象，相当于西医的脏器功能衰退或血栓栓塞性疾病，病情重，表现为虚实夹杂、变证丛生之象。

正气的强度、居住地高度、高原居住时长、性别、吸烟、体重、民族等，影响本病的转归。居住地海拔高度较高，病情多偏重，居住地海拔高度较低，病情一般较轻；高原居住时间久，则病重，时间短，则病轻；男性较女性患病多，病情重；吸烟者，病情重，不吸烟者，病情轻；肥胖者，病情重，反之，病情轻；汉族等移居民族，病情偏重，藏族等世居种族，病情则轻。

慢性高原病病程长，如不脱离高原环境，很难彻底治愈。中医药治疗慢性高原病在缓解症状、减轻病情等方面有较好的疗效。

（二）日常护理与饮食调摄

日常生活中做好调养，对疾病预防、缓解病情、促进康复有着重要的意义。《素问·上古天真论》说："上古之人，其知道者，法于阴阳，和于术数，食饮有节，起居有常，不妄作劳，故能形与神俱，而尽终其天年，度百岁乃去。"用现代语言来说，也就是要养成良好而有规律的生活习惯，合理饮食、按时作息、劳逸适度，从而保护机体正气，增强抗病能力。

避免剧烈的体力活动；保持乐观情绪；保证歇息，特别保证夜间睡眠时间，改善睡眠环境，提高睡眠质量；起居有常，适时增减衣物；适度体育锻炼，如散步、太极拳、八段锦等体育锻炼，劳逸结合；有条件者可离开高原环境。

注意饮食清淡，不暴饮暴食，限制饮酒，少食或不食辛辣油腻、过甜和寒凉食品，饮食有规律；克服不良嗜好，戒烟；摄入高蛋白、高维生素、高热量饮食，多食水果和新鲜蔬菜，补充各类维生素。

第四节

中药制剂疗法

慢性高原病起于高原低压缺氧，参与相关因素较多，凡针对某一病因或某一症状的防治药物，应用后均有一定效果，但药效程度、起效时间与维持时间不尽相同，中医依据临床证候，选择不同制剂，疗效较好。

一、单味植物药提取物

（一）大豆异黄酮

大豆异黄酮是从豆科植物大豆中提取的有效成分，具有雌激素样活性，以及抗氧化、抗癌、抑制血管平滑肌收缩和降血压等多种生物活性。崔建华等[19]报道，38例慢性高原病患者口服大豆异黄酮胶囊每日2次，每次20 mg，连续服用3个月。治疗后，患者嗜睡、耳鸣、食欲减退等主要临床症状发生率明显降低，头痛、眩晕、心悸、气喘、失眠等症状也有改善。患者HGB、HCT降低，SaO_2增高。血液生化指标检测结果显示，服用大豆异黄酮后，ALT、AST、γ-GT、总胆红素（T-Bil）、直接胆红素（D-Bil）和尿素氮（BUN）等指标明显下降；抗氧化指标超氧化物歧化酶（SOD）较治疗前显著增高，NO、NOS也显著升高，而丙二醛（MDA）显著降低，证实其具有明显的抗氧化作用。超声心动图显示慢性高原病患者右心室舒张期末前后径（RVED）、右心室前壁厚度（RVAW）、右心室流出道内径（RVOT）和肺动脉主干内径（MPA）等指标较治疗前均明显降低，而右心室舒张期末横径（RVDD）、右肺动脉内径（RPAD）、左心房内径（LAD）、主动脉根部内径（AOD）、窦部、左心室舒张期末内径（LVIDed）、左心室收缩期末内径（LVIDes）、左心室后壁舒张期末厚度（LVPWT）、左心室后壁收缩期末内径（LVPDs）、肺动脉瓣口速度（PVV）等指标无明显变化。证实大豆异黄酮可减少冠状动脉血管阻力，增加冠状动脉血流量，改善心脏供血。采用大豆异黄酮干预后6 min步行距离明显增加，表明慢性高原病患者服用大豆异黄酮后运动耐量改善。综上所述，大豆异黄酮能改善慢性高原病患者临床症状，提升SaO_2，降低HGB和HCT水平，增强患者抗氧化能力，同时改善心肺功能，提示大豆异黄酮对防治慢性高原病及其所引起的多脏器功能损伤具有重要作用。

预防早期慢性高原病方面，服用大豆异黄酮（每日2次，每次20 mg，服药90 d），同时给予低流量吸氧（每日2~4次，每次1.5 h，连续90 d），治疗后HGB明显下降，临床头痛、头晕、心悸、气喘、胸痛、发绀、食欲减退等症状显著改善[20]。说明应用大豆异黄酮和吸氧能预防早期慢性高原病，其不仅能有效缓解患者临床症状，还能提高患者的生活质量，延缓或终止慢性高原病的发生。

（二）刺五加注射液

刺五加注射液系刺五加的茎叶用常规方法制成的无菌水溶液，主要成分为异秦皮定、β-谷甾醇、胡萝卜苷、丁香苷等。近年来研究发现，刺五加具有抗炎、抗应激，增加组织对缺氧、缺血的耐受性，扩张血管，抑制血栓形成，增强机体免疫力功能，清除氧自由基及提高人体SOD等作用。该药物能够耐缺氧，调节红细胞、白细胞，扩血管，改善机体对血氧的利用从而使机体朝着适应缺氧的方向转变。

洛桑达娃等[21]报道，85例慢性高原病患者随机分成两组，42例治疗组采用刺五加注射液40 ml加入低分子右旋糖苷500 ml，43例对照组采用丹参注射液30 ml加入低分子右旋糖苷500 ml，两组均静脉滴注，每日1次。14 d后，两组HGB、RBC和HCT与治疗前比较显著下降，刺五加注射液与复方丹参注射液的短期疗效无明显差异。

（三）白藜芦醇

雌激素用于治疗慢性高原病已有多年，与扩血管药物合用可提高治疗效果。由于己烯雌酚会导致较多的副作用，国内大多应用中草药治疗，白藜芦醇化学结构与己烯雌酚相似，具有雌激素样作用，副作用较小，提示可应用于慢性高原病的防治。

白藜芦醇又称为芪三酚，化学名称为(E)-3, 5, 4-三羟基二苯乙烯，是含有芪类结构的非黄酮类多酚化合物。主要来源于葡萄、虎杖、花生、桑椹等植物，常与葡萄糖结合，以苷的形式存在。白藜芦醇在体内可发挥雌激素样作用，机制可能是与17B-雌二醇竞争结合雌激素受体，并激活雌激素应答基因转录。

刘兆平等[22]给小鼠灌胃或皮下注射2 mg/kg白藜芦醇，实验研究发现，白藜芦醇在体内可以与不同雌激素位点结合，表现出类似雌激素的激动或拮抗性，与雌激素作用无显著量效关系。体内试验揭示，白藜芦醇对雌激素受体α和β具有相同的亲合性，不同于植物雌激素与β亲合力高于与α亲合力。Henry等[23]发现白藜芦醇在体内具有一定的组织特异性，对雌激素核受体ER α和ER β表达具有专一性，对于白藜芦醇选择性抑制ER α、优先表达ER β的组织，雌激素抑制作用较敏感；而优先表达ER α的组织可能会显示雌激素拮抗行为。

高原缺氧及强紫外线，会加重患者体内脂质过氧化反应，造成氧自由基生成增多，而机体清除能力减弱，导致机体组织功能紊乱。白藜芦醇通过增强SOD活性、增加谷胱甘肽含量，减轻脂质过氧化反应引起的损伤；同时通过促进自由基清除调节抗氧化相关酶活性等机制发挥抗氧化作用，减轻氧自由基对机体的损害。朱立贤等[25]报道，慢性高原病患者体内存在明显的自由基代谢失衡，而白藜芦醇可以发挥很好的抗氧化作用，提示其可以应用于慢性高原病的治疗。针对慢性高原病红细胞结构和功能的异常，膜流动性和变形能力降低，白藜芦醇能够有效保护红细胞结构的完整性，维持细胞正常生理功能。白藜芦醇还可增加脉压、促进毛细血管开放、扩张微血管、改善微循环及抗血小板聚集作用，这些都符合慢性高原病的防治原则。

（四）藻酸双酯钠

藻酸双酯钠（PSS）是一种多糖硫酸酯类药物，从天然海藻中提取，具有强分散乳化性能，能阻抗红细胞之间和红细胞与血管壁之间的黏附，使凝血酶失活，阻止血小板对胶原蛋白的黏附，抑制释放反应所致的血小板集聚，因而具有抗血栓形成、降低血液黏度，解除微动脉、微静脉痉挛，使红细胞及血小板解聚等前列环素样作用，从而改善血液流变特性，增加组织灌注，使因缺氧而引起红细胞增生的条件消除，RBC、HGB明显下降。

黄义明等[26]将18例慢性高原病患者作为对照组采用常规治疗方法，持续低流量吸氧，阿司匹林100 mg，每日1次，口服，红景天片500 mg，每日3次，口服，辅以活血化瘀的中药制剂如丹参等静脉滴注；22例慢性高原病患者作为治疗组在常规治疗的基础上加用PSS注射液，0.2 g，每日1次，静脉滴注，5周为一疗程。结果：慢性高原病患者治疗组与对照组相比，RBC、HGB、HCT、TC、TG明显降低，SaO_2、PO_2明显升高。说明PSS可以明显改善慢性高原病患者的血液流变学特性，改善组织缺氧状态，在治疗慢性高原病中有应用价值。

（五）溶栓胶囊

溶栓胶囊是从地龙中提取的具有抗凝溶栓作用的制剂。含有纤溶酶、纤溶酶原激活物和胶原酶等活性成分，具有抗血栓、降低血液黏度、降解纤维蛋白和改善微循环等作用。

任雨笙等[27]选择慢性高原病患者112例，给予溶栓胶囊0.5 g，每日3次，共30 d，采集治疗前后空腹静脉血，检测血浆中组织纤溶酶原激活剂（t-PA）、纤溶酶原激活剂抑制物-1（PAI-1）活性、纤维蛋白原（FG）及纤溶降解产物（FDP）的含量，并与33例高原健康人做对照研究。结果显示，慢性高原病患者血浆中 t-PA、PAI-1活性和FG、FDP含量显著高于高原健康对照组（$P < 0.01$或$P < 0.05$），经治疗后慢性高原病患者血浆中t-PA、PAI-1活性和FG、FDP含量显著降低（$P < 0.01$）。溶栓胶囊治疗后，FG含量明显低于治疗前，t-PA活性显著低于治疗前，直接清除FDP，说明溶栓胶囊具有抗凝和平衡血浆纤溶系统的作用，可对慢性高原病患者的内皮系统形成保护作用，提示溶栓胶囊对慢性高原病具有一定的防治作用。

■ 二、中药复方制剂

（一）复方天棘胶囊

复方天棘胶囊由红景天、枸杞、沙棘等中药组成。青海三普药业有限公司生产的心脑欣胶囊、三普红景天胶囊，处方成分与复方天棘胶囊相同。现将复方天棘胶囊基础与临床研究简述如下。

1. 药效学

连续给小鼠灌胃10 d，能明显提高小鼠耐缺氧能力、抗疲劳能力、动脉血氧分压和血氧饱和度，提高小鼠的记忆能力和学习能力，降低丙二醛含量，提高超氧化物歧化酶（SOD）、谷胱甘肽过氧化物酶（GSH-Px）的活性[28]。

2. 临床试验

129例慢性高原病患者和310例高原健康居民服用复方天棘胶囊，每日2次，每次2粒。治疗后，慢性高原病患者在食欲、睡眠、精神、体力等方面取得较满意疗效。慢性高原病患者服药35 d后，HGB、RBC、HCT明显降低，达到或接近当地健康人水平，有效率为90.7%。慢性高原病患者服药后的血氧分压和血氧饱和度较服药前显著升高。复方天棘胶囊通过增进食欲、改善睡眠、增强体力、改善机体缺氧状况和增加组织血氧供给，对防治慢性高原病具有重要意义[29-31]。

慢性高原病患者服药后，MDA含量明显降低，SOD和GSH-Px活性明显升高，表明该药具有调节和改善患者体内氧自由基代谢失衡的作用。慢性高原病患者和健康男性服药后，睾酮含量和睾酮/雌二醇比值明显升高，雌二醇含量有增高趋势，表明具有抗衰延寿、提高患者及健康人体内睾酮含量、增强机体性腺功能的作用[32-33]。

复方天棘胶囊治疗129例慢性高原病患者，对红细胞滤过指数和氧自由基代谢指标治疗前后进行观察。结果表明，该药具有降低红细胞滤过指数、脂质过氧化代谢产物丙二醛及升高机体防御酶红细胞超氧化物歧化酶活性的作用[34]，提示其具有升高机体防御酶、减轻脂质过氧化反应和增强红细胞变形能力的作用。

（二）利舒康胶囊

利舒康胶囊由手掌参、唐古特青兰各18 g，烈香杜鹃、甘草各12 g，红景天9 g，黄柏10 g组成。阿祥仁等[35-36]在海拔3300 m地区选择50例慢性高原病患者，检测应用利舒康胶囊治疗前后相关指标。结果显示，50例慢性高原病患者红细胞计数水平和血红蛋白含量明显降低（$P<0.01$），血液中同型半胱氨酸（Hcy）含量显著下降（$P<0.01$），SOD和GSH-Px活性显著升高（$P<0.01$），MDA水平明显下降（$P<0.01$）。表明利舒康胶囊对慢性高原病患者体内高同型半胱氨酸血症具有一定的改善作用，对氧自由基代谢失衡具有调节和改善作用。

（三）步长脑心通胶囊

步长脑心通胶囊成分包括黄芪、赤芍、丹参、当归、川芎、桃仁、红花、乳香（制）、没药（制）、鸡血藤、牛膝、桂枝、桑枝、地龙、全蝎、水蛭，具有益气活血、化瘀通络的功效。青格乐图[37]将80例慢性高原病患者随机分为治疗组和对照组。对照组给予羟基脲治疗，初始量为每日15 mg/kg，完全缓解后调整剂量至每日10 mg/kg，维持1个月后进一步减量维持。治疗组在对照组的基础上再给予步长脑心通胶囊，每日3次，每次3粒。1个月为1个疗程，治疗2个疗程后观察疗效，治疗后HGB、RBC、HCT明显降低，治疗组有效率为77.50%，对照组为65.00%。实验表明，步长脑心通胶囊治疗慢性高原病的药理学机制是可显著降低"血瘀"模型的全血高切黏度、低切黏度、血浆黏度、还原黏度、血小板黏附率，减少二氨基庚二酸诱导的血小板聚集，抑制血栓形成，且有一定的量效关系；可增加心肌供血，改善心功能；可增加脑血流量，降低脑血管阻力，延长凝血时间。此外，该药还具有保护血管内皮细胞的功能。

（四）丹红注射液

丹红注射液由丹参、红花等提取制成的中药注射剂，丹红注射液能明显改善肺循环，降低肺动脉压，具有阻止血栓形成和促进血栓溶解的作用。李智强等[38]选取慢性高原病48例，治疗组用丹红注射液40 ml加入低分子右旋糖苷500 ml，静脉滴注，每日1次，14 d为1个疗程。对照组用复方丹参注射液30 ml加入低分子右旋糖苷500 ml，静脉滴注，每日1次，14 d为1个疗程，治疗组疗效优于对照组。治疗组患者缺氧症状缓解时间明显短于对照组，两组治疗后HGB、RBC、HCT均比治疗前显著下降。

（五）益心康泰胶囊

益心康泰胶囊由唐古特铁线莲、多腺悬钩子、唐古特大黄、黄芪、锁阳等药材精制而成，是治疗高原病和心脑血管疾患的药物。

倪惠珍等[39]观察50例慢性高原病患者服用益心康泰胶囊对血中Hcy、NO及NOS、HGB、血液流变学指标的影响。慢性高原病患者服用益心康泰胶囊，治疗40 d，血中Hcy水平及HGB明显降低（$P < 0.05$），NO含量和NOS活性显著升高（$P < 0.05$），ηb、血浆黏度（ηp）、HGB、RBC、HCT较治疗前明显降低。刘兰等[40]对21例慢性高原病患者和24例健康人服用益心康泰胶囊前后红细胞免疫功能进行比较，结果显示，慢性高原病患者和健康人服用益心康泰胶囊40 d后，红细胞C3b受体花环率明显升高，而免疫复合物花环率试验明显降低，服药前后比较有显著性差异（$P < 0.01$）。该药具有升高红细胞C3b受体花环率和降低免疫复合物花环率，提高机体红细胞免疫功能的作用。阿祥仁等[41]在海拔3300 m地区采用益心康泰胶囊治疗102例慢性高原病患者，测定治疗前后体内SOD、GSH-Px、NOS活性和血清中MDA含量，结果显示，该药能明显升高慢性高原病患者SOD、GSH-Px与NOS活性（$P < 0.01$），同时具有降低MDA含量的作用（$P < 0.01$）。说明益心康泰胶囊对慢性高原病患者体内的氧自由基代谢失衡具有良好的调节和改善作用。

第五节

中药防治慢性高原病用药规律分析

慢性高原病的中药防治是高原病研究的热点，近年来有关报道较多。青海省中医院科研人员检索了近20年来国内期刊的报道，并进行统计分析，以期找出用药的规律，给临床遣方用药提供思路和依据，为该病的科学防治提供参考。

■ 一、研究对象

选择国内医学期刊公开发表的中药防治慢性高原病的文献报道及书籍上记载的有效方药。

■ 二、研究方法

以"慢性高原病"为检索词，通过"维普中文科技期刊数据库""CNKI数字图书馆全文数据库"进行检索，查阅国内公开发表的防治慢性高原病处方完整、主治明确、治疗病例符合慢性高原病诊断标准，并取得良好临床效果的文献报道共计85篇，涉及病例1936例、应用处方49首、中药品种38种。根据收集到的方药，建立治疗本病的用药及治法数据库，且基于数据库资料进行统计分析。

■ 三、结果

（一）治疗慢性高原病的中药使用频次与使用率

对治疗慢性高原病的49首处方中所用的38味中药的使用频次和使用率进行了统计，使用频次和使用率前20味的中药如下（见表7-1）。

表 7-1　49 首治疗慢性高原病的处方中使用频次及使用率前 20 味中药统计

药物	使用频次	使用率/%	药物	使用频次	使用率/%
黄芪	24	48.98	川芎	13	26.53
丹参	21	42.86	红花	12	24.49
柴胡	17	34.69	龙胆	12	24.49
当归	16	32.65	甘草	11	22.45
生地黄	16	32.65	人参	11	22.45

续表

药物	使用频次	使用率/%	药物	使用频次	使用率/%
大黄	9	18.37	沙棘	7	14.29
三七	9	18.37	桃仁	7	14.29
手掌参	8	16.33	红景天	7	14.29
枸杞	7	14.29	黄芩	5	10.20
麦冬	7	14.29	唐古特青兰	4	8.16

（二）治疗慢性高原病方药的使用频次与使用率

治疗慢性高原病的处方共计49首，涉及经方和中成药共计11种，应用的病例数达1604例，占总病例数的82.85%。其余多为自拟方，且多为汤剂，涉及病例数332例，占总病例数的17.15%。我们对经方和中成药的应用情况进行了统计分析（见表7-2）。

表7-2　1604例治疗慢性高原病方药中的经方和中成药的使用频次和使用率

方剂名称	使用频次	使用率/%
复方天棘胶囊	415	25.87
溶栓胶囊	267	16.65
丹参注射液	170	10.60
参芪注射液	156	9.73
刺五加注射液	130	8.10
血府逐瘀汤	123	7.67
龙胆泻肝汤	103	6.42
高红冲剂	98	6.11
复方党参片	65	4.05
利舒康胶囊	50	3.12
桃红四物汤	27	1.68

（三）慢性高原病的治疗法则使用频次与使用率

统计49首治疗慢性高原病处方，其中能够明确归纳出功能主治的方药有46首，涉及病例1639例。其治疗法则的使用情况如下（见表7-3）。

表 7-3　1639 例慢性高原病病例的治疗法则使用情况

治疗法则	使用频次	使用率/%
活血祛瘀法	642	39.17
养阴+补气+活血	573	34.96
补气法	201	12.26
补气+活血	120	7.32
疏肝解郁法	103	6.28

四、用药规律分析

（一）治疗慢性高原病应用中药的规律分析

通过对49首处方的组方用药分析可见，前20味中药中具有活血化瘀作用的中药共8味（丹参、大黄、三七、川芎、红花、桃仁、当归、沙棘），占40%；具有补益作用的中药6味（红景天、黄芪、人参、手掌参、唐古特青兰、甘草），占25%；具有养阴作用的中药3味（生地黄、麦冬、枸杞），占15%；具有疏肝解郁作用的中药2味（柴胡、龙胆），占10%；具有清热作用的中药1味（黄芩），占5%。由此可见，治疗慢性高原病应用较多的中药为活血化瘀药，其次为补气药、养阴药和疏肝药。

（二）治疗慢性高原病方药应用规律分析

治疗慢性高原病49首处方中应用病例数最多的前11位全部为中成药或中医经典方剂，其余为一些自拟的中药汤剂。其中以活血化瘀作用涉及的中药品种最多，主要有丹参注射液、血府逐瘀汤、溶栓胶囊、桃红四物汤，其次为兼有补气活血等作用的方药，如复方党参片、复方天棘胶囊、参芪注射液、利舒康胶囊、刺五加注射液、高红冲剂等，具有疏肝利胆作用的主要为龙胆泻肝汤。

（三）治疗慢性高原病治疗法则的规律

通过对治疗慢性高原病的治法治则分析，依照应用由多到少的频率依次为活血祛瘀法、养阴补气活血法、补气法、补气活血法、疏肝解郁法。

五、讨论

慢性高原病是我国西藏和青海高海拔地区的特发病。发病原因复杂，西医认为，这类疾病是在缺氧环境下由长期慢性缺氧引起的机体供氧与耗氧平衡失调。红细胞生成的生理调节功能发生紊乱，红细胞增生过多，血液黏度增高，血流阻力加大，机体摄氧和运氧功能减退，从而引发了一系列疾病症状。中医认为，慢性高原病多与禀赋不足、高原地区清气匮乏、人体宗气生成不足有关。宗气生于胸中，以贯心脉，由于宗气不足无以鼓舞气血，而致此类患者常伴多种瘀血体征，以气虚血瘀证最为多见，同时气候干燥易伤阴津，患者会出现阴虚症状。气虚为关键，因虚致瘀，本虚标实，治疗当以益气活血养阴为主要法则。

通过对慢性高原病用药情况的文献统计分析可见，治疗该病应结合其病因病机，针对气虚血瘀的致病特点，以益气活血为治疗大法，配合清热、养阴、疏肝等手段，可选择具有补气作用的红景天、黄芪、人参、手掌参、唐古特青兰、甘草，具有活血作用的丹参、大黄、三七、川芎、红花、桃仁、当归、沙棘，具有滋阴作用的生地黄、麦冬、枸杞，具有疏肝利胆作用的柴胡、龙胆和具有清热作用的黄芩等药。根据患者疾病证候，合理选择上述中药，辨证施治，会获得良好的治疗效果。治疗慢性高原病尚无专门的中成药，目前所采用的中成药主要是根据其临床症状探索性地使用一些药物，取得一定的临床疗效。这类中成药主要具有补气、活血、养阴疏肝的作用。应用较多且具有一定疗效的主要为复方天棘胶囊、溶栓胶囊、丹参注射液、参芪注射液、龙胆泻肝汤等。在对治疗药物进行统计时发现，疏肝药很少与其他具有益气活血的药物同时应用，在中成药中也没有同时具有益气活血和疏肝功效的药物，根据资料统计，使用具有益气活血和疏肝作用的中成药治疗慢性高原病都取得了一定的疗效，但效果均不够理想。肝藏血、主疏泄，是调畅全身气机，推动血和津液运行的一个重要环节，疏泄不及，肝气郁结，又会导致血瘀证。另有文献报道，以血府逐瘀汤为基本方，在益气活血的基础上加入具有疏肝作用的郁金，并加大柴胡的用量，疗效明显好于吸氧、放血疗法。服用含红景天的复方治疗，病例虽然不多，但提示此种治疗方案科学、有效。根据这一理论和疗效报道，研究人员认为治疗慢性高原病在注意益气活血养阴的同时，再辅以疏肝解郁之品，临床上会获得良好的效果，同时在开发治疗慢性高原病的中成药时，应注意这方面的配伍。

第六节

藏药疗法

在藏医理论中，慢性高原病属于"多血症"范畴，是由三因、血的紊乱和功能失调所致。常用方剂为多血康胶囊、三果汤、佐木阿汤散、二十五味余甘子丸、十八味降香丸、二十味沉香丸、十五味沉香丸等。

一、单味藏药及复方制剂

（一）单味藏药

目前已发现红景天、蔓菁、沙棘、异叶青兰、蕨麻等对慢性高原病具有一定的治疗作用（见表7-4）。可能的机制：①降低机体耗氧量，增强耐缺氧能力。②减轻缺氧对心、脑、肾等器官的损害。③抗自由基，增强抗自由基酶的活性。

表 7-4　藏药单味药防治慢性高原病研究

单味药	主要化学成分	药理作用
余甘子	多酚类、黄酮类化合物	抗氧化活性
红景天	黄酮类、酚类化合物	提高低氧运动能力
蔓菁	多糖类	抗缺氧、抗疲劳作用
沙棘	总黄酮	对缺氧脑损伤保护作用
蕨麻	五环三萜类化合物	抗缺氧作用
唐古特青兰	黄酮类、芳香挥发性成分	抗缺氧作用

（二）藏药复方制剂

1. 多血康胶囊

多血康胶囊是措如·才郎的经验方，由余甘子、沙棘、红景天、干姜等4味藏药组成，主要功效为调和隆血、清热解毒、活血化瘀。尕藏措等[42]观察14例慢性高原病患者口服多血康胶囊30 d，治疗后患者紫癜、头晕、头痛、气喘、心悸、手脚心发热等症状缓解，血氧饱和度（SaO_2）和心率（PR）升高，RBC、HGB、HCT降低，总有效率92.9%。磁共振成像（MRI）结果显示：治疗后患者左侧颞叶脑血流容量（CBV）明显升高；右侧额叶、右侧颞叶、右侧枕叶平均通过时间（MTT）均明显降低。说明多血康胶囊治疗慢性高原病有效，可改善慢性高原病患者症状和体征，提高SaO_2和PR，改善患者缺氧状况，通过增高CBV，减少MTT等指标来改善病情。

伍文彬等[43]研究发现：①多血康胶囊可以显著降低家兔血瘀模型的高、中、低切变率下的全血黏度、血浆黏度，降低HCT，纤维蛋白原浓度，抑制红细胞聚集，增强红细胞变形能力。②多血康胶囊能够显著提高SOD水平，降低MDA水平，具有良好的抗氧化作用。③多血康胶囊具有明显的活血化瘀作用，作用机制与降低HCT、纤维蛋白原浓度、抑制红细胞聚集有关。④多血康胶囊能够下调脑组织中HIF-1α蛋白表达，同时降低肾脏组织中EPO mRNA表达，引起EPO含量下降，抑制外周血象中红系增生，达到治疗慢性高原病的效果。

采用网络药理学方法探索多血康胶囊治疗慢性高原病的分子作用机制研究显示：多血康胶囊可能是通过调节免疫系统、炎症系统、心血管系统及代谢途径，从参与增强机体免疫、改善血液流变学及炎症反应、调节机体代谢等方面起到治疗慢性高原病的作用[44]。

2. 三果汤散

藏药三果汤散又名哲布松汤，由余甘子、毛诃子、诃子组成。余甘子，性凉，具有清热凉血、消食健胃、生津止咳的功效，藏药称为居如热，可治血热、血瘀、坏血病、多血症等。诃子，性平，具有涩肠止泻、敛肺止咳、降火利咽之功效，藏药称为阿如热，主治血病、隆病等。毛诃子药效与诃子相似，主治"培根""赤巴"诸症，常与诃子进行配伍，用于各种"热症、热疬"，以及"治血瘀、血热"。

三果汤散在我国高原藏区有悠久的使用历史和文献记载。《四部医典》记载 "主治瘟疫、紊乱热症，促使热症成型"。《晶珠本草》将诃子誉为"藏药之王""治诸症的最佳药"，具备"六味"及"八种性能，十七种效用"，主治"隆""赤巴""培根""血病"，以及四者合并病。诃子、毛诃子和余甘子具有调节"隆"和血的作用，而高原疾病多以"隆"、血紊乱为主要病因，故常常作为藏药方剂的核心或者重要组成部分被广泛应用，称为三果或大三果组合。三果汤散为藏医放血疗法治疗慢性高原病前服用的分离汤，作为放血疗法4步中鼓脉法的主要内容，有促热症成型、病血成熟，使血流旺盛的作用，可使病血液与正常血液分离。

（1）药效学实验。对三果汤散开展了以下几方面的研究：①在化学成分方面，采用薄层色谱-生物自显影技术和1, 1-二苯基-2-三硝基苯肼（DPPH）分光光度法，对三果汤散中主要成分没食子酸、没食子酸乙酯、鞣花酸、柯里拉京进行抗氧化作用初步测定。姚喆[45]采用高效液相色谱法建立了三果汤散的指纹图谱，揭示所含化学成分以没食子酸抗氧化作用最强，没食子酸可能是三果汤散抗氧化的主要有效成分。②在抗缺氧、抗疲劳方面，采用小鼠游泳、小鼠耐常压缺氧实验等，证实三果汤散具有延长小鼠游泳时间和抗缺氧的作用。③在药理方面，三果汤散在对慢性缺氧诱导的慢性高原病模型干预研究中发现，三果汤散可降低慢性高原病大鼠RBC、HGB、HCT及血清EPO含量，对慢性高原病有一定的防治作用。罗强等[46]研究了三果汤散干预慢性高原病大鼠氧化应激的作用机制，采用雄性SD大鼠48只，每组8只，随机分为平原组、慢性高原病模型组、阳性对照组，以及三果汤散高、中、低剂量组，将慢性高原病模型组和三果汤散给药组置于海拔5000 m高原环境模拟舱内，缺氧40 d（每日22 h），40 d后测定大鼠血常规、血流变、SOD、MDA、EPO、ROS、HIF-1α等指标，研究结果显示，与平原对照组相比，慢性高原病模型组大鼠血清SOD活性显著降低，MDA含量显著升高，脑组织HIF-1α蛋白含量显著升高，EPO浓度显著升高，EPO mRNA表达明显升高。与慢性高原病模型组相比，三果汤散高剂量组（每日1.34 g/kg）和中剂量组（每日0.67 g/kg）的RBC、HGB和HCT显著降低，血液黏度显著改善，三果汤散高剂量组大鼠脑组织HIF-1α蛋白含量降低。研究表明，三果汤散具有明显的抗缺氧作用，能降低耗氧量、清除氧自由基、降低脂质过氧化反应、抑制缺氧造成的血流变异常、改善机体的能量代谢，这可能是其治疗慢性高原病模型大鼠氧化应激损伤的作用机制。④在代谢组学方面，运用GC-MS技术结合主成分分析，对慢性高原病大鼠血清样本进行分析，寻找到三果汤散干预慢性高原病大鼠的特异性、差异性代谢物为9-己基十七烷、甘氨酸、N-甲基-N-甲氧基羰基乙酯、2, 4-二叔丁基苯酚，其中2, 4-二叔丁基苯酚与抗氧化活性有关[47]。⑤聂佳等[48]运用网络药理学方法研究三果汤防治慢性高原病作用机制，实验结果表明，三果汤多元酚、黄酮类和萜类等有效成分群针对慢性高原病，通过免疫-内分泌-信号传导-细胞过程中的多条代谢通路，参与细胞增殖、氧化反应、内分泌代谢、炎症反应等过程，调节细胞生长凋亡及内分泌，提高机体免疫功能和低氧应激能力，多靶点、多通路共同作用，发挥药效。

新三果汤是在三果汤散的基础上加入红景天制成，通过调和气血而达到抗缺氧、抗疲劳的功效。研究结果显示，新三果汤能够明显降低慢性高原病模型动物HGB、RBC和HCT水平，且呈量效关系。同时还能降低模型动物血清EPO含量，对慢性高原病具有一定的治疗作用。伍文彬等[49]研究新三果汤的作用机制，将SD大鼠50只随机分为平原对照组（海拔221 m）、慢性高原病模型组、红景天组、新三果汤高、低剂量组，每组10只，除平原对照组外，其余各组置于高原环境模拟舱，模拟高度5000 m，每日22 h，连续40 d，建立疾病模型。按组别采用口服灌胃方式给药，平原对照组、高原模型对照组给予消毒蒸馏水每日1 ml/100 g；红景天对照组，给予红景天每日3 g/kg；新三果汤高剂量组为每日2.5 g/kg，低剂量组为每日1.25 g/kg，连续给药40 d，于41 d观察新三果汤对慢性缺氧诱导的慢性高原病模型大鼠的血浆SOD、MDA含量和肾脏组织ROS活性的影响。结果显示，与平原对照组比较，慢性高原病模型组大鼠的SOD含量较平原对照组明显下降（$P < 0.01$），MDA、ROS含量明显增加（$P < 0.05$）；与慢性高原病模型组相比，红景天、新三果汤不同剂量均能提高SOD含量（$P < 0.05$或$P < 0.01$），降低MDA水平（$P < 0.05$或$P < 0.01$），新三果汤高剂量能使ROS活性下降，而红景天、新三果汤低剂量仅具有一定下降趋势（$P > 0.05$）。提示藏药复方新三果汤对慢性高原病有一定的预防治疗作用，与抗氧化作用相关。

（2）临床试验。杨忠先[50]将64例慢性高原病患者分为对照组和治疗组，对照组采用放血联合吸氧治疗，放血200 ml左右，并静脉输注生理盐水300 ml，吸氧治疗，每日3次，每次1 h；治疗组在对照组治疗的基础上，加用三果汤散治疗。经治疗28 d后，HGB、RBC、HCT水平较对照组与治疗前显著降低，证实三果汤散具有治疗效果，可有效改善患者血液指标的异常，缓解症状，总有效率为96.88%。

3. 佐木阿汤散

藏药佐木阿汤散（又名五味锦鸡儿汤散）是藏医经典方药，最早记载于《米旁临床集萃·医方甘露精华》。由藏锦鸡儿、巴夏嘎、矮紫堇、兔耳草、儿茶等组成，具有清血火、降血压、降血脂作用。用于查隆病、多血症、高脂血症、高血压引起的头痛头晕，胸背疼痛，胸闷气促，局部发绀等。具有清血火、调理血液黏度，消除肝火盛所致木布病的作用。经长期临床应用后发现，佐木阿汤散制剂的药效与放血疗法效果相近，而在藏医临床上被广泛应用。

2014年，北京中医药大学、西藏藏医学院及藏医院开发应用研究所联合开展了佐木阿汤治疗慢性高原病的药理研究，研究表明佐木阿汤对慢性高原病有明显的治疗作用，可降低慢性高原病模型大鼠RBC、HGB、HCT、EPO含量及血液黏度，保护心肌的超微结构，促进氧化损伤恢复[51]。

鲁梦倩等[52]研究佐木阿汤对慢性高原病模型大鼠心肌细胞线粒体DNA（mtDNA）及DNA聚合酶γ等指标表达的影响，选用雄性Wistar大鼠随机分为平原对照组、高原模型组、阳性药物组（红景天生药浓度为0.2 g/ml）、佐木阿汤组（生药浓度为0.143 g/ml），除平原对照组外，余组饲养于拉萨以建立慢性高原病模型，饲养1个月后分别进行生理盐水、红景天和佐木阿汤灌胃干预，干预3个月后取心肌组织进行心肌mtDNA、心肌8-羟基脱氧鸟苷（8-OHdG）、心肌DNA聚合酶蛋白表达的测定，结果显示：慢性高原病模型大鼠mtDNA与平原对照组相比显著降低，8-OHdG含量显著升高，8-OHdG是DNA氧化损伤的标志性产物，检测心肌组织8-OHdG的含量，可判断心肌mtDNA的损伤程度，说明高原低压缺氧环境对mtDNA造成了一定损伤，而mtDNA的结构变异和拷贝数下降，可能在慢性高原病患者心功能损伤的发生、发展过程中发挥重要作用。佐木阿汤干预慢性高原病模型大鼠后，心肌mtDNA与DNA聚合酶γ均显著增多，损伤产物8-OHdG显著降低，证明佐木阿汤可促进线粒体DNA损伤的修复，从而使心肌线粒体的结构和功能逐渐恢复正常，改善慢性高原病模型大鼠心肌的缺血缺氧状态。

吴剑聪等[53]研究佐木阿汤及放血疗法对慢性高原病模型大鼠心肌形态的影响。雄性Wistar大鼠随机分为高原模型组、平原对照组、药物组、放血组、药物加放血组。高原模型组和平原对照组每天以生理盐水1 ml灌胃，每日1次，每周休息1 d。药物组以佐木阿汤1 g药粉用红景天水提溶液5 ml混匀，灌胃，每日1次，每周休息1 d。放血组在"岗杂"和"如同"穴位放血，每2个月放血1次，每次每穴放血0.5 ml，左右交替进行。取穴时采用比较解剖法，"岗杂"穴位于肘横纹向远端3寸，即前肢近端1/4与远端3/4交界处。"如同"穴位于鹰嘴远端3寸正中部位，即前脚后侧正中，近端1/4与远端3/4交界处。药物加放血组即在药物干预的基础上每2个月放血1次，方法同药物组和放血组。除平原对照组外，余组饲养于拉萨以建立慢性高原病模型。饲养3个月后开始干预，分别于3，6，9，12个月时切取心肌组织进行光镜和电镜观察。研究结果显示：光镜下，药物组、放血组、药物加放血组

（以下统称为干预三组）心肌损伤程度较高原模型组轻，药物加放血组心肌损伤程度较单纯药物组、放血组略轻。干预三组电镜下的心肌损伤程度较高原模型组轻，干预三组间损伤程度差异不显著。佐木阿汤和放血疗法具有保护慢性高原病大鼠心肌的作用。

综上所述，佐木阿汤与放血疗法对慢性高原病的防治有效果，且以佐木阿汤与放血结合应用效果更好；佐木阿汤散可减轻心肌细胞的缺氧损伤，其机制可能与降低心肌细胞膜肌酸激酶（CK）、乳酸脱氢酶（LDH）的释放，提高心肌细胞SOD，降低MDA有关；并且能干预慢性高原病模型大鼠后，心肌线粒体DNA（mtDNA）与DNA聚合酶γ显著增多，损伤产物8-OhdG显著降低；还可促进线粒体DNA损伤的修复，从而使心肌线粒体的结构和功能逐渐恢复正常，改善慢性高原病模型大鼠心肌的缺血缺氧状态；佐木阿汤可能通过降低细胞内Ca^{2+}浓度，提高Cx43与p-Cx43表达，改善细胞间隙通讯，对缺氧心肌细胞具有一定的预防和保护作用。

4. 十五味沉香散

十五味沉香散由沉香、土木香、檀香、紫檀香、红花、肉豆蔻等15种藏药组成，具有调和气血、止咳、安神等作用。靳国恩等[54]将大鼠随机分为高海拔对照组、低海拔对照组、十五味沉香散组（给药剂量为1.2 g/kg），以及其他药物组（八味沉香散1.2 g/kg、七十味珍珠丸0.65 g/kg、如意珍宝丸1.0 g/kg、愈心散1.0 g/kg），每组各15只。高海拔对照组和药物组在海拔4300 m地区饲养30 d，每日按药物剂量给予灌胃1次，对照组给予同体积生理盐水，30 d后，进行体循环压（BP）、肺动脉压（Ppa）、左右心室比重（RV/LV）、HGB和HCT的测定。结果：十五味沉香散组大鼠HGB、HCT、Ppa、RV/LV低于高海拔对照组，通过对各组HGB动态观察，十五味沉香散组HGB升高速度明显低于高海拔对照组和其他药物组。实验表明，在慢性缺氧环境下，十五味沉香散能防止红细胞过度增殖，抑制血红蛋白浓度的增高；并有防止肺动脉压升高、减轻右心室后负荷、预防右心室增厚的作用。在海拔4300 m的地区，给Wistar大鼠灌胃十五味沉香散在整体预防慢性高原病方面优于灌胃其他4种藏药。

5. 二十味沉香散

二十味沉香散是在原八味沉香散基础上加味组方而成，由沉香、丁香、木瓜、肉豆蔻、红花等20味藏药组成，除了对脑细胞有很好的激活作用外，还能改善心肌缺血，对缺氧性心肌劳损也有一定的防治作用。李生花等[55]将大鼠从西宁（海拔2260 m）运至花石峡（海拔4500 m），高原对照组和给药组分别用0.9%生理盐水和二十味沉香散混悬液灌胃，每日1次，30 d后测定相关指标；常氧对照组（海拔2260 m）就地测定指标。二十味沉香散组大鼠HGB和HCT较常氧对照组有所增高，但明显低于高原对照组。1个月内，对血红蛋白的动态监测显示，二十味沉香散组大鼠HGB升高速度也明显低于高原对照组，表明该药可能在慢性缺氧环境下具有防止红细胞过度增生的作用。二十味沉香散组大鼠的肺动脉压和左右心室比重显著低于高原对照组，与常氧对照组接近，提示其具有防止肺动脉压升高、减轻右心室后负荷、预防右心室增厚的作用。推测二十味沉香散通过防止红细胞过度增生和肺动脉压升高，发挥预防慢性缺氧对机体损伤的作用。

6. 甘露清血散

甘露清血散是西藏藏医院专家明久多吉根据《四部医典》及多年的临床经验总结的方剂。嘎玛泽多等[56]将100例慢性高原病患者随机分为对照组和试验组，每组50例，进行为期 2个月的治疗。试验组服用甘露清血散，对照组服用二十五味余甘子丸。以慢性高原病计分标准、症状评分标准、SaO_2、HGB、HCT为指标评价临床疗效；观察治疗前后血常规、空腹血糖、肝功能（以ALT为指标）、肾功能（以BUN、Cr为指标）及不良反应，评价安全性。结果：治疗60 d后，两组患者头痛、头晕、气喘、心悸、失眠、乏力、局部发绀、手脚心发热、静脉曲张、肌肉关节疼痛、厌食、注意力不集中、健忘，睑结膜充血，以及口唇、牙龈、指甲、面颊呈青紫等症状和体征有了明显改善；两组患者血红蛋白、血氧饱和度显著降低；试验组HCT明显降低；对照组HCT无显著性差异；血常规、空腹血糖、肾功能比较无显著性差异；两组治疗期间无不良反应发生。甘露清血散、二十五味余甘子丸治疗慢性高原病疗效显著。

7. 二十五味余甘子丸

二十五味余甘子丸主要由余甘子、甘青青兰、沙棘、翼首草等制成，是治疗慢性高原病的主要制剂。慢性高原病易诱发多种并发症，可累及肺、心、脑、肾、肝、消化道等多个重要脏器，以下是《藏医药经典文献集成》[57-58]记载的常见并发症及其藏医药治法（见表7-5）。

表7-5 慢性高原病常见并发症及其藏医药治法

慢性高原病并发症	复方藏药	外治法
呼吸系统疾病	二十五味余甘子丸 + 四味红景天	放血疗法（"岗杂"穴位）
心血管系统疾病	二十五味余甘子丸 + 三果汤散	放血疗法 + 涂擦疗法
中枢神经系统疾病	二十五味余甘子丸 + 二十味沉香散	放血疗法 + 火灸疗法
肾脏疾病	二十五味余甘子丸 + 日轮散	放血疗法 + 热敷疗法
肝脏疾病	二十五味余甘子丸 + 十三味红花丸	放血疗法（"日通杂"穴位）
消化系统疾病	二十五味余甘子丸 + 四味藏木香汤	放血疗法 + 火灸疗法

■ 二、藏医药治疗慢性高原病组方规律

更藏加等[59]运用中医传承辅助平台软件（V2.5），从《四部医典》《藏医临床札记》《中国医学百科全书·藏医学》《常用藏成药诠释》《四川省阿坝州藏药制剂标准》《中国民族药词典》《中华本草·藏药卷》等古籍和现代著作共筛选出治疗慢性高原病方剂210首。确定了处方中药物出现的频次、常用药对及组合，使用频次最高的是诃子，其次是木香、红花、余甘子等，累计用药频率达33.19%。发现支持度≥20%，置信度≥90%的关联规则共演化得出新处方11首。用药频次较高藏药的药性以针对治疗多血症型慢性高原病为主，其次是"隆"型、"赤巴"型、"培根"型、"木布"病等4种，体现了该病在不同分型下有不同的治疗原则和组方用药规律。

（一）用药频次

对治疗慢性高原病的210首方剂中所包含的2236味药物进行"频次统计"。其中使用频次在31次以上的药物共有24味，是治疗慢性高原病的主要药物。使用频次由多到少依次为诃子（109次）、木香（87次）、红花（82次）、余甘子（76次）、肉豆蔻（69次）、豆蔻（64次）、丁香（62次）、土木香（55次）、天竺黄（49次）、毛诃子（46次）。

（二）治疗慢性高原病方剂组方规律及用药特点分析

治疗慢性高原病方剂中的常用药物组合，使用频次前10位的药物组合依次为诃子-余甘子、木香-诃子、红花-诃子、诃子-肉豆蔻、丁香-肉豆蔻、木香-肉豆蔻、诃子-毛诃子、毛诃子-余甘子、红花-木香、木香-余甘子。

通过对210首方剂的药物配伍关系进行挖掘，按置信度由高到低排列，关联分析结果，常用药物组合中置信度靠前（＞90%）的关联药物为毛诃子→诃子，毛诃子→余甘子，毛诃子、余甘子→诃子，诃子、毛诃子→余甘子，广枣→肉豆蔻。

（三）治疗慢性高原病药物核心组合分析

以改进的互信息法的药物间关联度分析结果为基础，按照相关度与惩罚度约束，基于复杂系统熵聚类，演化出3~5味药物核心组合14组：土木香-木瓜-芫荽果、香旱芹-蚤缀-沙棘、广枣-兔心-阿魏、五脉绿绒蒿-无茎芥-龙胆、大黄-硼硝-硼砂、榜嘎-翼首草-兔耳草、沉香-肉豆蔻-阿魏、无茎芥-龙胆-甘草、红花-天竺黄-丁香、荜茇-豆蔻-桂皮、牛黄-白檀香-红花-天竺黄、余甘子-土木香-悬钩木-宽筋藤、香旱芹-草果-鹿角、木香-广枣-木棉花-沉香-乳香。

（四）治疗慢性高原病的藏药候选新处方

在核心组合提取的基础上运用无监督熵层次聚类算法，得到11个藏药候选新处方，其将为藏医临床辨证用药和个体化治疗，以及新药开发提供较强的指导意义和数据支撑。

（1）土木香-木瓜-芫荽果-余甘子-悬钩木-宽筋藤。

（2）香旱芹-蚤缀-沙棘-草果-鹿角。

（3）广枣-兔心-阿魏-木香-木棉花-沉香-乳香。

（4）五脉绿绒蒿-无茎芥-龙胆-蚤缀-沙棘-肉果草。

（5）大黄-硼硝-硼砂-马先蒿-炉甘石。

（6）榜嘎-翼首草-兔耳草-獐牙菜。

（7）沉香-肉豆蔻-阿魏-木香-乳香-安息香。

（8）无茎芥-龙胆-甘草-辣根菜-力嘎都。

（9）红花-天竺黄-丁香-草果-石灰华。

（10）荜茇-豆蔻-桂皮-蒲桃-刀豆。

（11）牛黄-白檀香-红花-天竺黄-檀香。

第七节

中、藏、西药联合疗法

一、中、藏、西药联合疗法

仁桑[60]随机选择慢性高原病患者44例，分为两组。对照组20例，采用常规的综合治疗措施，包括低流量吸氧，应用抗凝和抗栓等治疗；观察组24例，静脉滴注红花黄色素100 ml，每日1次，疗程2周，并且给予藏药口服（早上服二十味余甘子丸4粒，中午服用十八味檀香丸3粒，晚上服用十五味沉香丸3粒），同时取穴位进行放血治疗。疗效评定标准：显效，指头痛、头晕、记忆力减退、失眠等症状明显改善，RBC、HGB、HCT等各项指标恢复正常；好转，指上述症状减轻，RBC、HGB、HCT等各项指标显著下降；无效，指临床症状、体征、RBC、HGB、HCT等各项指标无改变。观察组总有效率为91.7%，其中显效9例，好转13例，无效2例；对照组总有效率为70%，其中显效5例，好转9例，无效6例。红花黄色素注射液配合口服藏药同时适当使用放血疗法，对慢性高原病患者的治疗取得了较满意的疗效。

二、中西医结合疗法

（一）西药加用化瘀消癥汤

化瘀消癥汤组方：桃仁、红花、赤芍、郁金各10 g，当归、青黛各15 g，川芎、三棱、莪术、香附各12 g，丹参、鸡血藤、鳖甲各20 g。

史得全等[61]将慢性高原病患者86例随机分为治疗组和对照组，每组43例。对照组给予常规低流量吸氧，卡托普利片25 mg，口服，每日2次，低分子右旋糖酐250 ml，静脉滴注，每日1次；治疗组在此基础上加用化瘀消癥汤，必要时加水蛭、土鳖虫，疗程4周。治疗前两组患者RBC、HGB、HCT水平及血液流变学指标比较，差异无统计学意义（P>0.05），治疗后两组患者RBC、HGB、HCT水平均明显降低，组内与组间比较，差异有统计学意义，与此同时中西医治疗组血液流变学指标均低于对照组。从而证实在西医治疗基础上加用化瘀消癥汤治疗慢性高原病可降低RBC计数和HGB水平，改善患者的血液流变学性质。

（二）西药加用补气散瘀汤

补气散瘀汤组方：生黄芪30 g，西洋参20 g，丹参、黄精各12 g，红景天15 g，三七粉、水蛭各1 g（冲服），大黄9 g。

何五建等[62]将160例慢性高原病患者随机分为两组。对照组80例常规给予乙烯雌酚每日5 mg，连续治疗4周为1个疗程，以2个疗程为限。鉴于口服乙烯雌酚副反应较大，治疗组80例减量至每日2 mg，在此基础上加用自拟补气散瘀汤制成汤剂每日3次，每次100 ml，连续治疗8周。阴虚及口渴欲饮、大便干结、小便短少、皮肤干燥，舌干少津、脉细者，加黄精12 g；见目赤、面红、体壮、舌苔厚之实热征象者，加大黄9 g。每2周复查RBC、HGB、HCT及肝功能，至2个疗程结束时，比较两组病例总有效率、治疗前后RBC、HGB、HCT变化。疗效评定标准：参照临床疾病诊断，依据治愈好转标准：临床治愈，指症状（如头晕、头痛、呼吸困难及乏力等）、体征（如发绀、黏膜充血）消失，RBC、HGB、HCT降至诊断标准以下，基本恢复日常工作；好转，指症状、体征明显好转或基本消失，RBC、HGB、HCT明显下降，但未恢复到诊断标准以下者；无效，指症状、体征及各项检查无明显改善者。经8周的治疗，治疗组80例中治愈12例，好转51例，无效17例，总有效率78.7%；对照组80例中治愈10例，好转36例，无效34例，总有效率57.5%；两组疗效差别具有显著性（P<0.05）。

（三）西药加用益气祛瘀汤

益气祛瘀汤组方：黄芪30 g，红景天、丹参各15 g，水蛭3 g，淡附片6 g。

马学元等[63]将90例慢性高原病患者随机分为对照组和治疗组。对照组45例常规给予卡托普利加低分子右旋糖酐治疗；治疗组45例给予益气祛瘀汤，联合卡托普利12.5 mg，每日两次口服，低分子右旋糖酐250 ml，每日1次，连续静脉滴注14 d，治疗4周后观察患者临床症状，复查RBC、HGB、HCT及血液流变学变化。经比较两组治疗都有效，治疗组头痛、乏力、发绀及结膜充血症状明显改善，RBC、HGB、HCT改善状况明显优于对照组；治疗组全血高切还原黏度、低切还原黏度、血浆黏度值、红细胞聚集指数、纤维蛋白原较对照组明显下降。益气祛瘀汤联合西药可有效改善慢性高原病临床症状，降低RBC、HGB、HCT，改善血液流变学性质，对慢性高原病的治疗具有较好疗效。

（四）益气滋阴活血汤联合血液稀释疗法

益气滋阴活血汤组方：红景天、沙棘、丹参、地龙、三七、红花、大黄、枸杞、当归、麦冬、沙参各10 g，黄芪、党参各20 g。

田玉梅等[64]将40例慢性高原病患者随机分为治疗组、对照组各20例。对照组在常规治疗基础上仅给予血液稀释疗法，即患者持续低流量吸氧、改善循环等常规治疗，并在此基础上进行间断静脉放血治疗。每隔2~3 d放血1次，每次放血100~150 ml，2周为1个疗程，放血同时静脉滴注等量低分子右旋糖酐。治疗组在对照组治疗基础上口服益气滋阴活血汤中药颗粒剂，每日1剂，用水冲服，治疗14 d。治疗14 d后对比血常规（以RBC、HGB、HCT为指标）、凝血功能［以凝血酶原时间（PT）、活化部分凝血活酶时间（APTT）、D-二聚体为指标］和临床症状缓解情况。结果：使用益气滋阴活血汤联合血液稀释疗法能显著改善血常规和凝血功能指标，并缓解患者胸闷、呼吸困难、心悸等临床症状，与对照组比较有统计学意义。益气滋阴活血汤联合血液稀释疗法对慢性高原病有较好的临床疗效。

（五）西药加用益气活血汤

益气活血汤组成：黄芪、丹参各30 g，人参10 g，红景天15 g，三七3 g，大黄6 g。

王君等[65]选取40例长期定居青海高原地区，被确诊为慢性高原病的患者，将其随机分为治疗组、对照组各20例。对照组患者给予阿司匹林肠溶片，每日1次，每次100 mg，睡前口服；治疗组在对照组治疗基础上给予益气活血汤口服，每日1剂，分2次早晚开水冲服，14 d为1个疗程。两组均于治疗前及治疗14 d后对比血常规（以RBC、HGB、HCT为指标）、凝血功能（以PT、APTT、D-二聚体为指标）和临床症状缓解情况。结果：益气活血汤能减少慢性高原病患者临床症状（头痛、头晕、气短心悸、疲乏、睡眠障碍、发绀）积分，且总积分较对照组显著降低；与对照组治疗后相比，治疗组RBC、HGB、HCT值显著降低；在改善凝血功能PT、APTT指标，降低D-二聚体水平方面优于对照组；治疗组临床总有效率高于对照组。

第八节

几种防治慢性高原病的代表性药物研究

■｜一、余甘子

余甘子*Phyllanthus emblica* L.为大戟科植物，以成熟果实入药，是汉、傣、蒙、藏、维吾尔等民族的常用药。《中华人民共和国药典》记载余甘子甘、酸、涩，凉；归肺、胃经；常用于血热血瘀、消化不良等疾病。《晶珠本草》记载余甘子用于治疗"培根"病、"赤巴"病及血病。藏医以余甘子作为主药的二十五味余甘子丸及三果汤散等具有凉血降压的作用，是治疗慢性高原病的主要药物。

通过网络药理学方法对藏药余甘子防治慢性高原病的分子作用机制进行研究[66]。应用文献检索及TCMSP数据库筛选余甘子的化合物，通过Pharm Mapper进行靶点的预测分析，将得到的潜在靶点导入MAS 3.0数据库进行靶点注释与分析，结合KEGG数据库进行通路分析。共检索到131个余甘子化合物，以"类药五原则"筛选得23个，最终得到与慢性高原病相关的45个靶点与74条通路。网络药理学研究发现，余甘子治疗慢性高原病的化合物以酚类为主，有较强的抗氧化、增强免疫力、保护心血管等作用，如没食子酸、槲皮素、鞣花酸的抗氧化性较强；没食子酸、鞣花酸水解前为没食子酸单宁和逆没食子酸单宁，对体液免疫的调节有积极影响。采用拓扑学分析产生了网络中较为主要的枢纽节点及瓶颈节点，与慢性高原病病机相关的靶点分为以下几类：①参与调节血糖有P49841（GSK3B）、P06213（INSR），参与抗氧化反应有P11766（ADHX）、P42330（AK1C3），参与机体免疫调节有P63000（RAC1）、Q06187（BTK）。②P00734（THRB）参与调节凝血系统、与血栓形成风险增加相关，并通过调节血管内环境稳态而起到抗炎的作用，余甘子通过作用于F2靶点介导补体和凝血级联反应等通路起到免疫调节及改善炎性反应等作用。与慢性高原病病机相关的通路主要分为以下几类：①参与免疫系统的有，补体和凝血级联反应、B细胞受体信号通路。②参与内分泌系统的有，胰岛素信号转导通路、PPAR信号通路、黑素合成。③参与体内信息处理的有，神经活性的配体-受体相互作用、Wnt信号通路及参与代谢系统的细胞色素P450的异物代谢。其中，补体和凝血级联反应、神经活性的配体-受体相互作用与炎性靶点P00734（THRB）直接相关，说明余甘子在作用于机体免疫及信息处理系统时关联到抗炎的分子机制。综上分析，余甘子可能是通过调节体内氧化应激、免疫系统、内分泌及循环系统，并改善体内的炎性反应，起到防治慢性高原病的作用。

■｜二、红景天

红景天为景天科红景天属植物，《中华人民共和国药典》收录大花红景天*Rhodiola*

crenulata（Hook. f. et Thoms.）H. Ohba作为基原，入药部位为根及根茎；性平，味甘、苦，归肺、心经；具有益气活血、通脉平喘的功效；用于气虚血瘀、胸痹心痛、中风偏瘫、倦怠气喘等症的治疗。红景天是藏医常用药材，藏语称为苏罗玛保，有"高原人参""东方神草""雪山仙草"等称号。现代研究证实：红景天能耐缺氧、抗辐射、抗疲劳，具有抗血栓形成，降低血液黏度，改善微循环，提高血氧饱和度和血氧分压，提高红细胞携氧能力，增加组织供氧，调节自由基代谢等功能。临床实践证实，以红景天为君药的复方（复方天棘胶囊、三普红景天胶囊、藏药多血康胶囊）治疗慢性高原病具有较好的效果。

青海省中医院长期致力于慢性高原病发病机制和防治方案研究，对红景天治疗慢性高原病药理、临床进行了较为系统的研究。通过建立大鼠慢性高原病模型，证实了灌胃给予红景天醇浸膏及其有效成分红景天苷可降低大鼠血清红细胞数、血红蛋白和红细胞比容，并对红景天防治慢性高原病的机制进行研究，主要开展了以下几方面的研究工作。

（一）狭叶红景天防治慢性高原病的实验研究

1. 材料与方法

（1）主要仪器。DZF-6090型真空干燥箱，嘉兴市中新医疗有限公司生产；高原空盒气压表，长春气象仪器厂生产；MDK-3200AR型血流变系列测试分析仪，重庆市麦迪科技开发有限公司生产；迈瑞 BC-5500型五分类血液细胞分析仪，深圳迈瑞生物医疗电子股份有限公司。

（2）动物分组及模型建立。健康Wistar大鼠40只，雌雄各半，体重（220±10）g，由青海省实验动物中心提供。实验前1周购进，安静环境，分笼饲养，温度（20±2）℃，相对湿度55%，自由摄入水食。随机分为空白对照组、模型组和实验高、中、小剂量组，每组8只。模型组和实验组按照姜平等[67]建立的方法复制慢性高原病大鼠疾病模型。

慢性高原病疾病模型的复制：选用健康大鼠，称重后分笼，置笼于高原环境模拟舱内。舱内置冰块3盒，且以减压缺氧法，模拟高原寒冷、缺氧的高原环境，舱内气温较室温下降（10.00±1.0）℃。关紧舱门，以真空泵进行减压，减压过程，需调节进风口的气流，以保持舱内有相对风速的新风。依据舱内高原空盒气压表所指示的海拔高度做阶梯式、间断性减压，即当指针移动的距离相当于升高海拔500 m的高度时便停止减压，休息10 min后，再做下一轮的减压，直至舱内气压下降至相当于海拔5000 m高度的气压为止。每天减压约6 h，动物离舱后灌服氯化钴（剂量为15 mg/kg，5 ml/kg）水溶液。周日为休息日。复制周期为40 d，模型建立成功。

（3）实验药品。狭叶红景天醇浸膏：狭叶红景天*Rhodiola kirilowii*（Regel）Maxim. 的根及根茎粉碎为粗粉，以50%乙醇冷浸提取3次，合并浸出液，减压回收乙醇，浓缩为稠膏，1 g膏相当于生药4 g。

（4）给药方法。实验组于模型建立开始的第15日按0.3 g/kg、0.6 g/kg、1.2 g/kg给狭叶红景天浸膏，连续20 d，空白对照组、模型组常规饲养。

（5）检测指标。于末次给药后第2日，经股动脉放血，肝素抗凝，测定RBC、HGB、HCT、血浆黏度和全血黏度。

（6）统计学方法。采用SPSS 17.0 for Windows统计软件，实验数据均采用平均数±标准差（$\bar{x} \pm s$）表示，计量资料组间比较采用单因素方差分析，多重比较采用LSD方法，$P < 0.05$为差异有显著的统计学意义，$P < 0.01$为差异有极显著的统计学意义。

2. 结果

（1）狭叶红景天对慢性高原病大鼠RBC、HGB和HCT的影响如下（见表7-6）。

表 7-6　狭叶红景天对慢性高原病大鼠 RBC、HGB 和 HCT 的影响（$\bar{x} \pm s$）

组别	n	剂量/g · kg^{-1}	RBC/ × 10^{12} · L^{-1}	HGB/g · L^{-1}	HCT/%
对照组	8	—	8.74 ± 1.24##	142.70 ± 2.22##	51.41 ± 5.07##
模型组	8	—	12.74 ± 1.88	185.60 ± 2.38	69.74 ± 5.74
小剂量组	8	0.3	12.01 ± 1.34	167.10 ± 2.55	64.33 ± 5.42
中剂量组	8	0.6	11.02 ± 1.22#	158.70 ± 2.04#	61.57 ± 6.11#
大剂量组	8	1.2	10.57 ± 2.01##	152.00 ± 1.87##	58.70 ± 5.62##

注：与模型组比较，#$P < 0.05$，##$P < 0.01$。

狭叶红景天中、高剂量具有明显降低慢性高原病大鼠RBC、HGB和HCT的作用，并呈现较好的量效关系。

（2）狭叶红景天对慢性高原病大鼠血液黏度的影响如下（见表7-7）。

表 7-7　血液流变学检测结果（$\bar{x} \pm s$）

组别	n	剂量/g · kg^{-1}	血浆黏度/mpa · s	全血黏度/mpa · s		
				高切	中切	低切
对照组	8	—	1.43 ± 0.21##	4.26 ± 0.73##	5.72 ± 0.48##	10.51 ± 1.99##
模型组	8	—	1.81 ± 0.33	5.62 ± 0.84	6.96 ± 0.98	14.67 ± 2.04
低剂量组	8	0.3	1.72 ± 0.22	5.02 ± 0.53	6.12 ± 0.67	13.06 ± 1.75
中剂量组	8	0.6	1.47 ± 0.31#	4.87 ± 0.60#	5.85 ± 0.70##	12.39 ± 1.61#
高剂量组	8	1.2	1.42 ± 0.19#	4.74 ± 0.55##	5.72 ± 0.74##	12.31 ± 1.50#

注：与模型组比较，#$P < 0.05$，##$P < 0.01$。

狭叶红景天中、高剂量具有明显降低血浆黏度和全血黏度的作用（$P < 0.05$，$P < 0.01$）。

3. 讨论

缺氧是慢性高原病发病的主要原因，血瘀是主要的临床表现。中医学认为慢性高原病是在高原缺氧环境引发气虚的基础上，气虚无力行血、行津，则产生血瘀、津停、痰凝的虚中夹实证，治疗应以益气化瘀为治则。狭叶红景天具有活血消肿、清热止咳、解热止痛、益气安神之功效，主治水土不服所致恶心、呕吐，嘴唇发紫，全身无力，胸闷难于透气，体虚无力，失眠多梦等症。现代药理研究发现，狭叶红景天具有提高常压缺氧、减压缺氧、中毒性缺氧、窒息性缺氧的能力，提高机体组织对氧的利用率，对脑部缺氧有一定的保护作用。研究发现狭叶红景天能够防止高原缺氧环境对甲皱微循环的不利影响，抑制大鼠进入高原后血浆、心、肝、脾中血栓素B_2的升高，6-酮-前列腺素$F_{1\alpha}$含量的降低，显示具有活血化瘀的作用。

本实验结果显示，狭叶红景天能够降低慢性高原病大鼠RBC、HGB、HCT和血液黏度，推测在模型建立中期，大鼠给予狭叶红景天可以对抗外环境的缺氧状态，使机体缺氧程度减轻，从而抑制了RBC的过度增生，HGB、HCT和血液黏度也不再升高，体现狭叶红景天抗缺氧的药理作用。由于狭叶红景天还具有活血化瘀的作用，可使在模型建立的前期造成的血瘀状况得以治疗，二者综合作用，共同起到防治慢性高原病的作用。

（二）红景天苷对慢性高原病大鼠防治作用的实验研究

1. 实验材料

（1）实验动物。清洁级Wistar大鼠，雌雄各半，体重（220±20）g，由兰州大学实验动物中心提供，许可证号：SCXK（甘）2012-0033。

（2）受试药物。红景天苷，成都恒基医药科技有限公司生产，批号：20130412；川芎嗪注射液，上海现代哈森药业有限公司生产，批号：20110412。

（3）主要试剂。大鼠血管内皮生长因子（VEGF）酶联免疫检测试剂盒、ET试剂盒，解放军总医院科技开发中心放免研究所；NO试剂盒、NOS试剂盒，南京建成生物研究所。

（4）主要仪器。UV-210型紫外分光光度仪，日本SHIMADZU公司；TL05型离心机，北京大恒建海科茂公司；BS2-l型电热三用水箱，北京医疗设备厂；MVIS-2015全自动血流变仪。

2. 方法

（1）实验分组及模型建立。48只大鼠随机分为6组，分别为空白组、模型组，以及红景天苷高、中、低剂量组和阳性药组，每组8只。除空白组外，其余5组按照姜平等[67]建立慢性高原病模型的方法复制大鼠疾病模型。并同时注射相应的药物，阳性药组给予川芎嗪注射液，对照组注射等体积生理盐水，40 d后，股静脉取血，测定相关指标。

（2）统计学方法。采用SPSS 17.0 for Windows统计软件，实验数据采用平均数±标准差（$\bar{x}±s$）表示，计量资料组间比较采用单因素方差分析，多重比较采用LSD方法，

$P < 0.05$ 认为差异有显著的统计学意义，$P < 0.01$ 认为差异有极显著的统计学意义。

3. 实验结果

（1）红景天苷对慢性高原病大鼠RBC、HGB、HCT的影响如下（见表7-8）。

表 7-8　红景天苷对慢性高原病大鼠 RBC、HGB、HCT 的影响（$\bar{x} \pm s$）

组别	n	剂量/mg·kg^{-1}	RBC/×10^{12}·L^{-1}	HGB/g·L^{-1}	HCT/%
对照组	8	—	7.22 ± 0.27##	148.04 ± 11.54##	48.58 ± 5.17##
模型组	8	—	10.26 ± 0.31	210.07 ± 25.08	70.52 ± 7.22
红景天苷低剂量组	8	10	9.81 ± 0.30#	202.41 ± 22.47	65.37 ± 8.15
红景天苷中剂量组	8	20	8.29 ± 0.42##	175.68 ± 18.24##	61.22 ± 8.54#
红景天苷高剂量组	8	40	8.12 ± 0.51##	167.28 ± 22.34##	58.47 ± 7.28##
阳性药组	8	50	8.82 ± 0.49#	172.64 ± 19.75##	62.22 ± 9.04#

注：与模型组比较，#$P < 0.05$，##$P < 0.01$。

红景天苷高、中、低剂量与模型组比较有显著性差异，说明红景天苷具有降低慢性高原病大鼠RBC、HGB、HCT的作用。

（2）红景天苷对慢性高原病大鼠血液黏度的影响如下（见表7-9）。

表 7-9　红景天苷对慢性高原病大鼠血液流变学的影响（$\bar{x} \pm s$）

组别	n	剂量/mg·kg^{-1}	血浆黏度/mPa·s	全血黏度/mPa·s		
				高切	中切	低切
对照组	8	—	1.34 ± 0.51#	4.27 ± 0.76##	5.37 ± 0.63##	10.61 ± 1.09##
模型组	8	—	1.89 ± 0.47	6.07 ± 0.86	7.28 ± 0.72	16.84 ± 1.22
红景天苷低剂量组	8	10	1.71 ± 0.55	5.84 ± 0.72	7.02 ± 0.82	14.35 ± 1.37##
红景天苷中剂量组	8	20	1.58 ± 0.62	5.64 ± 0.63	6.42 ± 0.76#	14.03 ± 1.55##
红景天苷高剂量组	8	40	1.47 ± 0.55#	5.04 ± 0.68#	6.22 ± 0.77#	12.84 ± 1.54##
阳性药组	8	50	1.49 ± 0.78#	5.24 ± 0.39#	6.50 ± 0.93	13.75 ± 1.39##

注：与模型组比较，#$P < 0.05$，##$P < 0.01$。

模型组大鼠血浆黏度、全血黏度与对照组比较显著升高，红景天苷高、中、低剂量具有降低全血黏度、血浆黏度的作用，尤其是高剂量组作用显著，并与模型组比较有显著性差异，说明红景天苷具有降低慢性高原病大鼠血浆黏度、全血黏度的作用。

（3）红景天苷对慢性高原病大鼠血管内皮细胞、血管活性物质的影响如下（见表7-10）。

表 7-10　红景天苷对慢性高原病大鼠血管内皮细胞、血管活性物质的影响

组别	剂量/mg·kg^{-1}	n	NO/μmol/L	NOS/×10^{3}U/L	ET-1/ng·L^{-1}	VEGF/pg·ml^{-1}
对照组	—	8	80.24 ± 17.33$^{\#\#}$	17.82 ± 3.86$^{\#}$	62.38 ± 8.95$^{\#\#}$	121.32 ± 12.36$^{\#\#}$
模型组	—	8	54.36 ± 8.94	10.36 ± 7.03	95.67 ± 9.18	152.36 ± 15.27
红景天苷低剂量组	10	8	59.27 ± 8.90	13.68 ± 8.34	88.64 ± 10.12	146.38 ± 17.30
红景天苷中剂量组	20	8	61.64 ± 8.74	14.06 ± 8.69	84.36 ± 9.64$^{\#}$	140.24 ± 14.60
红景天苷高剂量组	40	8	69.47 ± 7.94$^{\#\#}$	16.07 ± 7.15$^{\#}$	81.39 ± 8.56$^{\#\#}$	134.27 ± 11.92$^{\#}$
阳性药组	50	8	64.69 ± 8.47$^{\#}$	15.39 ± 6.97$^{\#}$	85.61 ± 9.07$^{\#}$	143.61 ± 11.93

注：与模型组比较，$^{\#}P < 0.05$，$^{\#\#}P < 0.01$。

模型组大鼠NO、NOS与对照组比较显著降低，ET-1、VEGF显著升高。红景天苷高剂量具有显著升高NO、NOS的作用，红景天苷高、中剂量具有显著降低ET-1的作用，红景天苷高剂量具有显著降低VEGF的作用。

4. 讨论

早在《四部医典》即有红景天的药理作用的记载，随着科研技术的不断发展和提高，红景天中的主要成分也逐渐被确认，目前已明确的成分包括红景天苷、酪醇等，其中研究最多的就数红景天苷，近年研究证实，红景天苷对肾脏、心血管系统等器官及系统具有保护作用。红景天苷还可降低全血黏度，通过降低红细胞刚性和聚集性指数而使HCT和纤维蛋白原减少，对血小板聚集起到明显的抑制作用。红景天苷具有抗缺氧、抗疲劳、抗衰老和保护心血管的作用。研究发现，慢性高原病患者红细胞异常增多，血液黏度增大，血管内皮系统受到很大的损伤。本实验表明：红景天苷通过降低慢性高原病大鼠RBC、HGB、HCT、全血黏度、血浆黏度，使异常的血管内皮细胞、血管活性物质趋于正常，从而改善微循环，增加血液与组织的物质交换，提高机体对氧的利用率，在对慢性高原病的治疗中发挥作用。

（三）红景天苷对慢性高原病大鼠耳郭微循环的影响

1. 实验材料

（1）实验动物。清洁级Wistar大鼠，雌雄各半，体重（220±20）g，由兰州大学实验动物中心提供，许可证号：SCXK（甘）2012-0033。

（2）受试药物。红景天苷，成都恒基医药科技有限公司生产，批号：20130412；川芎嗪注射液，上海现代哈森药业有限公司生产，批号：20110412。

（3）实验仪器。多普勒激光微循环仪，LDF100C，Biopac systems；微循环图像分析仪，WXT-4型，徐州恒达光学电子仪器有限公司。

2. 方法

（1）实验分组及模型建立。48只大鼠随机分为6组，分别为空白组、模型组，以及红景天苷高、中、低剂量组和阳性药组，每组8只。除空白组外，其余5组按照姜平等[67]建立慢性高原病模型的方法复制大鼠疾病模型。并同时注射相应的药物，阳性药组给予川芎嗪注射液，对照组注射等体积生理盐水，40 d模型复制成功后，按0.3 ml/100 g腹腔注射10%水合氯醛麻醉，用多普勒微循环检测仪检测耳郭微循环血流量，并用微循环图像分析仪测耳郭微血管流速和管径。

（2）统计学方法。采用SPSS 17.0 for windows统计软件，实验数据均采用平均数±标准差（$\bar{x} \pm s$）表示，计量资料组间比较采用单因素方差分析，多重比较采用LSD方法，$P < 0.05$为差异有显著的统计学意义，$P < 0.01$为差异有极显著的统计学意义。

3. 实验结果

（1）红景天苷对慢性高原病大鼠耳郭微循环血流量的影响如下（见表7-11）。

表 7-11 红景天苷对慢性高原病大鼠耳郭微循环血流量的影响（$\bar{x} \pm s$）

组 别	剂量/mg · kg^{-1}	n	耳郭微循环血流量
空白组	—	8	0.274 ± 0.112[##]
模型组	—	8	0.094 ± 0.042
红景天苷低剂量组	10	8	0.164 ± 0.057[##]
红景天苷中剂量组	20	8	0.175 ± 0.068[##]
红景天苷高剂量组	40	8	0.195 ± 0.073[##]
阳性药组	50	8	0.197 ± 0.088[##]

注：与模型组比较，[#]$P < 0.05$，[##]$P < 0.01$。

模型组大鼠耳郭微循环血流量与对照组比较，血流量明显下降；红景天苷高、中、低剂量组血流量升高，并与模型组比较有显著性差异。说明红景天苷具有改善慢性高原病大鼠耳郭微循环障碍，增加耳郭微循环血流量的作用。

（2）红景天苷对慢性高原病大鼠耳郭微血管流速和管径的影响如下（见表7-12、表7-13）。

表 7-12　红景天苷对慢性高原病大鼠耳郭微血管流速的影响（$\bar{x} \pm s$）

组　别	剂量/mg·kg^{-1}	n	微动脉流速/μm·s^{-1}	微静脉流速/μm·s^{-1}
空白组	—	8	56.37 ± 7.95[#]	41.77 ± 5.74[#]
模型组	—	8	42.32 ± 5.61	31.25 ± 4.62
红景天苷低剂量组	10	8	48.37 ± 4.52[#]	37.44 ± 5.94[#]
红景天苷中剂量组	20	8	51.22 ± 5.87[##]	38.41 ± 6.07[##]
红景天苷高剂量组	40	8	52.37 ± 5.20[##]	39.96 ± 5.80[##]
阳性药组	50	8	50.32 ± 4.78[##]	37.66 ± 6.03[##]

注：与模型组比较，[#]$P < 0.05$，[##]$P < 0.01$。

模型组大鼠耳郭微动脉、微静脉血液流速明显降低，红景天苷高、中、低剂量组微动脉、微静脉血液流速明显加快，并与模型组比较有显著差异。说明红景天苷具有改善慢性高原病大鼠耳郭微动脉、微静脉血液流速的作用。

表 7-13　红景天苷对慢性高原病大鼠耳郭微血管管径的影响（$\bar{x} \pm s$）

组　别	剂量/mg·kg^{-1}	n	微动脉管径/μm	微静脉管径/μm
空白组	—	8	17.33 ± 3.04[#]	20.07 ± 5.06[#]
模型组	—	8	11.21 ± 3.09	13.02 ± 3.70
红景天苷低剂量组	10	8	14.20 ± 3.51	16.64 ± 5.03
红景天苷中剂量组	20	8	14.97 ± 4.06[#]	18.08 ± 4.21[#]
红景天苷高剂量组	40	8	15.36 ± 3.54[##]	18.31 ± 4.28[#]
阳性药组	50	8	14.79 ± 5.07[#]	17.66 ± 4.22[#]

注：与模型组比较，[#]$P < 0.05$，[##]$P < 0.01$。

模型组大鼠耳郭微动脉、微静脉血管直径变窄，红景天苷高、中、低剂量具有扩张微动脉、微静脉的作用，并与模型组比较有显著性差异，具有改善慢性高原病大鼠耳郭微动脉、微静脉变窄的作用。

4. 讨论

资料显示，慢性高原病患者存在微循环功能障碍。微循环是微动脉和微静脉之间的血液循环，是血液与组织细胞进行物质交换的场所。现代医学认为，微循环直接参与细胞、组织的物质、能量、信息传递。微循环功能下降，机体从血液中获得氧及营养物质的能力降低，组织缺氧，刺激机体产生更多的红细胞，使血液变得更加黏稠，又加重了微循环障碍，如此往复，机体陷入"缺氧—红细胞增多—微循环障碍—血液同组织间物质交换能力下降—机体缺氧—红细胞增多"的恶性循环之中，使慢性高原病病情越来越重。

耳郭微循环是微循环的重要组成部分，由于位置表浅、微血管形态清晰、易于观察、对动物没有损伤而被广泛运用。微血管形态、口径和血流速度能够直接反应微循环的状态，进而可以了解血液在组织中的灌注情况。本实验结果显示红景天苷通过扩张慢性高原病大鼠耳郭微循环中微动脉、微静脉，加快血流速度，增加耳廓微循环中的血流量，降低RBC、HGB、HCT，降低全血黏度、血浆黏度，使异常的血管内皮细胞、血管活性物质趋于正常，从而改善微循环，增加血液与组织的物质交换，提高机体对氧的利用率，在对慢性高原病的治疗中发挥作用。

（四）红景天苷对慢性高原病大鼠促红细胞生成素及骨髓病理学的影响研究

通过研究不同剂量红景天苷（见图7-1）干预对慢性高原病大鼠EPO水平及骨髓红细胞形态的变化情况，探讨红景天苷防治慢性高原病的潜在机制，进而为慢性高原病的防治提供科学依据。

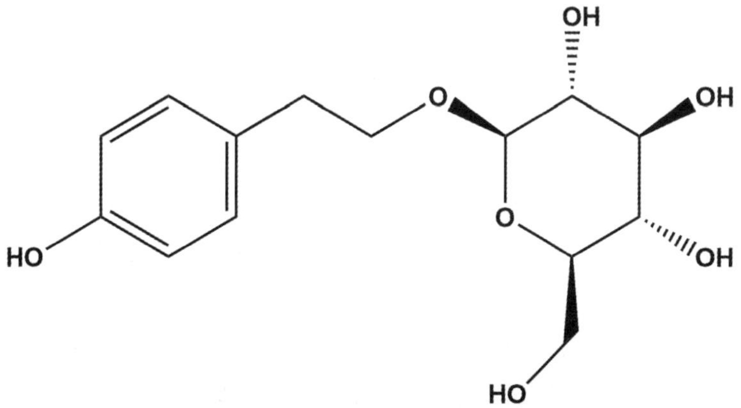

图 7-1　红景天苷的化学结构

1. 实验材料

（1）实验动物。SPF级Wistar大鼠40只，雌雄各半，体重（220±20）g，由斯贝特（北京）生物技术有限公司实验动物中心提供。动物生产许可证号：SCXK（京）2016-0002；实验动物饲养环境为恒温恒湿，自由饮水、饮食。

（2）受试药物。红景天苷纯度＞95%，成都恒基医药科技有限公司，生产批号：20170512。

（3）实验仪器。UPG-764双光束紫外分光光度计，北京优普通用科技有限公司；BX5353+DP27奥林巴斯显微镜及成像系统；伯乐蛋白电泳仪、全自动凝胶成像分析系统，美国伯乐Bio-Rad公司。

2. 方法

（1）实验分组及模型建立。40只大鼠随机分为对照组、慢性高原病模型组及红景天苷高、中、低剂量组，每组各8只。除对照组外，其余4组按照姜平等[67]慢性高原病大鼠疾病模型的复制方法建立大鼠模型。除模型组和空白对照组分别灌胃等体积生理盐水外，其余各组分别灌胃给药红景天苷高（200 mg/kg）、中（100 mg/kg）、低（50 mg/kg）剂量，每日1次，40 d模型复制成功后，股动脉取血，取肾脏组织，分别测定EPO水平；并取大鼠骨髓液进行病理观察。

（2）样本。股动脉采血4~5 ml至肝素化的冷凝管；解剖取出肾皮质均匀分成5份，其中3份冻存检测生化指标用，剩下2份分别固定在甲醛和戊二醛中，以供病理观察。

（3）血清EPO水平测定方法。采集血样静置30 min后3000 r/min离心20 min分离血清，置于-80℃冰箱保存待测，通过ELISA法检测。

（4）肾脏EPO水平测定方法。Western Blot实验以每孔30 μg的样品量进行电泳，EPO抗体（1:1000）孵育后加二抗（1:3000），ECL发光检测，Image J软件分析。

（5）骨髓病理学观察。骨髓病理涂片，即摘取各组大鼠股骨骨髓至载玻片上，用推片蘸取骨髓小粒丰富的骨髓液少许（直径1~2 mm大小的骨髓液1滴），置于载玻片右端1/3处，使推片、玻片和骨髓液接触后骨髓液扩散成一均匀的粗线，然后使推片和玻片成30°~45°，自右向左，均匀地向前推，保证涂片头、体、尾完整，自然晾干，进行石蜡包埋、切片，HE染色后显微镜观察骨髓细胞形态。骨髓病理显微观察，即在显微镜下观察骨髓象变化，计数500个细胞，分类计数红细胞数和粒细胞数，计算红细胞比例、粒细胞比例及粒红细胞比。

（6）统计学方法。采用SPSS 17.0软件进行处理分析，数据均采用平均数±标准差（$\bar{x}±s$）表示，多组之间比较采用单因素方差分析，组间差异比较用q检验。以$P<0.05$为差异具有统计学意义。

3. 实验结果

（1）红景天苷对慢性高原病大鼠EPO水平的影响。本研究通过Western Blot及ELISA实验分别检测各组大鼠肾脏和血液中的EPO水平。结果显示，与正常对照组相比，慢性高原病模型大鼠肾脏及血中的EPO水平均显著升高（$P < 0.01$），提示肾脏和血中EPO水平升高是慢性高原病大鼠的显著特征。与慢性高原病模型组相比，红景天苷高、中、低剂量治疗40 d后，大鼠的肾脏EPO、血清EPO水平均有显著下调，且具有统计学差异（$P < 0.01$）（见表7-14、图7-2）。尤其是血清EPO水平的下调呈显著的剂量依赖性。上述研究提示红景天苷干预后可显著回调肾脏EPO、血清的EPO水平。

表 7-14　红景天苷对慢性高原病大鼠 EPO 水平的影响（$\bar{x} \pm s$，$n=8$）

组别	WB（肾脏）	ELISA血 /ng·L⁻¹
正常对照组	0.7328 ± 0.0860##	236.93 ± 78.82##
模型组	1.1504 ± 0.1004	911.21 ± 103.08
治疗低剂量组	0.7536 ± 0.1012##	729.72 ± 111.89##
治疗中剂量组	0.6860 ± 0.1099##	503.03 ± 100.73##
治疗高剂量组	0.5606 ± 0.0508##	483.99 ± 86.27##

注：与模型组比较，#$P < 0.05$，##$P < 0.01$。

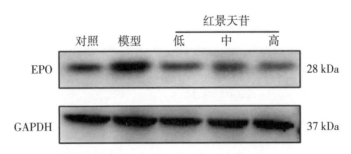

图 7-2　红景天苷干预对慢性高原病大鼠肾脏 EPO 水平的影响
EPO：促红细胞生成素；GAPDH：3- 磷酸脱氢酶

（2）骨髓象变化。空白对照大鼠的骨髓象有核红细胞和粒细胞比例正常，成熟红细胞形态一致，未见骨髓红细胞系增生改变；而慢性高原病模型大鼠骨髓象成熟红细胞明显增多，成熟红细胞形态不一致，且有明显差异。与空白对照大鼠骨髓象比较，模型大鼠有核红细胞增生明显，尤其是以晚幼粒红细胞增多为甚，有核红细胞比例显著增高。低剂量治疗大鼠骨髓象红细胞系增生活跃，主要是晚幼红细胞增生活跃，与模型大鼠骨髓象比较没有明显形态学变化，差异无统计学意义；中剂量治疗大鼠骨髓象虽然有红细胞系增生，但晚幼红细胞和成熟红细胞增生并不明显，且成熟红细胞形态正常。高剂量治疗骨髓象粒细胞系和红细胞系比例趋于正常，与模型组骨髓象比较，晚幼红细胞增生并不活跃，成熟红细胞形态正常（见图7-3、表7-15）。

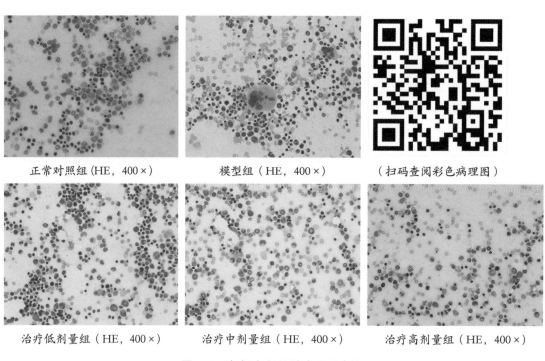

正常对照组（HE，400×）　　　模型组（HE，400×）　　　（扫码查阅彩色病理图）

治疗低剂量组（HE，400×）　　　治疗中剂量组（HE，400×）　　　治疗高剂量组（HE，400×）

图 7-3　各组大鼠骨髓病理观察图

表 7-15　红景天苷慢性高原病大鼠骨髓象的影响（$\bar{x} \pm s$）

组别	n	红细胞比例/%	粒细胞比例/%	粒细胞/红细胞
正常对照组	8	20.70 ± 1.34##	40.05 ± 2.52##	1.94 ± 0.14##
模型组	8	25.33 ± 3.09	34.63 ± 3.70	1.38 ± 0.20
治疗低剂量组	8	25.10 ± 2.13	34.55 ± 3.09	1.38 ± 0.13
治疗中剂量组	8	23.53 ± 2.45	37.68 ± 3.80	1.61 ± 0.15#
治疗高剂量组	8	22.92 ± 2.25#	42.03 ± 3.40##	1.84 ± 0.10##

注：与模型组比较，#$P < 0.05$，##$P < 0.01$。

4. 讨论

EPO主要来源于肾皮质内肾小管周围细胞，其次是肝脏、骨髓及脾脏中的巨噬细胞。久居高原缺氧环境中的人群，肾脏因持续低氧激活磷脂酶并诱发环磷酸腺苷增加，磷脂酶进一步刺激前列腺素PG1、PG2分泌，激活蛋白激酶；蛋白激酶及环磷酸腺苷在水解酶加磷氧基的作用下合成EPO。EPO调节骨髓，使HSC向红系增生、分化、成熟，进而使血液中的血红蛋白（HGB）水平升高，适应缺氧环境。但是肾皮质内EPO生成需要消耗氧气，使肾皮质缺氧进一步增加，形成"缺氧—EPO分泌增加—红系增生—加重缺氧"的恶性循环。严重的低氧血症又会促进红系增生，引发血液黏度升高，最终形成"缺氧—红系增生—血液黏滞—缺氧加重"的恶性循环。由此可见，EPO的分泌过度可能是诱发慢性高原病的重要因素。

慢性高原病组血浆EPO水平显著高于正常对照组，且移居者高于世居者，更比平原对照组明显升高。EPO通过作用于靶细胞上的EPOR，不仅能刺激骨髓多能干细胞向RBC系列转化，促进红系原始细胞增殖、缩短RBC成熟时间，进而使骨髓中网织RBC释放增加，最终诱导外周血中成熟RBC数量增加。此外，慢性高原病患者血浆EPO水平明显高于平原健康对照组，且与外周血中HGB水平存在明显正相关。

研究结果显示，慢性高原病大鼠肾脏EPO、血浆EPO水平均有显著升高，但是红景天苷高、中、低剂量干预40 d后均有显著降低慢性高原病大鼠EPO水平的效果，提示红景天苷可能是通过降低慢性高原病大鼠体内EPO过度分泌、合成与释放，外周血中成熟RBC过度代偿性增生数量减少，从而降低血液黏度，使血流加速、氧传递畅通，改善组织缺氧。

骨髓涂片是评价造血系统的重要方法，该技术常用于判断待测药物的潜在血液毒性及对造血系统的影响。本研究中，骨髓细胞病理学研究结果显示慢性高原病大鼠的骨髓未成熟红细胞明显增多，尤其以变形红细胞最为突显；细胞分类计数后，发现中、晚幼红细胞明显增加，粒细胞系统与有核红细胞的比值明显降低，红细胞系统增生活跃，细胞间接和直接分裂的频率增加，红系的病态造血，导致骨髓生成、释放调节均失控，从而使红细胞增多，骨髓造血功能发生异常，进而诱发慢性高原病。但红景天苷高剂量干预后的大鼠骨髓象粒细胞系和红细胞系比例趋于正常，且与模型组骨髓象比较，晚幼红细胞增生稳定，成熟红细胞形态正常。提示红景天苷具有改善慢性高原病大鼠骨髓象红细胞系过度代偿性增生的作用。

（五）红景天苷对慢性高原病大鼠红细胞膜结构和功能的影响研究

1. 实验材料

（1）实验动物。SPF级Wistar大鼠40只，雌雄各半，体重（220±20）g，由斯贝特（北京）生物技术有限公司实验动物中心提供。动物质量合格证号：SCXK（京）2016-0002；实验动物饲养环境为室温20~22℃，自由饮水，饲固体饲料。

（2）受试药物。红景天苷，纯度＞95%，成都恒基医药科技有限公司生产，批号：20170512。

（3）主要试剂。红细胞膜流动性TMA-DPH荧光检测试剂盒，HR0954，北京百奥莱博科技有限公司生产；总胆固醇测定试剂盒（单试剂GPO-PAP法）、超微量Na^+-K^+-ATP酶测定试剂盒、超微量ATP酶测试盒（Na^+-K^+、Ca^{2+}-Mg^{2+}-ATP酶）、钙测试盒、钠测试盒，A111-1-1、A070-2-2、A070-5-1、C002、C004-2，南京建成生物工程研究所；磷脂检测试剂盒，MAK122-1KT，Sigma-Aldrich；磷脂酸（PA）、磷脂酰胆碱（PC）、磷脂酰乙醇胺（PE）、磷脂酰丝氨酸（PS）ELISA检测试剂盒，CK-E92986R、CK-E30695R、CK-E30963R、CK-E30694R，上海源叶生物科技有限公司。

（4）主要仪器。FL970天美荧光分光光度计，广州贝拓科学技术有限公司；Alpha-1106型可见分光光度计，上海谱元仪器有限公司；酶标仪，赛默飞世尔科技中国有限公司；恒温循环器HX-10555和台式高速冷冻离心机TLL-C，北京四环科学仪器厂。

2. 方法

（1）药物配制。红景天苷溶液配置：分别取2.0 g、1.0 g、0.5 g红景天苷溶于生理盐水定容于100 ml，配置不同浓度的红景天苷溶液并低温避光保存。

（2）动物分组及给药。将40只大鼠每组8只，随机分为5组，雌雄各半，分开饲养。分别为正常对照组、慢性高原病模型组及红景天苷高剂量组（200 mg/kg）、中剂量组（100 mg/kg）、低剂量组（50 mg/kg）。除正常对照组外，其余4组按照姜平等人[67]慢性高原病大鼠疾病模型的复制方法建立大鼠疾病模型。红景天苷组分别灌胃给予不同剂量的药物，慢性高原病模型组和正常对照组按体重灌胃等体积生理盐水。每组给药体积均为10 ml/kg，每日1次，连续40 d。

（3）采集血液样本。取血前各组大鼠禁食不禁水，于末次给药后，腹腔注射乌拉坦进行麻醉，仰卧于手术台上股总动脉采血，股动脉收集血液标本4~5 ml，将血液标本收集到已肝素化的冷凝管，测定各项指标和用于制备红细胞膜。

（4）红细胞膜的制备。运用低渗溶解和差速离心法。将收集的血液标本，以3000 r/min离心10 min，弃上清液，除去的主要为白细胞和血小板的中间层，再以1∶3比例加入等渗的pH值为7.4的缓冲液（PBS），以3000 r/min离心10 min，弃上清液，反复洗涤3次，直至上清液无色，轻轻吸除上清液，得到压积红细胞混悬液1.5~2.5 ml。取0.5 ml压积红细胞，向红细胞混悬液中以1∶10比例加入预冷的5 mmol/L pH值为7.4 Tris-HCl低渗溶液，同时加入蛋白酶抑制剂苯甲基磺酰氟（PMSF）0.1 mmol/L，放入4℃冰箱中溶血过夜，将所得红细胞溶血液以3000 r/min离心10 min，弃上清液，再加入5 mmol/L pH值为7.4 Tris-HCl低渗溶液，以3000 r/min离心10 min，反复洗涤3次，最后得到乳白色膜或粉红色血影膜样品，将其1∶1悬浮在PBS溶液中，用蛋白试剂盒定量膜蛋白，最后放置-80℃冰箱备用。

（5）相关生化指标的测定方法。①红细胞膜脂质流动性的测定：取红细胞膜混悬液，加2 ml 2.0 μmol/L 1,6-二苯基-1,3,5-乙三烯（DPH）作荧光探针，37℃孵育30 min，加入pH值为7.4的10 mmol/L缓冲液（PBS），离心洗涤2次，除去标记液。离心条件为0~4℃下

4000 r/min离心10 min。PBS重悬样品，上机检测偏振度。检测条件为激发波长362 nm，发射波长432 nm，激发狭缝5 nm，发射狭缝 10 nm。检测激发光光轴呈水平方向的水平、垂直方向的荧光强度，激发光光轴呈垂直方向时水平、垂直方向的荧光强度。根据Einsteins硬粒子溶液黏度公式计算细胞膜脂质流动度（MF）。MF=（$\rho_{max}/\rho-1$）/ρ（ρ，荧光偏振度的测定值；$\rho_{max}=0.5$）。②红细胞膜总胆固醇含量（单位为μmol/mg）的测定：在提取好的红细胞膜中加入0.2~0.3 ml的匀浆介质进行匀浆，冰水浴条件下手动匀浆，制备好的匀浆液不离心，混匀，37℃孵育10 min，在波长510 nm处用酶标仪测定各样品吸光度值。③红细胞膜总磷脂含量（单位为μmol/mg）测定：取红细胞膜顺次加入无水甲醇和氯仿，振荡混匀，加H_2O离心，离心条件2000 r/min，离心时间5 min，取下层液体重复离心1次；取下层液加入亚硫酸钠（Na_2SO_3），过滤，滤液干燥。加氯仿溶解，加2倍体积高氯酸在消化炉上消化至淡黄色，加过氧化氢（H_2O_2），加热至无色冷却，加少量H_2O，100℃加热10 min后冷却至室温，按磷含量检测试剂盒说明操作，检测吸光度值，结合蛋白定量计算红细胞膜磷脂含量。④红细胞膜磷脂成分（单位为μmol/mg）的测定：红细胞膜磷脂的提取，即取红细胞膜加入无水甲醇，混匀，加入氯仿后在漩涡混匀器上剧烈振荡2 min，再加1 ml氯仿振荡1 min，加去离子水振摇1 min，2000 r/min离心5 min，取底层液体重复1次；取底层液体加入少量的Na_2SO_3，振荡，过滤，收集滤液，真空干燥，密封后存于-20℃待测。磷脂的消化，即取干燥后的膜样品，加少量氯仿溶解至消化瓶中，加入2倍体积的高氯酸消化，在消化炉上加热至发白烟，样品由黑色转变成淡黄色，取下稍冷，加2滴H_2O_2，继续加热至溶液呈无色，冷却，加少量的水，于100℃时加热10 min，使焦磷酸转变为磷酸，冷至室温，待测。使用ELISA试剂盒测定磷脂成分PA、PC、PE、PS含量，参照检测试剂盒说明书在450 nm波长处用酶标仪测定各样品的吸光度（OD值）。按标准品线性回归曲线方程计算各样本浓度值。⑤红细胞膜Na^+-K^+-ATP酶及$Ca^{2+}-Mg^{2+}$-ATP酶活性（单位为U/mg）的测定：采用化学比色法。取上述红细胞血影膜严格按照试剂盒提供的规范操作步骤进行检测，660 nm处测各管吸光度值。⑥红细胞内Na^+和Ca^{2+}浓度的测定：吸取0.5 ml压积红细胞于组织匀浆器中，匀浆后得到红细胞匀浆液，然后收集匀浆液离心后收集上清液，采用分光光度计检测，波长610 nm或620 nm，酶标仪比色，测各管吸光度值。

（6）数据分析及统计。采用SPSS 17.0 for windows统计软件，数据均采用平均数±标准差（$\bar{x}\pm s$）表示，计量资料组间比较采用单因素方差分析、重复测量方差分析，多重比较采用LSD方法，$P<0.05$认为差异有显著的统计学意义，$P<0.01$认为差异有极显著的统计学意义。

3. 实验结果

（1）红景天苷对慢性高原病大鼠红细胞膜脂质流动性的影响（见图7-4）。慢性高原病模型组红细胞膜的脂质流动性（MF）显著低于正常对照组（$P<0.01$），提示慢性高原病大鼠的红细胞膜脂质流动性较健康大鼠有明显降低。但红景天苷中、高剂量组可极显著改

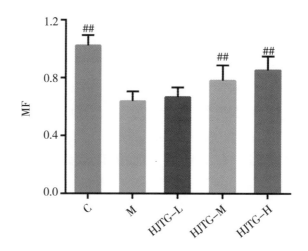

图 7-4　红景天苷对慢性高原病大鼠红细胞膜脂质流动性的影响（ $n=8$ ）
C：正常对照组；M：慢性高原病模型组；HJTG-L：红景天苷低剂量组；HJTG-M：红景天苷中剂量组；
HJTG-H：红景天苷高剂量组
注：与慢性高原病模型组比较， $^{\#\#}P < 0.01$ 。

善慢性高原病大鼠红细胞膜的脂质流动性（ $P < 0.01$ ）。研究发现慢性高原病患者的红细胞膜流动性下降，可能导致红细胞的变形能力降低和聚集性增加，血液黏度升高，使机体进一步缺氧。在本实验中红景天苷（尤其是中、高剂量组）可逆转红细胞膜脂质流动性的降低，提示红景天苷可通过调节红细胞膜脂质流动性去改善血液循环，进而达到促进供氧和缓解氧化疲劳的功效。

（2）红景天苷对慢性高原病大鼠红细胞膜总胆固醇和总磷脂含量的影响（见图7-5）。慢性高原病模型组大鼠红细胞膜的总胆固醇含量明显高于正常对照组（ $P < 0.01$ ），总磷脂

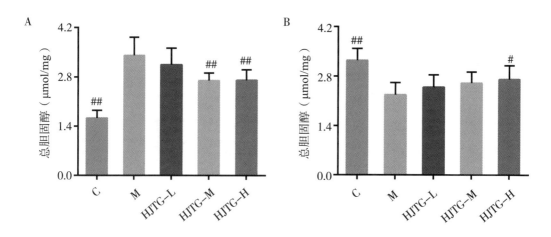

图 7-5　红景天苷对慢性高原病大鼠红细胞膜总胆固醇（A）、总磷脂（B）含量的影响（ $n=8$ ）
C：正常对照组；M：慢性高原病模型组；HJTG-L：红景天苷低剂量组；HJTG-M：红景天苷中剂量组；
HJTG-H：红景天苷高剂量组
注：与慢性高原病模型组比较， $^{\#}P < 0.05$ ， $^{\#\#}P < 0.01$ 。

含量明显低于正常对照组（$P < 0.01$），表明慢性高原病大鼠红细胞膜的总胆固醇含量升高、总磷脂含量降低。有研究也显示，慢性高原病患者红细胞膜胆固醇含量和胆固醇/磷脂比值显著升高，膜磷脂含量降低，并发现这与红细胞变形能力降低有密切关系，存在相关性。本研究中，在红景天苷干预后，中、高剂量治疗组大鼠红细胞膜总胆固醇含量极显著低于慢性高原病模型组（$P < 0.01$），高剂量组总磷脂含量显著高于慢性高原病模型组（$P < 0.05$），向健康大鼠的正常指标转变，提示红景天苷可通过降低慢性高原病大鼠红细胞膜总胆固醇含量，提高总磷脂含量，改善红细胞的变形能力，提高细胞膜的稳定性。

（3）红景天苷对慢性高原病大鼠红细胞膜磷脂成分含量的影响（见图7-6）。慢性高原病模型组大鼠红细胞膜中磷脂成分PA、PC、PE和PS含量极显著低于正常对照组（$P < 0.01$），提示慢性高原病大鼠红细胞膜PA、PC、PE和PS含量较健康大鼠降低。Kamada T认为在红细胞膜脂质中，不同磷脂成分改变才是导致红细胞膜性能异常的主要原因。本研究中，红景天苷干预后，红景天苷低、中、高剂量治疗组大鼠红细胞膜PA、PC、PE含量明显高于慢性高原病模型组（$P < 0.05$或$P < 0.01$），红景天苷高剂量治疗组PS含量明显高于慢

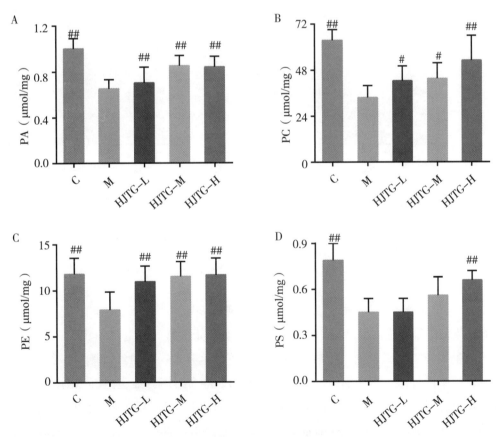

图7-6　红景天苷对慢性高原病大鼠红细胞膜PA（A）、PC（B）、PE（C）和PS（D）含量的影响（$n=8$）
C：正常对照组；M：慢性高原病模型组；HJTG-L：红景天苷低剂量组；HJTG-M：红景天苷中剂量组；
HJTG-H：红景天苷高剂量组
注：与慢性高原病模型组比较，$^{\#}P < 0.05$，$^{\#\#}P < 0.01$。

性高原病模型组（$P<0.01$），提示红景天苷可提高慢性高原病大鼠红细胞膜PA、PC、PE和PS的含量，能改善红细胞膜异常结构和性能，对维持细胞膜稳态有重要作用。

（4）红景天苷干预对Na^+-K^+-ATP酶和Ca^{2+}-Mg^{2+}-ATP酶活性的影响（见图7-7）。结果表明，慢性高原病模型组红细胞膜Na^+-K^+-ATPase、Ca^{2+}-Mg^{2+}-ATPase活性明显低于正常对照组（$P<0.01$），提示慢性高原病大鼠红细胞膜Na^+-K^+-ATPase、Ca^{2+}-Mg^{2+}-ATPase活性降低。这和邹春华等[68]研究发现慢性高原病患者红细胞膜的ATP酶活性明显低于正常人的情况一致，缺氧会导致细胞内线粒体受损，能量代谢紊乱，ATPase的功能失调，细胞膜离子转运障碍，进而影响相关的细胞物质交换、能量转换及信息传递等功能。但红景天苷干预后，大鼠红细胞膜Na^+-K^+-ATPase、Ca^{2+}-Mg^{2+}-ATPase活性明显回调。红景天苷低、中、高剂量治疗组大鼠的红细胞膜Na^+-K^+-ATPase、Ca^{2+}-Mg^{2+}-ATPase活性明显高于慢性高原病模型组（$P<0.05$或$P<0.01$），提示红景天苷可调控慢性高原病大鼠红细胞膜Na^+-K^+-ATPase酶和Ca^{2+}-Mg^{2+}-ATPase酶活性消减的程度，改善红细胞膜的功能和细胞代谢活动。

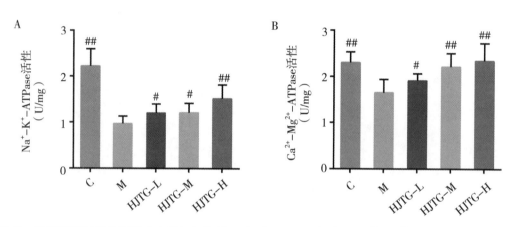

图7-7 红景天苷对慢性高原病大鼠红细胞膜 Na^+-K^+-ATPase（A）和 Ca^{2+}-Mg^{2+}-ATPase（B）活性的影响（$n=8$）
C：正常对照组；M：慢性高原病模型组；HJTG-L：红景天苷低剂量组；HJTG-M：红景天苷中剂量组；HJTG-H：红景天苷高剂量组
注：与慢性高原病模型组比较，$^{\#}P<0.05$，$^{\#\#}P<0.01$。

（5）红景天苷干预对慢性高原病大鼠红细胞内Na^+和Ca^{2+}浓度的影响（见图7-8）。慢性高原病模型组红细胞内Na^+和Ca^{2+}浓度水平极显著高于正常对照组（$P<0.01$），表明慢性高原病大鼠相较于健康大鼠，红细胞内Na^+和Ca^{2+}浓度升高。异常红细胞中，细胞内Na^+增多，会使细胞内外渗透压失衡，红细胞脆性增加，寿命缩短；细胞内Ca^{2+}浓度水平升高，影响膜蛋白之间的相互作用，使红细胞膜的黏弹性下降，膜脂质与骨架蛋白分离，导致细胞膜的稳定性和流动性下降，红细胞变形能力降低。本实验中，红景天苷干预后，红景天苷低、中、高剂量组慢性高原病大鼠红细胞内Na^+和Ca^{2+}的水平明显低于慢性高原病模型组（$P<0.05$及$P<0.01$），提示红景天苷通过显著降低慢性高原病大鼠红细胞内Na^+和Ca^{2+}浓

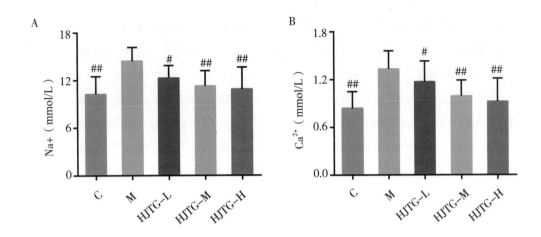

图 7-8　红景天苷对慢性高原病大鼠红细胞内 Na^+（A）和 Ca^{2+}（B）浓度的影响（$n=8$）
C：正常对照组；M：慢性高原病模型组；HJTG-L：红景天苷低剂量组；HJTG-M：红景天苷中剂量组；
HJTG-H：红景天苷高剂量组
注：与慢性高原病模型组比较，$^\#P < 0.05$，$^{\#\#}P < 0.01$。

度，维持细胞内外渗透压平衡，保护红细胞正常形态和功能，提高红细胞膜的稳定性和流动性。

4. 讨论

红景天长期用于治疗高原病，其主要活性成分红景天苷，具有抗抑郁、抗焦虑、抗应激、抗疲劳、抗氧化、抗缺氧、抗衰老、改善人体造血功能、改善记忆、预防高原反应等药理活性。红景天苷还具有独特的双向调控作用和适应原性作用，能增强机体应对不同刺激的能力，使异常变化指标向正常转变。但红景天苷改善慢性高原病症状的分子机制尚不清楚。基于其药理作用，本实验对红景天苷在慢性高原病发生过程中对红细胞膜结构和功能的调控作用进行了深入研究。

慢性高原病发病与环境缺氧有密切关系，机体能量代谢异常，红细胞膜的结构发生变化，使红细胞膜的物理特性改变，而红细胞膜物理特性主要是红细胞膜的力学特性，其力学特性又取决于红细胞膜的结构。慢性高原病红细胞膜脂质的改变必将影响膜的流动性、通透性、渗透脆性，使膜分子动力学发生改变，进而影响细胞代谢活动。分析慢性高原病红细胞膜成分的改变，对从分子水平了解慢性高原病的细胞功能异常有重要价值。

红细胞膜组成中脂质约占50%，主要由磷脂和胆固醇组成，磷脂主要包括PA、PC、PE、PS等成分。在成熟红细胞膜中，磷脂在脂质双层的成分分布是不对称的，即PC主要位于膜的外层，PE的大部分及全部PS位于内层，这种不对称性对红细胞具有十分重要的意义。磷脂与红细胞的形态、物质转运、识别和清除等密切相关，还影响红细胞膜内蛋白的功能、血液的黏滞性和凝固性。胆固醇是红细胞膜脂质双层的重要组成部分，功能主要是为蛋白质提供结构骨架；维持膜的通透性，使细胞正常代谢；提高膜上脂质双层的机械稳定性；调节细胞膜的流动性和稳定性，在维持红细胞形态上起关键作用。

三磷酸腺苷酶（ATPase）广泛存在于细胞膜上，与细胞基本功能密切相关。正常细胞中，细胞内Na^+浓度远低于细胞外，K^+浓度远高于细胞外，这种梯度电位正是靠Na^+-K^+-ATPase水解释放能量来实现，即泵出细胞内的Na^+并将细胞外K^+转入细胞内，以维持细胞内外渗透压平衡，保护细胞内外离子浓度稳定。Ca^{2+}-Mg^{2+}-ATPase对维持膜脂质不对称分布有重要作用，并将细胞内Ca^{2+}主动转送到细胞外，维持细胞内外极高的Ca^{2+}浓度差，细胞的许多功能都依赖于这种浓度差，一旦降低，会导致细胞功能性损伤或死亡，而Mg^{2+}是Na^+泵和Ca^{2+}泵的激动剂。因此Na^+-K^+-ATPase和Ca^{2+}-Mg^{2+}-ATPase在维持细胞结构功能方面具有重要意义。

综上所述，本研究发现红景天苷可改善慢性高原病大鼠红细胞膜的脂质流动性，提示红景天苷可以改善血液循环，进而达到促进供氧和缓解氧化疲劳的功效。红景天苷还可显著提高红细胞膜总磷脂、PA、PC、PE、PS含量，增加Na^+-K^+-ATPase 和Ca^{2+}-Mg^{2+}-ATPase的活性；降低总胆固醇的水平和红细胞内Na^+、Ca^{2+}的浓度，提示红景天苷可通过调节红细胞膜的脂质成分，维持红细胞膜的正常结构，改善红细胞膜的功能和细胞代谢活动，进而缓解慢性高原病相关症状。

（六）红景天苷干预前后慢性高原病大鼠红细胞膜的蛋白质组学研究

蛋白质组学是一种高通量筛选技术，在医学领域的应用主要是通过寻找与某些疾病相关特异性差异表达的蛋白质分子，进一步探寻与该疾病发生发展的相关分子机制，从而发现可能用于新药物设计的分子靶点，最终为该病的治疗提供一种新的选择。本研究采用双向凝胶电泳（Twodimensional electrophoresis，2-DE）和生物信息学等方法观察红景天苷对慢性高原病大鼠红细胞膜蛋白质组学的影响，为进一步探索红景天苷改善慢性高原病的机制研究提供基础支持。

1. 材料

（1）实验动物。选取健康清洁级成年Wistar大鼠16只，雌雄各半，分开饲养，体重为180~220 g，周龄为6周，由斯贝特（北京）生物技术有限公司实验动物中心提供，动物质量合格证号：SCXK（京）2016-0002。大鼠自由进食及饮水，室内保持通风，饲养环境温度为22~24 ℃，昼夜交替节律为12 h，避免强光及噪声刺激。动物分组采用随机原则，在进行处理前先适应环境1周。

（2）主要试剂及药品。三羟甲基氨基甲烷（Tris）、十二烷基磺酸钠（SDS）、三氟乙酸四甲基乙二胺（TEMED）、丙烯酰胺、甲叉双丙烯酰胺、过硫酸铵、硫脲、碘乙酰胺、考马斯亮蓝G-250，Sigma公司；固相pH梯度胶条（pH值为3~10，NL），美国Bio-Rad公司；IPG Buffer pH 3-10、Protease Inhibitor、3-（胆酰胺丙基）-二乙胺丙磺酸

（CHAPS）、二硫苏糖醇（DTT）、矿物油、甘氨酸和低熔点琼脂糖，北京索莱宝科技有限公司；快速银染试剂盒，上海碧云天生物技术有限公司；红景天苷（纯度＞95%；#20170512），成都恒基医药科技有限公司；其余药品均为国产分析纯试剂。

（3）主要仪器。Model iMark全自动酶标仪，美国Boi-Rad公司；Optima XL-100K超速冷冻离心机，美国Beckman coulter公司；Heto Lyo-lab 3000型冷冻干燥机，丹麦 Heto公司；Mini-PROTEAN Tetra cell系统、PROTEAN IEF Cell系统、PROTEAN II XL Cell大型垂直电泳槽、GS-800校准型光密度扫描仪，PDQuest 8.0.1及Quantity One4.6.7凝胶图像分析软件，美国Bio-Rad公司；API4800串联飞行时间质谱仪MALDI-TOF-TOF，美国Applied Biosystems公司。

2. 方法

（1）动物分组及给药。将16只大鼠随机分为2组，每组8只，雌雄各半，分开饲养，为慢性高原病模型组和红景天苷治疗组。红景天苷溶液配置：取1.0 g红景天苷溶于生理盐水定容于100 ml，配置浓度为10 mg/ml的红景天苷溶液，低温避光保存。按照姜平等[67]"慢性高原病大鼠疾病模型的复制"方法建立慢性高原病大鼠模型。治疗组灌胃给予100 mg/kg的红景天苷，慢性高原病模型组按体重灌胃等体积生理盐水。每组给药体积均为10 ml/kg，每日1次，连续40 d。

（2）采集血液样本。取血前各组大鼠禁食不禁水，于末次给药后，腹腔注射戊巴比妥钠进行麻醉，仰卧于手术台上股总动脉采血，股动脉收集血液标本4~5 ml，将血液标本直接收集到已肝素化的冷凝管，测定各项指标及用于制备红细胞膜。

（3）红细胞膜的制备。用低渗溶解和差速离心法。将收集的血液标本，以3000 r/min离心10 min，弃上清液，除去主要为白细胞和血小板的中间层，再以1∶3比例加入等渗的pH值为7.4的缓冲液（PBS），以3000 r/min离心10 min，弃上清液，反复洗涤3次，直至上清液无色，轻轻吸除上清液，得到压积红细胞混悬液1.5~2.5 ml。取0.5 ml压积红细胞，向红细胞混悬液中以1∶10比例加入预冷的5 mmol/L pH值为7.4 Tris-HCl低渗溶液，同时加入蛋白酶抑制剂苯甲基磺酰氟（PMSF）0.1 mmol/L，放入4℃冰箱中溶血过夜，将所得红细胞溶血液以3000 r/min离心10 min，弃上清液，再加入5 mmol/L pH值为7.4 Tris-HCl溶液以3000 r/min离心10 min，反复洗涤3次，最后得到乳白色膜或粉红色血影膜样品，即为红细胞膜，放置-80℃冰箱备用。

（4）红细胞膜总蛋白提取及纯化。将红细胞膜样品重悬于1 ml细胞裂解缓冲液（7 mol/L尿素、2 mol/L硫脲、4% CHAPS、65 mmol/L DTT、40 mmol/L Tris、5 mmol/L PMSF、0.5% IPG buffer、Protease Inhibitor）中，在液氮中反复冻融3次后，加入5 mg/L Rnase、20 mg/L Dnase，以16000×g 4 ℃离心50 min，取上清液即为细胞总蛋白。Bradford法测定蛋白浓度，其余样品冻存于-80℃备用。

（5）双向电泳。参照Bio-Rad双向电泳指南和文献的改进方案进行，在聚焦盘中均匀加入含80 μg蛋白质样品的水化上样缓冲液（7 mol/L尿素、2 mol/L硫脲、4% CHAPS、65 mmol/L DTT、0.5%两性电解质、0.001%溴酚蓝）280 μl，将胶条胶面朝下放入聚焦槽内，覆盖2.5 ml矿物油，然后将聚焦盘置于PROTEAN IEF Cell电泳仪中进行等电聚焦。胶条平衡30 min后进行220 V恒压SDS-PAGE电泳，凝胶固定后进行硝酸银染色。

（6）凝胶图像分析。凝胶通过透射扫描仪进行扫描获取图像，用PDQuest 8.0图像分析软件选择模型组作为参考胶，对凝胶图谱依次进行点检测、背景消减、标准化、匹配、建立平均凝胶，同时结合人工校正，对凝胶图像进行分析。以图谱中蛋白点相对变化量大于2倍为标准，检测具有明显差异的蛋白质点。

（7）差异蛋白质点的质谱鉴定。在凝胶上选取差异明显的蛋白点进行切胶、脱色、酶解、萃取等操作，制备样品。将样品放入质谱仪中进行分析，采用正离子和自动获取数据模式进行数据采集，选择强度最大的10个峰进行二级质谱分析，得到肽质量指纹图（PMF）；使用MascotDistiller 2.1软件和GPS 3.6软件得到的质谱数据，进行蛋白鉴定，数据库选择NCBI、物种分类选Rat sapiens；酶选Trypsin、允许的最大漏切位点选1、固定修饰选Carbamidomethyl、可变修饰选Oxidation、肽质量容差选0.12 Da、质量测定值选择monoisotopic，然后进行数据库检索。

（8）统计学及生物信息学分析。使用STRING蛋白互作分析、GO分析和KEGG通路注释对各组间差异表达蛋白进行分析处理，GO对蛋白质组学层面的注释来源于DAVID数据库（https://david.ncifcrf.gov/summary.jsp），KEGG通路数据库来源于KEGG在线数据库，利用在线服务工具KAAS对提交的蛋白进行注释。GO和KEGG富集分析采用fisher's exact test进行检验，以$P < 0.05$为差异具有统计学意义。

3. 实验结果

（1）红景天苷处理组与模型组的双向电泳图谱分析。在相同条件下，分别对红景天苷处理组和模型组红细胞膜总蛋白各进行3次双向电泳分离，用高灵敏度的快速硝酸银染色后获得分辨率高、重复性较好的电泳图谱各3张。两组样本的蛋白组图谱总体相似，但在碱性端高分子量及酸性端低分子量区域差异较为明显（见图7-9）。使用 PDQuest 8.0 软件并结合人工校正对凝胶图谱进行检测和分析，获得模型组和红景天苷处理组3块凝胶的平均蛋白质点数分别为461 ± 14和438 ± 18，平均匹配的点数分别为382 ± 11和361 ± 15，匹配率分别为82.86%和82.42%，找出差异明显的蛋白质点（差异大于2倍以上且在3组凝胶中均有相同差异）18个，其中在红景天苷处理组表达下调的蛋白点13个，在模型组中表达上调的蛋白点5个。

（2）差异蛋白质点的生物质谱鉴定（见表7-16）。参考红细胞膜蛋白质组学相关文献选取其中差异较为明显的12个蛋白点进行质谱分析，通过NCBI数据库检索，成功鉴定了其

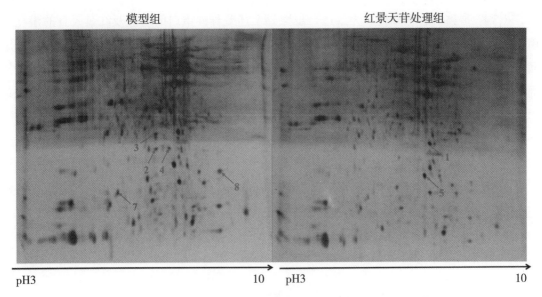

图 7-9　模型组和红景天苷处理组红细胞膜的双向电泳图谱

注：箭头指示的蛋白为鉴定成功的差异蛋白质点。

中8个蛋白质。

红景天苷给药组共有6个蛋白，即热休克蛋白27、泛素羧基末端水解酶L1、过氧化物还原酶6、热休克蛋白70A1、过氧化物还原酶1和过氧化物还原酶5表达下调，其与能量代谢、氧化应激和细胞凋亡相关。此外，还发现2个蛋白，即UDP-葡萄糖4-差向异构酶和膜联蛋白A1的表达上调，其与细胞增殖分化相关。

表 7-16　差异蛋白质点的生物质谱鉴定结果

序号	蛋白名称	序列号	分子量/KD	等电点	得分	匹配肽段	表达变化
1	UDP-葡萄糖4-差向异构酶	P18645	38.656	6.26	218	7（5）	上调
2	热休克蛋白27	P42930	22.85	5.86	192	3（3）	下调
3	泛素羧基末端水解酶L1	Q00981	25.17	5.14	556	5（5）	下调
4	过氧化物还原酶6	O35244	24.86	5.64	168	4（4）	下调
5	膜联蛋白A1	P07150	38.918	6.57	382	7（7）	上调
6	热休克蛋白70 A1	P0DMW0	69.80	5.5	82	6（4）	下调
7	过氧化物还原酶1	Q63716	22.11	8.27	141	5（5）	下调
8	过氧化物还原酶5，线粒体	Q9R063	22.301	8.93	53	5（4）	下调

（3）生物信息学分析。为了进一步探寻上述差异性蛋白的功能及红景天苷的潜在作用靶点或通路，我们借助生物信息学手段通过STRING 10.5在线分析了上述蛋白的相互作用网络（见图7-10）。研究发现热休克蛋白和过氧化物还原酶是蛋白互作网络的结点蛋白，提示红景天苷可能通过调控热休克蛋白和过氧化物还原酶的活性发挥对慢性高原病的改善作用。接着，通过DAVID分析工具中的GO注释对差异性蛋白进行细致分析（见图7-11的A~C），条目选取包含生物过程（biological process）、分子功能（molecular function）和细胞组分（cellular component）。结果表明鉴定的差异性蛋白大多为分泌蛋白，这些蛋白参与了氧化应激、氧化还原、过氧化物酶体途径等生物过程。同时，通过KEGG分析亦发现主要与过氧化物酶体途径和MAPK信号通路有关（见图7-11的D）。

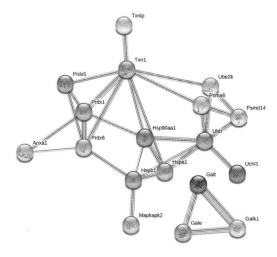

图 7-10　STRING 蛋白相互作用图

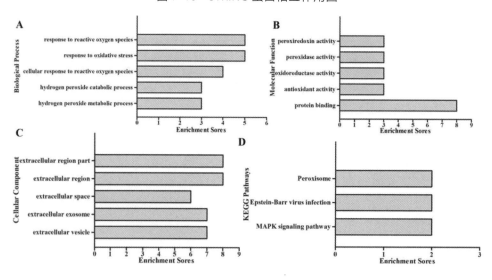

图 7-11　差异蛋白 GO 注释和 KEGG 分析

A：生物过程（biological process）；B：分子功能（molecular function）；C：细胞组分（cellular component）；D：KEGG 通路分析

4. 讨论

红景天长期用于治疗高原病，其主要活性成分之一的红景天苷，具有抗抑郁、抗焦虑、抗应激、抗疲劳、抗氧化、抗缺氧、抗衰老、改善人体造血功能、改善记忆和预防高原反应等多种药理活性。红景天苷还具有独特的双向调控作用和适应原性作用，能增强机体应对不同刺激的能力，使异常变化指标向正常转变。但红景天苷改善慢性高原病症状的分子机制尚不清楚，基于我们前期研究的药理作用，发现红景天苷可以降低慢性高原病大鼠的红细胞数量，调控红细胞膜脂质成分，改善红细胞膜的功能和细胞代谢活动，进而缓解慢性高原病的相关症状。本研究旨在观察红景天苷对慢性高原病大鼠红细胞膜的蛋白质组学影响，并探讨红景天苷改善慢性高原病的作用机制。

蛋白质组学研究技术借助高分辨率的双向凝胶电泳和质谱鉴定方法从全局角度在蛋白表达水平上研究蛋白表达水平的变化、翻译后修饰及蛋白质相互作用网络，为阐明生物体的生命活动规律提供了强有力的分析手段。蛋白质组学作为研究某一特定时期内细胞内全蛋白质组成和动态变化的一门新兴学科，在医学生物学研究领域，尤其是药物作用靶点和机制研究方面具有良好的应用前景。本研究中，我们通过前期优化双向电泳实验条件，建立了稳定的大鼠红细胞膜总蛋白分离技术平台，并获得稳定的组内和组间重复率。应用PDQuest 8.0软件进行二维凝胶电泳图谱分析时，蛋白点检测和匹配分析须结合人工校正的方法以去除一些较低表达和重复性较差的蛋白点，尽量减小实验误差。蛋白质组学研究使用高分辨率的双向凝胶电泳图谱和后续的PDQuest软件分析方法从全局角度在蛋白质表达水平上研究其变化及蛋白质相互作用，为阐明生物体的生命活动规律提供了强有力的分析工具。通过PDQuest 8.0.1软件进行2-DE图像分析时，蛋白点检测和匹配分析须结合人工校正的方法以去除一些较低表达和重复性较差的蛋白点，尽量减小误差；接着通过质谱鉴定分析对显著变化的差异蛋白点进行鉴定分析，并成功鉴定了8个差异蛋白质点，其主要与能量代谢、氧化应激、增殖分化和细胞凋亡相关；最后通过生物信息学分析发现过氧化物酶体途径在其中扮演着非常重要的角色，但是红景天苷改善慢性高原病的确切作用机制，我们计划通过蛋白免疫印迹和RT-PCR确认。

过氧化物酶体是整体细胞脂质和活性氧物质代谢的关键调节剂，在机体中发挥着很重要的抗氧化作用。鉴定结果中的3个蛋白质，过氧化物酶1、过氧化物酶5和过氧化物酶6，均属于过氧化物酶体家族，是一种普遍存在的半胱氨酸依赖性过氧化物酶家族，在调节细胞内过氧化物水平方面发挥着重要作用。这些酶通常以高水平存在并且能够快速清除过氧化物，它们的寡聚状态显示出明显的变异，并且易于通过过氧化失活和其他翻译后修饰来进行调节。此外，热休克蛋白27和热休克蛋白70均属于热休克蛋白家族，而机体对抗氧化损伤的第一步是识别细胞内环境的氧化性改变。热休克蛋白是一组可溶的细胞内蛋白质家族，占总蛋白量的5%~10%，在应激条件下（如过高热、氧化损伤、物理性或化学性刺激），热休克蛋白表达增加亦与调节细胞内氧化应激有关。

综上所述，红景天苷可使慢性高原病大鼠红细胞膜蛋白表达发生较为明显的改变，借助蛋白质组学鉴定了其中8个差异蛋白，且发现这些差异性蛋白参与氧化应激、氧化还原、过氧化物酶体途径等生物过程。上述研究提示红景天苷可通过红细胞膜蛋白表达并调节红细胞内氧化应激或发挥抗氧化作用，进而改善慢性高原病的症状。

（七）小结

研究显示红景天苷治疗慢性高原病作用机制：红景天苷能够增加耳郭微循环的血流量，扩张微动脉、微静脉管径，加快血流速度；红景天苷具有降低全血黏度、血浆黏度的作用，具有显著升高NO、NOS，降低VEGF、ET-1的作用。通过调节红细胞膜脂质流动性去改善血液循环，进而达到促进供氧和缓解氧化疲劳的功效；通过降低慢性高原病大鼠红细胞膜总胆固醇含量，提高总磷脂含量，改善红细胞的变形能力，提高细胞膜的稳定性；红景天苷可提高慢性高原病大鼠红细胞膜磷脂酸（PA）、磷脂酰胆碱（PC）、磷脂酰乙醇胺（PE）、磷脂酰丝氨酸（PS）的含量，能改善红细胞膜异常结构和性能，对维持细胞膜稳态有重要作用；红景天苷可调控慢性高原病大鼠红细胞膜$Na^+-K^+-ATPase$和$Ca^{2+}-Mg^{2+}-ATPase$活性消减的程度，改善红细胞膜的功能和细胞代谢活动；通过显著降低慢性高原病大鼠红细胞内Na^+和Ca^{2+}浓度，维持细胞内外渗透压平衡，保护红细胞正常形态和功能，提高红细胞膜的稳定性和流动性。红景天苷可调控慢性高原病大鼠EPO的过度表达，改善骨髓象红细胞系的过度代偿性增生。

应用双向电泳法建立了慢性高原病分辨率较高且重复性较好的大鼠红细胞膜蛋白表达图谱。红景天苷干预红细胞膜2-DE图谱中18个蛋白点发生明显变化，其中13个表达上调，5个表达下调；红景天苷可使慢性高原病大鼠红细胞膜蛋白表达发生较为明显的改变，并借助质谱分析成功鉴定了其中8个差异性蛋白。进一步生物信息学分析发现这些差异性蛋白参与了氧化应激、氧化还原、过氧化物酶体途径等生物过程，且主要与过氧化物酶体途径和MAPK信号通路有关。

参考文献

［1］张莹，李永平.中医对慢性高原病的认识刍议［J］.亚太传统医药，2017，13（21）：62-63.

［2］丁彤，谷亚龙.传统中藏医学治疗高原红细胞增多症的研究进展［J］.西藏医药，2019，40（3）：152-154.

［3］周琼.藏区"冷瘴"新辨［J］.中国藏学，2008（1）：102-109.

[4] 张选志. 高原病主因: 清气不足初探 [J]. 新疆中医药, 1993 (2): 7–8.

[5] 姜正谦. 高原中医学 [M]. 拉萨: 西藏人民出版社, 1996: 24.

[6] 张彦博. 高原疾病 [M]. 西宁: 青海人民出版社, 1982: 13, 332.

[7] 王青, 付雪婷, 薛静, 等. 青藏高原气候与健康 [J]. 国外医学 (医学地理分册), 2004 (2): 92–94.

[8] 张早华, 汪慰寒, 魏益宁, 等. 高原低氧环境与气虚关系的探讨: 639例气虚患者的分析 [J]. 中医杂志, 1987 (12): 54–55.

[9] 王新予. 高原藏族饮食习惯与气候的关系 [J]. 中学地理教学参考, 2014 (16): 65.

[10] 李方安, 谷运麒, 蔡波. 藏族饮食习惯对血脂水平的影响分析 [J]. 四川医学, 2013, 34 (9): 1352–1354.

[11] 张朝霞, 赵兰君, 王东林, 等. 青海海西地区高原红细胞增多症调查分析 [J]. 现代预防医学, 2010 (11): 2021–2022.

[12] 刘璠, 刘莲, 陈新林, 等. 600例慢性高原病患者中医体质特点研究 [J]. 中医研究, 2010, 23 (2): 38–40.

[13] 刘璠. 运用中医体质理论指导慢性高原病临床治疗的相关探讨 [J]. 世界中医药, 2010, 5 (5): 307–309.

[14] 刘璠. 从体质角度浅议慢性高原病临床诊疗的新思路 [J]. 辽宁中医杂志, 2010, 37 (S1): 58–60.

[15] 格日历, 欧珠罗布, 柳君泽, 等. 高原医学 [M]. 北京: 北京大学医学出版社, 2015: 168.

[16] 李豫青, 王东林, 马红茹, 等. 高原病的中医证候类型探讨 [J]. 辽宁中医杂志, 2012 (4): 653–656.

[17] 戚秀中, 殷子斐, 张慧卿, 等. 高原红细胞增多症的中医治疗 [J]. 西北国防医学杂志, 2012, 33 (1): 53–55.

[18] 盛全成. 中医辨证治疗高原红细胞增多诱发多种顽固性疾病的效果观察 [J]. 世界最新医学信息文摘, 2019, 19 (89): 193–194.

[19] 崔建华, 杨海军, 高亮, 等. 大豆异黄酮治疗高原红细胞增多症的疗效观察 [J]. 解放军医学杂志, 2013, 38 (12): 1011–1014.

[20] 于前进, 孔佩艳, 崔建华, 等. 大豆异黄酮对早期高原红细胞增多症疗效的临床研究: 80例多中心临床研究 [J]. 解放军医学杂志, 2014, 39 (11): 902–906.

[21] 洛桑达娃, 黄贵文, 胡学军, 等. 刺五加注射液治疗高原红细胞增多症疗效观察 [J]. 高原医学杂志, 2002, 12 (4): 56–57.

[22] 刘兆平, 于波, 李文仙, 等. 白藜芦醇的雌激素样作用研究 [J]. 卫生研究, 2002, 31 (3): 188.

[23] HENRY L A, WITT D M. Resveratrol: phytoe strogen effects on eproductive physiology and behavior in female rats [J]. Horm Behav, 2002, 41（2）: 220.

[24] 朱立贤, 金征宇, 罗欣. 白藜芦醇和白藜芦醇苷抗氧化作用的研究 [J]. 食品研究与开发, 2007, 28（5）: 22.

[25] 孙景然, 邓炳楠, 姚晨, 等. 白藜芦醇的生理功能及其在高原医学领域的应用前景 [J]. 解放军预防医学杂志, 2018, 36（3）: 414-416.

[26] 黄义明, 李生蓉. 藻酸双酯钠治疗高原红细胞增多症22例临床分析 [J]. 高原医学杂志, 2011, 21（2）: 42-43.

[27] 任雨笙, 符中明, 冯国军, 等. 溶栓胶囊对高原红细胞增多症患者凝血纤溶系统的影响 [J]. 高原医学杂志, 2003, 13（2）: 8-10.

[28] 吕雪梅, 张鑫生, 刘兰香. 复方天棘胶囊对高原健康人记忆功能的影响 [J]. 高原医学杂志, 1996, 6（4）: 55-56.

[29] 刘丽萍, 张鑫生, 郗爱旗. 复方天棘胶囊对高原红细胞增多症和高原健康人的临床疗效评价 [J]. 高原医学杂志, 1996, 6（4）: 35-36.

[30] 张鑫生, 郗爱旗, 阿祥仁, 等. 复方天棘胶囊对高原红细胞增多症治疗作用的观察 [J]. 高原医学杂志, 1996, 6（4）: 51-53.

[31] 赵生秀, 郗爱旗, 刘生青, 等. 复方天棘胶囊对高原红细胞增多症患者和高原健康人血气影响的研究 [J]. 高原医学杂志, 1996, 6（4）: 42-43.

[32] 张鑫生. 复方天棘胶囊的前期研究工作及临床研究总结 [J]. 高原医学杂志, 1996, 6（4）: 1.

[33] 郗爱旗, 张鑫生, 李纯杰. 复方天棘胶囊对高原红细胞增多症患者睾酮和雌二醇含量影响的研究 [J]. 高原医学杂志, 1996, 6（4）: 60-61.

[34] 郗爱旗, 张鑫生, 吕雪梅, 等. 藏药三普红景天胶囊对高原红细胞增多症红细胞变形能力和氧自由基代谢影响的研究 [J]. 中草药, 2000, 31（6）: 442-444.

[35] 阿祥仁, 张鑫生. 利舒康胶囊对高原红细胞增多症患者体内氧自由基代谢指标的影响 [J]. 中草药, 2006, 37（11）: 1705-1706.

[36] 苑桂琴, 阿祥仁. 利舒康胶囊对50例高原红细胞增多症患者体内同型半胱氨酸水平的调节作用 [J]. 陕西中医, 2007, 28（7）: 845-846.

[37] 青格乐图. 步长脑心通胶囊治疗高原红细胞增多症40例 [J]. 西部中医药, 2012, 25（12）: 63-64.

[38] 李智强, 陈萍. 丹红注射液治疗高原红细胞增多症24例体会 [J]. 内蒙古中医药, 2012, 15（21）: 16.

[39] 倪惠珍, 马川. 益心康泰胶囊对高原红细胞增多症患者体内同型半胱氨酸、一氧化氮和一氧化氮合酶水平的影响 [J]. 高原医学杂志, 2008, 18（1）: 15-16.

［40］刘兰，顾松琴，阮宗海，等. 益欣康泰胶囊对高原红细胞增多症患者红细胞免疫功能影响［J］. 高原医学杂志，1999，9（2）：50-51.

［41］阿祥仁，张鑫生，吕雪梅，等. 益欣康泰胶囊对高原红细胞增多症患者体内氧自由基代谢的影响［J］. 高原医学杂志，1999，9（2）：55-56.

［42］尕藏措，三智加，公保东智，等. 藏药多血康胶囊治疗高原红细胞增多症的临床疗效研究［J］. 中医药导报，2019，25（20）：44-47.

［43］伍文彬，赖先荣，索朗其美，等. 多血康对高原红细胞增多症的影响研究［J］. 中药药理与临床，2009，25（5）：93-95.

［44］王静，赵可惠，唐策，等. 藏药多血康胶囊治疗HAPC的网络药理学机制研究［J］. 中药材，2017，40（7）：1687-1694.

［45］姚喆. 藏药三果汤散抗氧化有效成分研究［D］. 成都：成都中医药大学，2011.

［46］罗强，杨文娟，张艺，等. 藏药三果汤散对高原红细胞增多症模型大鼠氧化应激损伤的作用机制研究［J］. 中华中医药学刊，2018，36（10）：2402-2406.

［47］邝婷婷，张海伟，陈一龙，等. 藏药三果汤散干预高原红细胞增多症模型大鼠的代谢组学研究［J］. 世界科学技术—中医药现代化，2014，16（1）：171-175.

［48］聂佳，郭伟晨，唐策，等. 藏药三果汤防治高原红细胞增多症作用机制的网络药理学研究［J］. 中药材，2017，40（6）：1425-1432.

［49］伍文彬，孟宪丽，张艺，等. 藏药新三果汤防治高原红细胞增多症作用机制研究［C］//中国民族医药学会，青海省卫生厅，中藏医药管理局. 全国藏医学术研讨会. 西宁：中国民族医药学会，2011：491-493.

［50］杨忠先. 藏药三果汤防治高原红细胞增多症的临床疗效评价［J］. 智慧健康，2019，5（8）：66-67.

［51］巴桑德吉，索朗. 藏药佐木阿汤散制剂的研究进展［J］. 西藏科技，2018，303（6）：53-54.

［52］鲁梦倩，尼玛次仁，于天源，等. 藏药佐木阿汤对高原红细胞增多症模型大鼠心肌细胞线粒体DNA的影响［J］. 西部中医药，2016，29（4）：10-13.

［53］吴剑聪，尼玛次仁，张晓晖，等. 藏医佐木阿汤与放血疗法保护HAPC大鼠心肌的形态学研究［J］. 山东中医药大学学报，2013，36（6）：519-521.

［54］靳国恩，张伟，杨应忠，等. 十五味沉香散等5种藏药抗慢性缺氧的实验研究［J］. 中草药，2007，38：95-97.

［55］李生花，王建新，靳国恩. 藏药二十味沉香散抗慢性低氧的实验研究［J］. 青海医学院学报，2008，29：119-122.

［56］嘎玛泽多，西热. 甘露清血散治疗查培病的临床疗效评价和安全性研究［J］. 中医临床研究，2017，9（11）：10-12.

［57］丹嘉措. 临床札记·札记精粹／藏医药经典文献集成［M］. 北京：民族出版社，2005：319.

［58］第司·桑杰嘉措. 秘诀补遗钥匙汇集／藏医药经典文献集成［M］. 北京：民族出版社，2008：215.

［59］更藏加，张鹰，郭伟晨，等. 藏医治疗HAPC组方规律和证型分类的数据挖掘研究［M］. 首届全国民族医药传承与创新研究生论坛，2016，421-425.

［60］仁桑. 藏中医结合治疗高原红细胞增多症的疗效观察［J］. 中国民族医药杂志，2014（5）：27-28.

［61］史得全，梁虎邦. 中西医结合治疗高原红细胞增多症的疗效分析［J］. 中西医结合心血管病杂志，2019，7（1）：175-176.

［62］何五建. 中西医结合治疗高原红细胞增多症80例疗效观察［J］. 四川中医，2010，28（12）：66-67.

［63］马学元，曹昌霞，姚惠青，等. 益气祛瘀汤联合西药治疗高原性红细胞增多症临床观察［J］. 青海医药杂志，2012，49（9）：67-68.

［64］田玉梅，张红武，杨如意，等. 益气滋阴活血汤联合血液稀释疗法改善高原红细胞增多症患者血常规和凝血功能的疗效观察［J］. 青海医药杂志，2018，48（8）：63-65.

［65］王君，曹昌霞. 益气活血汤治疗高原红细胞增多症的临床疗效观察［J］. 中药药理与临床，2018，34（6）：178-180.

［66］赵可惠，王静，吕秀梅，等. 藏药余甘子防治高原红细胞增多症的网络药理学研究［J］. 中华中医药杂志，2018，33（3）：934-938.

［67］姜平，贾守宁，徐国治，等. 高原红细胞增多症大鼠疾病模型的复制［J］. 高原医学杂志，1996，6（2）：19-22.

［68］邹春华，李素芝，薛增军，等. 高原红细胞增多症患者的红细胞膜脂质含量及三磷酸腺苷酶活性［J］. 高原医学杂志，1998，8（3）：12-13.